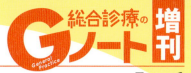

Vol.5 No.6

終末期を考える

今、わかっていること & 医師ができること

編集
岡村知直
柏木秀行
宮崎万友子

すべての**終末期患者**と**家族**に必要な 医療・ケア

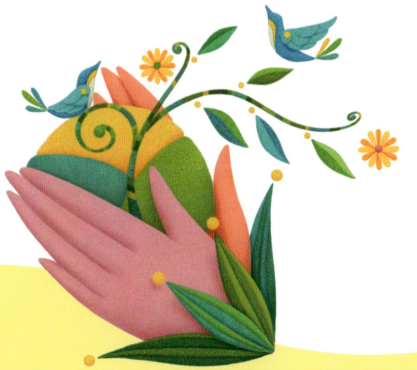

羊土社
YODOSHA

序
～2018年，なぜ終末期を考えるのか～

医者になって救急の現場に出て最初に感じたことは，「想像した光景と全然違う！」でした．

学生時代あまり勉強熱心でなかった私は，ほとんど病院見学に行くこともなく，救急車をいっぱい見たらいい医者になれるのではないかと思い，忙しい急性期病院で初期研修をはじめました．

連日当直をしていると，イメージしていた若年者の交通外傷，急性の感染症などはあまり搬送されず，高齢者のくり返す誤嚥性肺炎，尿路感染症，腰痛などが多くを占めていることに気がつきました．そして，その患者さんたちに，多くの医療者が関心を示さないことに．

嚥下機能の低下した認知症の患者が胃瘻をつくられ転院していくことが，1つの「作業」として行われていたことに私は辛さを感じました．

多くの医師は，病気を治すために医師をしている，と自身を定義していると思います．しかし，現代は医学・医療が大きく進歩したことで，病気とは（治るものもあるけど）治らないものであると明確になってきているのではないでしょうか．

病気は治らない．21世紀になり，わが国の医療は大きなパラダイムシフトを迎えています．

治らない病気を複数抱えている，ということは，何が正しい医療かがわかりにくい，ということでもあります．「正しさ」とは何か，から本来は議論をしなければなりません．それは「作業」の場では難しい問題です．

治らない病気の延長戦上に終末期が存在する，とされています．しかし，終末期とはそもそも何でしょうか？また，終末期の先には死があるようです．では，死とは何でしょうか？

終末期とは何か，死とは何か，それは医学では絶対に答えが出ない世界です．

そして患者さんが向き合っている世界でもあります．

われわれは風車に立ち向かうドン・キホーテのように，無謀な取り組みをしているのかもしれません．ただ，

① 患者の今後の人生における医学的な見立て

② 患者自身が何に困っているかを引き出すコミュニケーション力

③ ①，②の問題点を整理し，助言できる力

上記3つの力をもてば，多少でも患者の役に立てるかもしれない，そう思って私自身は日々診療し，そして若い総合診療医たちに伝えたいと思い本誌の編集にかかわりました．

終末期を考えるとは，患者自身の死を考えること，それを通じて自分自身の生と死を見つめることにほかなりません．患者の死を見つめているようで，私たちの死生観が今，問われていると感じています．

この本は，私の前で息を引きとった，また，これでよいのか自問しながら転院させていった，物言えぬ高齢者たちが，私に編集させてくれたと思っています．文字通り身をもって勉強させていただいた方々へ感謝いたします．

2018年7月

飯塚病院 緩和ケア科

岡村知直

◆ 参考

　以下は，第1回 社会保障制度改革国民会議（平成24年11月30日）議事録からの，大島伸一委員（国立長寿医療研究センター総長：当時）の発言の抜粋です．

「医療のお話が出ましたので，私のほうから一言．

　高齢者が急激に増えている．それを考えれば，人口構造が急激に変わってくるわけですね．人口構造が変われば，疾病構造が変わります．疾病構造が変われば，当然，それに合わせて医療資源をどうしていくのか．これは当たり前の話です．

　20世紀に追求してきた医療は，一言で言えば，広辞苑を見ていただきますとわかりますけれども，広辞苑の医療という項に，医術で病気を治すこととしか書いていないのです．これは一言で20世紀の医療を見事に言い表していると思います．

　例えば終末期医療だとか緩和医療は医療ではないのか．あるいは，治らない病気に対しては医療はないのかというような，非常に基本的な議論が出てくるわけですけれども，高齢者というのは，必然的に老化という過程に慢性的な生活習慣病が加わってくるという病態ですから，徹底的に治すという医療からほど遠い状況にあります．

　ということになれば，それに合わせて量的な面だけではなくて，質的な意味で，そういった病態をきちんと把握して，それに対してどう答えていくのかということのできる，例えば医者なら医者を養成していかなければいけないわけですけれども，今の状態はどうなっているかというと，徹底的に専門医を養成してくるという過程がずっとあったわけです．

　このことは，20年前，30年前，あるいはもっと40年前，50年前では，そういった方向に向かうということはいい状況だったのですが，今では，その限界がはっきりと見えてきたということです．」

総合診療の **Gノート** 増刊 Vol.5 No.6

終末期を考える
今、わかっていること&医師ができること
すべての終末期患者と家族に必要な医療・ケア

contents

◆ 序 〜2018年，なぜ終末期を考えるのか〜 ……………………………… 岡村知直

◆ 付録 ……………………………………………………………………… 7 (835)

◆ 略語 ……………………………………………………………………… 8 (836)

第1章　総論：終末期を考える

1 終末期とは何か? ……………………………………………… 樋口雅也　10 (838)

2 終末期医療はなぜ難しいのか? ………………………………… 岡村知直　18 (846)

3 終末期と Advance Care Planning ………………………… 相木佐代　27 (855)

4 地域のなかの終末期ケア（終末期医療） ……………………… 大石　愛　33 (861)

5 終末期をめぐる日本社会の動向 ……………………………… 柏木秀行　40 (868)

6 終末期患者は誰が診るべきか? ……………………………… 宇井睦人　45 (873)

コラム 終末期を考えるさまざまな取り組み①
縁起でもない話をもっと身近に，当たり前に「もしバナ」の
ある世界へ ………………………………… 原澤慶太郎，蔵本浩一，大川　薫　51 (879)

第2章　疾患別の終末期　わかっていることvsいないこと

1 なぜ疾患別に考えるのか? ……………………………………… 木村衣里　54 (882)

2 がんの終末期 …………………………………………………… 神谷浩平　60 (888)

3 心不全の終末期 ………………………………………………… 大森崇史　68 (896)

4 慢性呼吸器疾患の終末期 ･･････････････ 鈴木隆太，吉田尚子　77 (905)

5 慢性腎不全の終末期 ･････････････････････････ 坂井正弘　84 (912)

6 肝硬変の終末期 ･･･････････････････････････････ 官澤洋平　92 (920)

7 神経疾患の終末期 ･･････････････････････････ 立石貴久　99 (927)

8 認知症の終末期 ･･･････････････････････････････ 山口健也　106 (934)

9 膠原病の終末期 ･･･････････････････････････････ 六反田　諒　111 (939)

10 精神疾患の終末期 ･･････････････････････････ 中澤太郎　116 (944)

11 重症下肢虚血の終末期 ･････････････････ 井上健太郎　122 (950)

12 血液疾患の終末期 ･････････････････････････ 牧山純也　130 (958)

13 小児の終末期 ①小児がんの場合 ････････ 森　尚子　135 (963)

14 小児の終末期 ②非がん疾患の場合 ･･････ 雨宮　馨　141 (969)

15 老　衰 ･･･････････････････ 河口謙二郎，関口健二　147 (975)

16 予期せぬ急死 ～救急外来の現場から ････ 熊城伶己　153 (981)

コラム　終末期を考えるさまざまな取り組み②
九州心不全緩和ケア深論プロジェクト ･･････････ 柴田龍宏　158 (986)

第3章　終末期において，できること&やるべきこと

1 終末期の代理意思決定について ･････････ 田中雅之　162 (990)

2 治療中止のタイミングはいつか？ ①総合内科編 ･･･ 小杉俊介　171 (999)

3 治療中止のタイミングはいつか？ ②腫瘍内科編 ･･･ 宮本信吾　177 (1005)

4 本当に家に帰れないのか？ ･････････････････ 橋本法修　182 (1010)

5 終末期の栄養・水分摂取 ･･･････････････････ 大屋清文　186 (1014)

6 終末期において噴出する問題，その社会的背景を考える ･･･ 吉武順一　192 (1020)

7 病棟での終末期／看取り ･･･････････････････ 松本弥一郎　197 (1025)

8 在宅での終末期／看取り ･･･････････････････ 藤谷直明　202 (1030)

9 施設での終末期／看取り ･･･････ 工藤仁隆，吉武順一　207 (1035)

10 死亡診断書について ･･･････････････････････････ 名越康晴　212 (1040)

11 DNAR 指示について ･･･････････････････････････ 森川　暢　218 (1046)

コラム　終末期を考えるさまざまな取り組み③
住民と医療者がともに行う意思決定支援の場　Co-Minkan ･･･ 横山太郎　224 (1052)

第4章　事例に学ぶ　家族・遺族ケアから医療者のケアまで

1 終末期患者の家族ケア，遺族ケア ①看護師の立場から ………… 宮崎万友子　228 (1056)

2 終末期患者の家族ケア，遺族ケア ②緩和ケア医の立場から ………… 小杉和博　234 (1062)

3 終末期患者，患者家族とのコミュニケーション ……………… 濱口大輔，湊　真弥　241 (1069)

4 終末期医療における多職種連携 ……………………………… 湊　真弥　246 (1074)

5 終末期医療にかかわる医療者のケア ……………………… 舛田能生子　252 (1080)

6 事例① 症状緩和でうまくいかなかったケース ……… 平塚裕介，田上恵太　257 (1085)

7 事例② 社会的な理由でうまくいかなかったケース ……………… 松坂　俊　262 (1090)

8 事例③ 倫理的な対立が生まれたケース ……………………… 小田浩之　270 (1098)

9 事例④ 治療継続か中断か悩み，結果的に後悔が残ったケース …… 齋藤亜由美　275 (1103)

コラム 終末期を考えるさまざまな取り組み④

　　　緩和ケアという言葉を使わずに緩和ケアをする ……………… 西　智弘　281 (1109)

◆ **索 引** ……………………………………………………………… 283 (1111)

◆ **執筆者一覧** ……………………………………………………… 286 (1114)

謹告

　本書に記載されている診断法・治療法に関しては，発行時点における最新の情報に基づき，正確を期するよう，著者ならびに出版社はそれぞれ最善の努力を払っております．しかし，医学，医療の進歩により，記載された内容が正確かつ完全ではなくなる場合もございます．

　したがって，実際の診断法・治療法で，熟知していない，あるいは汎用されていない新薬をはじめとする医薬品の使用，検査の実施および判読にあたっては，まず医薬品添付文書や機器および試薬の説明書で確認され，また診療技術に関しては十分考慮されたうえで，常に細心の注意を払われるようお願いいたします．

　本書記載の診断法・治療法・医薬品・検査法・疾患への適応などが，その後の医学研究ならびに医療の進歩により本書発行後に変更された場合，その診断法・治療法・医薬品・検査法・疾患への適応などによる不測の事故に対して，著者ならびに出版社はその責を負いかねますのでご了承ください．

付録

◆ 臨床倫理4分割表の図 (第1章-6 p.49参照)

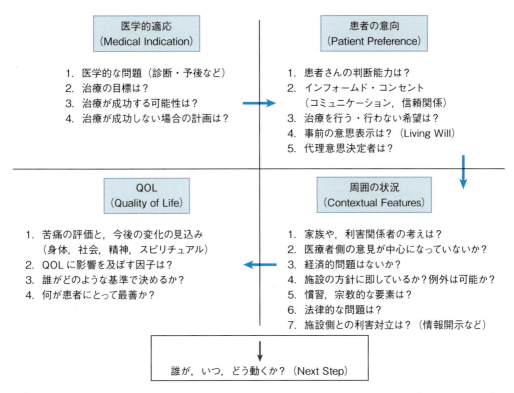

(「Clinical Ethics：A Practical Approach to Ethical Decisions in Clinical Medicine, 7e」(Jonsen AR, et al), McGraw-Hill Medical, 2010を参考に作成)

◆ 疾患ごとのtrajectoryの図 (第2章-1 p.55参照)

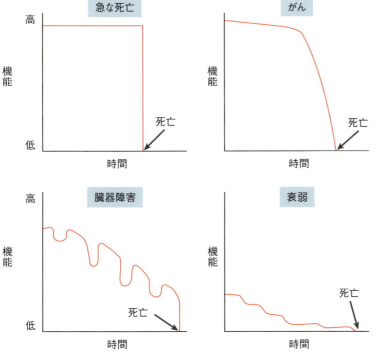

(「死亡直前と看取りのエビデンス」(森田達也/著), 医学書院, 2015より引用)

略 語

略語	フルスペル	日本語
ACLS	advanced cardiac life support	二次救命処置
ACP	advance care planning	
AD	advance directive	
ADL	activities of daily living	
AHN	artificial hydration and nutrition	人工的水分・栄養補給法
ALS	amyotrophic lateral sclerosis	筋萎縮性側索硬化症
B-RTO	balloon-occluded retrograde transvenous obliteration	バルーン下逆行性経静脈的塞栓術
BSC	best supportive care	
CAM	Confusion Assessment Method	
CART	cell-free and concentrated ascites reinfusion therapy	腹水濾過濃縮再静注法
CAT	COPD assessment test	
CFCC	child and family-centered care	
CLI	critical limb ischemia	重症下肢虚血
CMC	children with medical complexity	
COPD	chronic obstructive pulmonary disease	慢性閉塞性肺疾患
CPA	cardiopulmonary arrest	心肺停止
CPR	cardiopulmonary resuscitation	心肺蘇生
DNAR	do not attempt resuscitation	
DSM	Diagnostic and Statistical Manual of Mental Disorder	
E-FIELD	Education For Implementing End-of Life Discussion	
ECUM	extracorporeal ultrafiltration method	体外限外濾過法
EIS	endoscopic injection sclerotherapy	内視鏡的硬化療法
EOLd	end of life discussion	終末期の話し合い
ESAS	Edmonton symptom assessment scale	症状の評価
ESRD	end-stage renal disease	末期腎疾患
FTT	failure to thrive	
GOLD	Global Initiative for Chronic Obstructive Lung Disease	
HDS-R	Hasegawa dementia rating scale-revised	長谷川式簡易知能評価スケール改訂版
ICI	immuno-checkpoint inhibitor	免疫チェックポイント阻害薬
IP	interstitial pneumonia	間質性肺炎
MELD	m odel for end stage liver disease	
mMRC	modified Medical Research Council	呼吸困難の程度
NIPPV	non-invasive positive pressure ventilation	非侵襲的人工呼吸療法
NMES	neuromuscular electrical stimulation	神経筋電気刺激
NPPV	non-invasive positive pressure ventilation	非侵襲的陽圧換気
NSIP	non-specific interstitial pneumonia	非特異性間質性肺炎
ONS	oral nutritional supplements	経口栄養補助食品
PAD	peripheral artery disease	末梢動脈疾患
PEACE	Palliative care Emphasis program on symptom management and Assessment for Continuous medical Education	
PIPS	prognosis in palliative care study	
PPI	palliative prognostic index	
PPS	palliative performance scale	全身状態の評価尺度
PS	performance status	全身状態
ROSC	return of spontaneous circulation	心拍再開
RPA	Renal Physicians Association	
SDM	shared decision making	
SQ	surprise question	
TPPV	tracheotomy positive pressure ventilation	気管切開下人工呼吸器

第 1 章

総論：終末期を考える

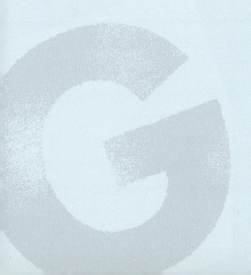

第1章　総論：終末期を考える

1 終末期とは何か？

樋口雅也

Point
- 終末期は明確に定義されていない
- 人の死は医学・生物的な死だけではない．精神的，社会的，そしてスピリチュアルといった多面的な終末期がある
- 死は本人だけのものではない．家族や医療者のための終末期もある
- 終末期は実存しない，そう考えた方が終末期医療はよくなる

Keyword　end-of-life　　good death　　家族や医療者のケア

はじめに

　超高齢・多死社会となり，人の死に接する機会が増えています．しかし，どのような人が終末期医療の対象となるのか，どのような徴候があれば人生の最終段階とするのか，明確な定義はされてきませんでした．

　「余命数カ月や数週間の患者じゃないんですか？　がんが全身に転移して完治不可とか…」

　患者本人が終末期状態であるのかどうかの判断は，治療方針やケアの場所などの決定に大きな影響を与えます．では，余命や病気の進行度といった医学的ものさしだけで，終末期や終末期医療の対象になる人を定義できるのでしょうか．
　本稿では読者の皆さんと一緒に，この終末期のモヤモヤに向き合ってみたいと思います．

　質問1：（医療者として）終末期はどんな状態のことを指しますか？

 明確な定義のない終末期

　今年（2018年）は厚生労働省から「人生の最終段階における医療・ケアの決定プロセスに関するガイドライン」（旧ガイドライン：「終末期医療の決定プロセスに関するガイドライン」）が改訂されました[1]．「最期まで本人の生き方（＝人生）を尊重し，医療・ケアの提供について検

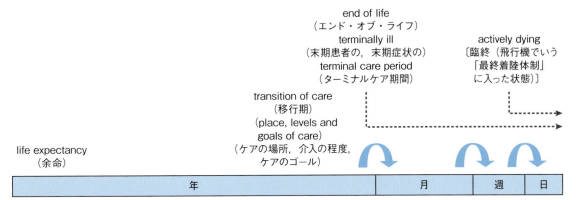

図◆終末期にかかわる言葉
終末期にかかわる言葉は余命期間によって使い分けられる傾向が示された．進行する病で余命数カ月以下になったときにend-of-lifeや末期（terminally illなど），そして余命数日で臨終（actively dying）[6] といった言葉が使われている．
（文献2より引用）

討することが重要であることから，『終末期医療』から『人生の最終段階における医療』へ名称の変更」など多くの改訂が盛り込まれました．これは素晴らしい一歩だと思います．

ガイドラインでは一人ひとりの命の終わり方についてさまざまなことへの配慮がされていますが，医療の現場で必要な，いつ，どこで，誰が，どのようになったとき，人生の最終段階なのか曖昧なままです．私たちはこの改訂されたガイドラインを活用し，どのような次の一歩を踏み出すことができるのでしょうか．

実はこの終末期のモヤモヤ，日本だけの問題ではないようです．End-of-lifeが何を意味するかを調べたシステマティックレビューでは，明確な定義がないことが示され[2,3]（図），end-of-lifeの研究においては，患者の余命が数年[4] から数日[5] のものまであります．

そのなかで医療で使われるend-of-lifeとは，

① 疾患により，医学的に不可逆な衰弱をすると予想される期間（医学・生物的）
② 医療保険の制度上，終末期医療が受けられる期間（周囲の状況，医療制度）

という2つの軸をもとに使われていると示されました．

また終末期医療の研究が，がんを中心とした疾患に偏っていることも考慮しなければなりません[7]．がん以外の疾患や複数の疾患が併存している場合（例：認知症＋心不全，腎不全＋COPDなど），従来のend-of-life研究がどの程度当てはまるかは未知数なのです．

それぞれの言葉の明確な定義がないことに加え，日本の医療で終末期は"end of life"だけでなく，"actively dying"，"terminally ill"，"terminal care"などのいくつもの明確な定義のない言葉を内包しているのでは，と感じる場面に遭遇します．

医師A：○○さん，終末期なんだよ．
医師B：あれ？ この間歩いているのを見かけたのに．急だったね．今日にも亡くなりそう？
医師A：え?! ○○さん，まだ歩けるし，今日は元気そうにしていたよ．
医師B：？ 終末期…でしょ？

「終末期」といっても医療者ごとに異なる終末期を考えているかもしれないのです．これも終末期のモヤモヤの一因ではないでしょうか．

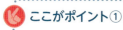

> **ここがポイント①**
> 終末期は明確に定義されていない．

> 質問2：あなたが受けたい終末期医療（エンド・オブ・ライフケア）はどのようなものですか？

❷ 終末期と終末期医療

医療者は疾患から予測される余命や保険制度をもとに終末期を考える傾向があることがわかりました．では私たちはなぜ，どのような状態が終末期かを知りたいのでしょうか．それは，よりよい終末期医療を提供するために必要な情報だからではないでしょうか．

「終末期の定義がないのに，よりよい終末期医療って？無茶苦茶です」

無茶を承知ですが，終末期医療のテキストブックと米国国立老化研究所がどのように終末期医療を説明しているか見てみましょう．

a）「Care at the close of life」（米国の終末期医療のテキストブック）より[8]

「終末期医療はよりよい死と命の終わり（death and dying）のための医療やケアである．身体的，精神的，社会的またスピリチュアルな面で死にまつわる苦痛や苦しみを和らげることを目的とし，多職種連携により患者・家族に届けるケアである」と説明しています．

b）National Institute of Aging（米国国立老化研究所）のホームページより[9]

「終末期医療は人の死やその前後で提供される医療やサポートである．これは呼吸や心臓が止まる直前にだけ提供されるのではない．高齢者はいくつもの慢性疾患を患うことが多く，死亡するまでの何日，何週間，何カ月という期間にわたりさまざまな医療やケアを必要することがある」と説明しています．

なるほど．身体的な症状だけでなく，精神的，社会的，そしてスピリチュアルな苦しみを和らげ（包括的ケア），余命や疾患にかかわらずケアが必要な人に医療を届ける，というメッセージが伝わってきます．ここにいくつかの重要なヒントがありそうです．

> 質問3：（医療者としてではなく）あなたにとってよりよい命の終わりとはどんなものですか？

表1◆日本人のgood deathの領域

A. 多くの患者が共通して希望するもの	B. 重要視するかあまり重要でないと考えるか，個人によって分かれるもの
● 苦痛がない	● 自然なかたちである
● 望んだ場所で過ごす	● 伝えたいことが伝えられる
● 医療者を信頼できる	● 生きている価値を感じる
● 希望や楽しみがある	● 病気や死を意識しないで過ごせる
● 負担にならない	● できる限りの治療を受けられる
● 家族とよい関係でいる	● 他人に弱った姿を見せたくない
● 自分のことが自分でできる	● 先々のことを自分で決められる
● 落ち着いた環境である	● 信仰に支えられる
● 人として大事にされる	
● 心残りがない	

（文献11より引用）

❸ 死の多面性と終末期

よりよい命の終わり（good death）に関してこれまでさまざまな研究がされてきました[10]．日本におけるがん患者を対象としたgood deathの研究では表1に示す18領域が含まれています．多くの患者が共通して希望するものをコアテン，個人によって意見の分かれるものを**オプションエイト**と呼んでいます．あなたの死生観と一致するものはありましたか？

またよりよい死のための領域を以下の7つにまとめた研究もあります[12]．

- ● 身体的
- ● 精神的
- ● 社会的
- ● スピリチュアル
- ● どのような医療を受けるか
- ● 人生の締めくくりと死への準備
- ● 周囲の状況

これらの調査を見てわかることは，人が自らの死を生物的な死だけとは捉えていないことです．死に付随する身体的な症状（痛みや苦しみ）と同時に人は社会的な人間として，また精神的，スピリチュアルな面からも，死を捉えているということです[12]．終末期においても臨床倫理の4原則（1章6参照）[13]などと同様に，包括的に考えることが重要なようです．

しかし医療という場は，多面的な人の死において医学生物的な情報のみ抽出しがちです．これにより効率的な診断や治療を可能にしてきたことは事実でしょう．その結果，病院での死は生物的な死であり，社会的な人間の部分，精神的，スピリチュアルな面における人の死は，あまり扱われてこなかったとされています[14]．これは死を医療者の敗北と考えて，人の死と包括的に向かい合ってこなかった結果なのかもしれません[15]．

その1つの例が2章1で紹介されているtrajectory lineです。落下していく線は主に身体機能や症状、または全体としてのQOLの低下を表しています。死に近づくにつれ、症状が悪化したり、身体機能が悪くなるということです[16]。

しかし身体機能や症状、合計点でのQOLが人生のすべてでしょうか。社会的、精神的、スピリチュアル的には死に向かって上向きの軌道を描いていく可能性も否定できないのではないでしょうか。

「Death is very likely the single best invention of life」(死とは、おそらく生命が生み出した最高の発明であるから)[17]とジョブズ氏が話したようにdeath and dyingについて考え、行動することは、人生にとって欠かせないプロセスにもなりえるのです。本人が人として成長したり成熟すること、誰かの死をきっかけに家族のつながりが深まった例を経験したことはありませんか。そんなポジティブな面をサポートするのも終末期医療だと思うのです[15]。

> ### 🔥 ここがポイント②
> 人の死は医学・生物的な死だけではない。精神的、社会的、そしてスピリチュアルといった多面的な終末期がある。

> 質問4：誰かの死によって本人以外に苦しんでいる人はいましたか？ どのようなことに苦しんでいましたか？

④ 独り事ではない人の死

もう一度コアテン＆オプションエイトを見てください。本人だけではなく他者（家族や大切な人）の苦しみも和らげたいという思いがあるようです。先述した「end-of-life careとは」でもその対象は本人だけでなく、家族や周囲の人々を含んでいました。命が終わっていくときにも、その人の死後も、家族や周囲の人は喪失と悲嘆を抱えながら生きていくのかもしれません。

以下に命の終わりに際して大切な人を失う家族はどのようなことを望んでいるかを調査した研究があります（表2）[18]。

この研究は配偶者が大切な人の死に際して望むことを調査したものです。同じ年齢、性別、余命、病気を抱えていても、その人の役割や関係（例えば親、娘、友人など）によって望むことは変わってくるかもしれません。

また患者本人の死は医療者にもさまざまな影響を与えます。医療やケアが安定して届く、届けられるようにするために、医療者が誰かの死にまつわることで痛みを感じたり苦しんでいたら、それを和らげるためのケアやサポートが届けられるようにすること。これも終末期医療の一部として捉えてもよいのではないでしょうか。

もちろん医療者の周りの死は患者だけではありません。同僚や身近な人の死が医療者の提供する医療やケアに与える影響もとても大きいはずです。そういったことにも配慮できるか、気を配れるか、ということも大切です。つまり終末期医療の対象が患者本人だけでなく、家族、

表2 ◆ 終末期患者の配偶者が望んでいること

| 1. 死にゆく人とともに過ごすこと |
| 2. 何かの助けになる,役に立つこと |
| 3. 患者が安らかな状態であること |
| 4. 患者の状況・病状を教えてもらえること |
| 5. 死の徴候を知らせてもらえること |
| 6. 自分の感情を表現できること,共有できること |
| 7. 家族が支え合い,癒し合えること |
| 8. (医療者にさまざまな考え方や感情を)受け入れられること,サポートされること |

(文献18より引用)

そして医療者であるということです.

 ここがポイント③
　死は本人だけのものではない．家族や医療者のための終末期もある．

　質問5：あなた自身はどんな状態になったとき終末期（人生の最終段階）だと考えますか？

❺ 終末期は実存しない,と考えると終末期医療がよくなる

　よりよい死と死後のためにできる医療やケアを届けてほしい人がいます．理想の終末期医療が必要な人に届くことを妨げているもの．それは何でしょうか．それは終末期とはこういう「もの」として実存しているという思い込みではないでしょうか．そもそも終末期という「期間」や「状態」は実在するのでしょうか．実は終末期は実在する「もの」ではなくそういう「こと」と共通認識される現象と考えると，終末期医療がもっとよくなると思うのです．このような考え方を構造構成学といいます（16ページ 📞「人の死と構造構成学について」参照）.

　そこで，どのような状態を終末期としたら終末期医療が理想に近づくか？と問を変えてみてはどうでしょうか．終末期は実存しない,だからその死にかかわる人皆で終末期はこういう「こと」だ,と共通認識をもつことです.

　（私の，この人にとっての）「終末期とは何か？」という共通認識を導き出そうとする対話こそ終末期医療の第一歩であり,shared decision making ならぬ shared 終末期 defining なのです．表3 に，患者・家族・医療者が終末期医療について話し合いをはじめるべき状況についてまとめました．ぜひこのような状況で shared 終末期 defining を行ってはいかがでしょうか．

 ここがポイント④
　終末期は実存しない，そう考えた方が終末期医療はよくなる．

表3 ◆ 終末期医療について話し合いをはじめたい状況の例

すぐにでも終末期医療について話し合いをはじめたい状況の例
● 死が目前に迫っているとき （目前に迫っている，と捉える期間はさまざまのようだが，数時間～数日の余命） ● 本人が「もう死にたい」といった話が出た際 ● 終末期医療やホスピスなどの話題が出た場合 ● 重篤な疾患で入院した際（または入院をくり返しているとき） ● さまざまな苦しみ（身体的，社会的，精神的，スピリチュアルな）が，予後予測などと比較して深刻な場合
エンド・オブ・ライフケアについても話し合う準備をしておきたい場合の例
● 予後について話し合う際 ● 奏効する確率の低い治療に関して相談する場合 ● 死や死後の心配事に関して話し合う際 ● 患者が6～12カ月以内に死亡しても驚かないとき

（文献8を参考に作成）

 人の死と構造構成学について

　終末期とは人の死に関係する「こと」だとすると，人がいつ死ぬかということを共通認識としてもたなければいけません．しかし，ここにも大きな壁があるのです．実は人の死の瞬間を科学的な根拠で定義することは大変難しいとされているからです．

　「いやいや，死の三徴候というのを習いました．心臓が停止して，呼吸が止まって，瞳孔が散大（対光反射の消失）したときです」

　そうですね．確かにこの三徴候をもとに人が死んだ，とする「こと」にはできるのです．しかし，その三徴候が揃った瞬間に細胞レベルでは生きている，生命活動が続いている部分がたくさん残っているのではないでしょうか．私たちはその瞬間を人が死んだ「こと」として捉えました．死というものはそこに実在しないけれど，三徴候が揃ったときに人は死んだ「こと」として認識しようという，約束事にしたのです．このような考え方を構造構成学といいます[19]．

 ## まとめ

　終末期も人生の最終段階も実存しない―定義を誰かに押し付けられる終末期，制度が定義しようとする終末期，生命予後や，疾患だけに振り回される終末期の既成概念をとっ払いましょう．終末期も人生の最終段階も実存しないのです．本人，家族，そして医療者が，一人ひとり，よりよい生命の終わりについて考えてみましょう．どのような状態を終末期という「こと」にするかを，対話を通して共通理解に近づいていく協働作業．これが理想の終末期医療ではないでしょうか．

【謝辞】

　原稿執筆に際し麻生飯塚病院 緩和ケア科の方々に大変お世話になりました．この場をお借りしてお礼を申し上げたいと思います．

◆ 文　献

1）厚生労働省：人生の最終段階における医療・ケアの決定プロセスに関するガイドライン 改訂，平成30年3月
http://www.mhlw.go.jp/file/04-Houdouhappyou-10802000-Iseikyoku-Shidouka/0000197701.pdf

2）Hui D, et al：Concepts and Definitions for'Actively Dying,''End of Life,''Terminally Ill,''Terminal Care,'and'Transition of Care': A Systematic Review. J Pain Symptom Manage, 47：77-89, 2014

3）NIH State-of-the-Science Conference Statement on improving end-of-life care. NIH Consens State Sci Statements, 21 (3)：1-26, 2004

4）Vogel N, et al：Time-to-death-related change in positive and negative affect among older adults approaching the end of life. Psychol Aging, 28：128-141, 2013

5）Raijmakers N, et al：Variation in medication use in cancer patients at the end of life: a cross-sectional analysis. Support Care Cancer Off J Multinatl Assoc Support Care Cancer, 21：1003-1011, 2013

6）大蔵 暢：週刊医学界新聞〔連載〕老年医学のエッセンス (5) 看取りパイロット――高齢者終末期医療．医学書院，2011
http://www.igaku-shoin.co.jp/paperDetail.do?id=PA02927_02

7）Kaufman S：Improving quality and outcomes with alternative dialysis modalities. Nephrol News Issues, 25：8, 2011

8）「Care at the Close of Life: Evidence and Experience」(McPhee S J, et al)，McGraw-Hill Education, 2010
　▶ 米国の終末期医療の教科書．

9）National Institute on Aging：What Is End-of-Life Care？
http://www.nia.nih.gov/health/what-end-life-care
　▶ 米国国立老化研究所のホームページ．

10）Miyashita M, et al：Good death in cancer care: a nationwide quantitative study. Ann. Oncol, 18：1090-1097, 2007

11）「エビデンスからわかる 患者と家族に届く緩和ケア」(森田達也/著)，医学書院，2016

12）Hales S, et al：The quality of dying and death. Arch. Intern Med, 168：912-918, 2008

13）「臨床倫理学 第5版」(Jonsen AR, 他/著, 赤林 朗, 他/監訳)，p13，新興医学出版社，2006

14）Byock IR：The nature of suffering and the nature of opportunity at the end of life. Clin. Geriatr Med, 12：237-252, 1996

15）「Oxford Textbook of Palliative Medicine」(Cherny NI, et al, eds)，Oxford University Press, 2015

16）Lunney JR, et al：Patterns of Functional Decline at the End of Life. JAMA, 289：2387-2392, 2003

17）Steve Jobs Stanford Commencement Speech 2005 high definition.flv.
　▶ スティーブ・ジョブズ氏が2005年にスタンフォード大学の卒業式で行ったスピーチ．

18）Hampe SO：Needs of the grieving spouse in a hospital setting. Nurs Res 24：113-120, 1975

19）「感染症は実在しない―構造構成的感染症学」(岩田健太郎/著)，北大路書房，2009

樋口雅也　Masaya Higuchi

Profile

マサチューセッツ総合病院 緩和老年医療科
終末期はモヤモヤなことも多いですが，とても身近なトピックです．僕も医療者としてだけでなく，自分の終末期はどうなるのかな？どうしたいのかな？と考える機会になりました．ぜひ家族とも共有してみたいと思います．

第1章　総論：終末期を考える

2　終末期医療はなぜ難しいのか？

岡村知直

> **Point**
> - 慢性疾患の最終段階の医療は，急性期・高度医療とはゴールが異なる
> - 終末期医療の構成要素を学び，「課題発見力」を磨こう
> - Generalistは20世紀型の医療（「とにかく治す」医療）から脱却し，21世紀型の医療（「支援する」医療）へ進化しよう

Keyword　高齢化　複雑な問題への対応　コミュニケーション

はじめに

　もともと急性期医療にしか興味がなかった私が，終末期の患者と向き合い，さまざまな辛い経験や，達成感のあった経験を経て，現在は終末期医療に従事しています．終末期をケアする能力は医療者，支援者の本質が問われており，さらに今後の医療の中心になると私は確信しています．ただ，多くの医師が難しさを感じているうえ，残念ながらあまり興味をもてない現状があります．

　本稿では，まず終末期医療は医療者にとって，患者にとって，家族にとってなぜ難しいのか，なぜ関心がもたれにくかったのかを考察します．終末期医療をめぐる構図を正しく理解することで，多くの医師がこれまで難しさを感じていた状況から脱却し，モチベーション高く，よい終末期医療を提供できるようになってほしいと思います．

事例①

　86歳男性．脳梗塞後でADL全介助，意思疎通困難で施設入所中．誤嚥性肺炎，尿路感染症で複数回入院歴あり．深夜3時に39℃の発熱と頻呼吸にて救急要請あり搬送となった．救急外来で担当した当直の医師，看護師から「なんでこんな時間に救急車呼ぶんだ」「これくらい施設で診てくれよ」と舌打ちされながら診療，誤嚥性肺炎の診断で内科入院となった．翌日，内科当直医より「特にやることはありません，抗生物質を数日投与して施設に戻しましょう，家族に急変時DNARをとろうとしたのですが，full codeを希望しています」と引継ぎがあった．入院担当医より娘に面談を行い，急変時の対応を確認したが，「今まで何回も同じことを聞かれましたが，父を死なせるつもりはありません」と返答された．入院後も，退院日が決まっては誤嚥を起こし退院延期をくり返し，

病棟看護師から「いつになったら転院になるんですか」とプレッシャーをかけられつつ，食事再開は困難の判断で経鼻胃管挿入のうえで施設へ戻ることとなった．施設に戻り数日後，誤嚥による窒息で心肺停止，救急搬送され，蘇生処置されるも救急外来で死亡確認された．娘は「父に辛い思いをさせたかもしれない」と涙を流した．

事例②

　68歳女性．乳がんstageⅣでA病院外科にて外来化学療法中の方．PSは徐々に低下していたが，外来で主治医と社会的なサポートや，資源活用についての話はされていなかった．ある朝，動けなくなっているところを夫が発見，A病院へ救急搬送となった．救急外来では乳がん進行による全身状態の衰弱と判断，外科入院となった．入院後，主治医から本人に「元気になったら化学療法を再開しましょう」と伝えたが，夫には「もう化学療法は難しいです」と伝えた．その後夫の強い希望で化学療法を強行することとなったが，数日後に心肺停止，CPR行われるが蘇生せず死亡した．外科主治医より「家族が希望するから化学療法したけど，しなくてもよかったかもね」と発言があった．夫からは「先生にはよくしてもらいました．化学療法を最後までさせてよかったのか，今でも悔やんでいます」と，葬儀後病棟に挨拶に来た．

❶ 終末期医療はなぜ難しいのか？

1）終末期医療の難しさとは

　前述事例は，私自身が今まで経験，または見聞きした症例をアレンジしたものです．2事例では状況は大きく異なりますが，共通することは

- 主治医，家族のみで方針が決定されている．多職種や，本人（または本人の推定意志）は意思決定にかかわっていない
- 悪い知らせや，今後悪化していく経緯については医療者からあまり語られていない
- 医師，家族とも，治すこと以外の治療オプションは話し合われていない．あったとしても急変時の対応のみ

の3点です．

　2事例の経過が間違った経過とは思いません．しかし，少なくともかかわる医療者，患者，家族ともに満足しながら患者の死を受け入れているとは言い難い状況です．

　望ましい死の迎え方は人それぞれですが，あえて終末期医療の望ましい姿を筆者から提案してみます．

> #### 🔥 ここがポイント
>
> 　患者，患者家族と医療者（医師のみならず）が良い知らせも悪い知らせも共有し，病状を認識したうえで，医療者から本人の価値観に沿った医療およびケアを提案し，3者ともに後悔しない道をともに探っていく．

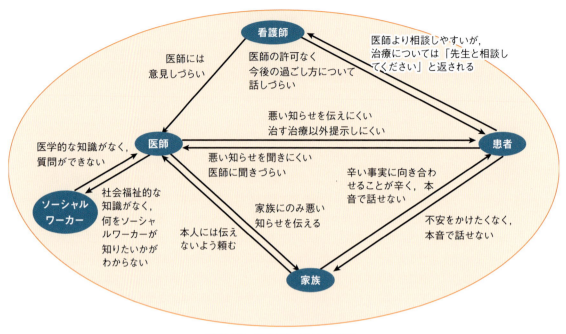

図1◆コミュニケーションの問題
各立場の思惑に環境因子も加わり，お互いに思ったことを話せない，聞けない状況に陥っている．

　筆者は，決して医師が悪い！とか，家族の理解度が低い！などと犯人捜しをしているわけではありません．日本中同じような光景が繰り広げられているということは，現代の医療をとり囲む構造的な問題があるのではないかと考えているのです．
　まず，終末期医療にかかわる主な登場人物は，医師・看護師・患者本人・患者家族・メディカルスタッフの5者です．図1は，典型的な，悪い知らせが知らされないまま推移していきやすい，コミュニケーション上の構図を示しています．
　終末期医療の難しさは，医学的な予後予測の難しさおよび，老年内科的知識の欠如の問題と，コミュニケーションの難しさに分かれるといえるでしょう．前者に関しては2章で取り上げられていますので，本稿では主に後者について，なかでも悪い知らせを伝える難しさについて説明します．

2）悪い知らせを伝えるのはなぜ難しいのか

　本稿では「悪い知らせ」の定義としてBuckmanが述べたように[1]「患者の将来への見通しを根底から否定的に変えてしまうもの」とします．医療者要因，患者要因，社会的要因の3つに分けて考察します．

a）医療者要因（表1）

　医療者が悪い知らせを患者に伝えにくい原因として，9つの点が指摘されています（表1）[2]．

表1◆ 医療者が悪い知らせを患者に伝えにくい原因

① 患者に苦痛をもたらすことへの恐れ
② 悪い知らせを聞いた患者への共感による心理的苦痛
③ 非難されるのではないかとの恐れ 　● 悪い知らせを伝えた人への非難 　● 治療が失敗したのではないかとの恐れ 　● 医療訴訟への恐れ
④ 教えられていないこと（治らない患者とのコミュニケーション，予後予測などの老年内科的知識）に対する恐れ
⑤ 患者を感情的に反応させるのではないかとの恐れ
⑥ 「わかりません」ということの恐れ
⑦ 感情を表現することに対する恐れ
⑧ 自分自身の病気や死への恐れ
⑨ 臨床現場での階級に対する恐れ（上級医の方針に逆らえないなど）

（文献2を参考に作成）

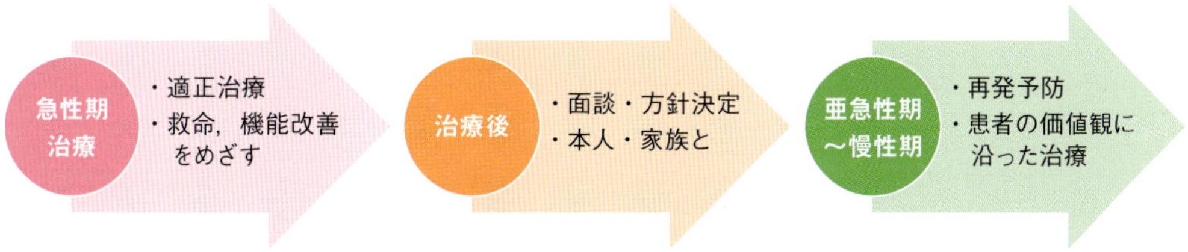

急性期治療 ・適正治療 ・救命，機能改善をめざす → **治療後** ・面談・方針決定 ・本人・家族と → **亜急性期〜慢性期** ・再発予防 ・患者の価値観に沿った治療

図2◆ 急性期〜慢性期における各過程の目標

表2◆ 病院のビジネスモデル

・ソリューションシップ型ビジネスモデル	・価値付加プロセス型ビジネスモデル
問題を診断し，解決策を提示する	確定診断のついた問題を比較的標準化された手順で治療する

　これを見ると，慢性疾患の進行期（終末期も含む）患者に対するコミュニケーションのとり方がわからないことが，悪い知らせを伝えにくくしている最大の要因といえます．

　まず，急性期・高度医療と慢性期医療は，治療目標が大きく異なります．目標が異なるということは，そこにかかわる人員のマインドや傾向が変化する，と言い換えてもいいでしょう．図2は，慢性疾患を抱えた患者が，急性期の問題を発症し，再度慢性期へ戻っていくまでの過程を示しています．それぞれのフェーズで必要な医療は異なりますし，そもそも慢性期に至っては医療だけで語るべきではありません．

　また，病院であればビジネスモデルによる構造的な問題もあります．文献3によれば，病院のビジネスモデルは2つが混在しており（表2），本来であれば分離した方が効率的である，としています．

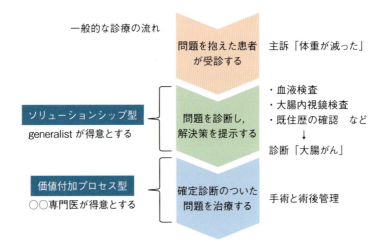

図3 ◆ ソリューションシップ型と価値付加プロセス型の違い
（文献3より引用）

　例えば，大腸がんと診断がついて手術をする際には，高度な技術と，標準化された病院内のオペレーションが必要です．これは価値付加プロセス型ビジネスです．いわば，臓器別専門医が輝くフィールドでしょう．

　また例えば，体重減少という主訴で病院に駆け込んできた人は，まず体重減少という問題があることを前提に，血液検査や画像検査，ほかに既往などを確認されたうえで大腸がんの診断がつき，解決策として手術が提示されます．これがソリューションシップ型ビジネスです．重要なことは，患者自身も，何が問題なのか，何を解決すべきかわからない状況である，まさにgeneralistが輝くフィールドです．

　現在の日本の総合病院では，一人の医師が両方を担っています．しかし，日本の医学教育は臓器別専門医志向が強く，価値付加プロセス型ビジネスに強い医師を教育してきた背景があります．当然ですが，臓器別専門医は診断がついた「疾患」には強いですが，「何が問題なのか」を考えるところからはじまる，ソリューションシップ型のビジネスには強くありません（図3）．ソリューションシップ型のビジネスで重要なことは，**「課題発見力」**です．

> **ここがポイント**
> 慢性期・終末期医療に必要な能力は「課題発見力」．

　慢性疾患の進行期や，高齢者，がん末期患者は，急性期医療や，専門医による高度医療による症状の可逆性がどんどん低下していきます．また，身体機能が低下し，医療以外の介護の問題や，働けないことによる経済的な問題など，複雑な問題が絡み合っています．医療だけ提供しても患者のケアにはならないのが，終末期医療といえます．ですから，まず「そもそも何が現在問題なのか」を考える課題発見力が問われており，価値付加プロセス型の視点ではそもそも問題が解決できません．

表3 ◆ 単独主治医制と複数主治医／グループ診療制の比較

	単独主治医制	複数主治医／グループ診療制
診療スタイル	自由裁量	チーム内でのピアレビュー
労働時間	勤務時間＋オンコール （24時間／365日縛り）	担当時間のみ
責任の所在	主治医	上席医師や主担当，時に曖昧
患者満足度	低い〜高い	低い〜普通
質・安全	独善的・閉鎖的， 医師の実力に左右	可視化・チェック機構，標準的
効率性	スピード早い，繁忙により停滞	カンファレンス必要， 作業が重複

（文献4より引用）

しかし，課題を発見するためには，考えるための基礎情報が必要です．慢性疾患を抱えた患者で重要なポイントは以下の3つです．

> ① 医学的状況の把握
> ② 社会的状況の確認・支援（介護力や，経済状況，医療保険などのサポート資源）
> ③ 本人，家族の意向，価値観

この3つを意識しながら，治療選択を提示することが重要です．このようなトレーニングを医師が従来十分受けないまま医師になり，さらに価値付加プロセス型ビジネスの場に身を置き続けることで，課題発見力は身につきにくくなります．

冒頭の事例①に戻りますが，価値付加プロセス型ビジネスの価値観では，複雑な問題を抱えた患者に対して「なんでこんな状況で来たんだ」と陰性感情が湧きがちです．なぜなら，自分のスキルが明確に役立つ対象ではないからです．ソリューションシップ型の医師であれば，「なんでこんな状況になってしまったんだろう，何が問題なんだろう」と，自然に考える習性が身についており，そこまでストレスを感じないはずです．

また，単独主治医のみが患者に病状を説明するという構造も，主治医に心理的な負担を大きくかけ，悪い知らせを伝えにくくしていると考えられます（表3）．

日本では単独主治医制こそが重要だという価値観が医師側に根強くあり，一人にかかる心理的負担は大きく，さらに非常に多忙となるため，なかなか外来などで悪い知らせをゆっくり話すことが難しい現状があります．

まとめますと，**医療者が悪い知らせを伝えにくいのは，伝える際の心理的な負担だけが原因ではなく，そもそも終末期医療におけるコミュニケーションを学習してこなかったことと，主治医と患者のみの間で完結してしまう強固な主治医制にも大きな要因がある**と考えます．

b）患者要因

患者側の要因は疾患にもよりますが，そもそも，人間は知りたくないものに関してはなかなか伝わりにくいという心理的な背景もあります．治癒が不可能な化学療法中のがん患者の70〜

80％は治癒が不可能であることを理解していないという報告もあります[5]。

また，一般市民の医療，健康問題に対するリテラシーについても無視するわけにはいけません．「病気＝悪，治すべきもの」という価値観がいつの間にか医療者と患者のなかで共有され，病院にいけばさまざまな問題がすべて解決すると思っていた，と言われる方も珍しくありません．

また，医師，医療者への依存が強いことも場合によっては大きな弊害となります．筆者はがん患者さん，家族たちとの院内勉強会で，もしバナゲーム™（51ページ コラム参照）をしたことがありますが，ほとんどの患者さんが一番重要なものに「信頼できる主治医がいる」をあげました．しかし，終末期において医師は，治療期ほど患者の役に立ちません．そして多くの治療医が，残念ながら終末期のベストなケアを提示する能力は，まだもち合わせていないのです．

ある意味，本当のことを言いたくない医療者と本当のことを聞きたくない患者は，共依存の関係に陥っているように見えます．

c）社会的要因

Buckmanは，悪い知らせを伝えにくくする社会的要因として，社会全体が「健康・病気でない」状況を価値があるとみなしているために，悪い知らせは患者に社会の主流から外れつつあり，社会的な価値を喪失していることに向き合わせてしまう，と指摘しています[2]。

本邦においてもその通りだと思うのですが，筆者は日本独自の価値観，宗教観も大きく関与があると思っています．

日本の宗教というと，仏教，神道などを考える人が多いと思いますが，日本にはもともと死を忌避する，「穢れ」の信仰があると言われています．よく，葬式や通夜から帰ってくると，家に入る前に頭から塩をかける人がいますが，これは典型的な穢れ信仰の現れであり，仏教，神道が確立される前からの日本古来の宗教観といえます．そして穢れが強くなるのは，死者が怨念をもって死んだ場合と考えられています．古来からの日本人にとって理想的な死は「怨念を残さずに死んでいくこと」と言えますが，これは完全に他者視点です．これが，家族が本人に伝えずに死なせたがる理由の1つかもしれません．日本人は，山本七平が指摘したように，今でもアニミズム（すべてのもののなかに霊魂が宿っているという，原始宗教）の世界に生きています[6]。

さらに，日本においては死自体を口にしたり，悪い予測を口にするとそれが叶ってしまう，「言霊」の信仰が根強く残っているとされています[7]。本書は宗教の本ではないのであまり誌面は割きませんが，海外より「もしものとき」のことを想定して行動したり，悪い知らせをありのままに話すことに対するストレスは多いかもしれません．

② 終末期医療をよくするために

悪い知らせを伝えにくくしている要因を考察してきました．

もちろん，前述を理解すれば悪い知らせを伝えることが簡単になるわけではありません．特に，社会的要因と患者要因は一朝一夕に変わるものではないでしょう．

ただ，3要素のなかでは医療者側が真っ先に変わることができると思います．医療者側が変わることで，ゆっくりと患者側も変わっていくのではないでしょうか．

　特に，医療者の役割は20世紀の「とにかく病気を治す人」から，21世紀型の「病気が治せれば治すし，治らなければ病人を支援する人」に変わる必要があります．支援に必要なものは，そう，「課題発見力」です．そしてそれは，価値付加プロセス型の医師より，ソリューションシップ型の医師が活躍できるフィールドがどんどん広がることを意味しています．

　さらに言うと，医師に依存する医療システムからの脱却が重要と考えています．終末期患者を支えるポイントは，前述したように① 医学的状況の把握，② 社会的状況の確認・支援，③ 本人，家族の意向や価値観，の3つです．このうち，医師が得意な点は①ですが，②，③に関しては医師の能力はむしろ看護師，ソーシャルワーカーより低いでしょう．

　しかし，医療の現場では医学的状況および，治療をするかしないかが最重要項目として捉えられ，意思決定を医師に委ねることで，②，③が後回しにされてきました．終末期においては，むしろ重要なことは③で，それを達成するために①，②を調整するのがあるべき姿であり，医師はリーダーではなくてチームの一員として活動すべきです．

 ここがポイント

　医師は自分たちが思っているほど万能ではないことを自覚し，多職種および患者の自発的な動きを妨げないと心得る．極論ですが，終末期医療をよくするために医師ができることはそういうことかもしれません．終末期医療が難しかった原因は，医師に何でも依存してきた医療界，一般社会自体にあります．

　筆者自身は，今まで人類が遭遇したことのない空前の高齢社会という未知の世界で，Generalistが手をとって頑張っていける未来にわくわくしています．「終末期医療は難しい」とか言ってないで，患者を支援する新たな医療モデルに，自分のOSをアップデートしませんか？

◆ 引用文献

1) Buckman R：Breaking bad news: why is it still so difficult？ Br Med J, 288：1597-1599, 1984
2) 「真実を伝える」（Buckman R/著，恒藤 暁/監訳，前野 宏，他/訳），診断と治療社，2000
3) 「医療イノベーションの本質」（クレイトン・M・クリステンセン，他/著，山本雄士，的場匡亮/訳），碩学舎，2015
4) 加藤良太朗，小西竜太：対談　卒後研修と「医療の質・安全」研修医が安心して働ける環境をつくるために．週刊医学界新聞，第3260号（2018年2月12日），医学書院，2018
　　http://www.igaku-shoin.co.jp/paperDetail.do?id=PA03260_01
5) Jane C. Weeks JC：Patients' Expectations about Effects of Chemotherapy for Advanced Cancer. N Engl J Med, 367：1616-1625, 2012
6) 「『空気』の研究」（山本七平/著），文藝春秋，1983
7) 「『言霊の国』解体新書」（井沢元彦/著），小学館，1998

◆ 参考文献

- 「医療にたかるな」（村上智彦／著），新潮社，2013
  - ▶ 地域医療に本当に必要な視点が書かれています．
- 「『健康第一』は間違っている」（名郷直樹／著），筑摩書房，2014
  - ▶ 医療はそもそも何のために行われるべきなのかを考え直す一冊です．

岡村知直　Tomonao Okamura

飯塚病院 緩和ケア科
九州大学卒業後，茅ヶ崎徳洲会総合病院（現：湘南藤沢徳洲会総合病院）
で初期研修を経て，飯塚病院総合診療科で後期研修，スタッフを経て現
職．総合内科専門医．
緩和ケアという名の総合診療のフィールドで，本当に世のなかに役に立つ総
合内科医・緩和ケア医を量産したいと思います！皆様いつでも遊びに来てく
ださい．
また，救急×緩和ケアセミナーという勉強会を開催しています．気になった
方は，飯塚病院緩和ケア科のブログをチェックだ！　https://ameblo.jp/
iizukapc/

第1章 総論：終末期を考える

3 終末期とAdvance Care Planning

相木佐代

Point
- ACPは決めることではなく，「価値観を共有するプロセス」！
- ACPは，したくない人もいることに留意！
- ACP導入のタイミングは，それぞれの人生の節目や転機に！

Keyword ACP　AD　代理意思決定者　リビング・ウィル　good death　DNAR

はじめに

　ACP（advance care planning）ってご存じですか？ わが国は今，高齢化率は27.3％と超高齢社会に突入しています[1]．2016年の日本人の平均寿命は男性80.98歳，女性87.14歳[2]と世界第2位である一方で，「世界保健統計2016」によると，平均寿命から健康寿命を差し引いた期間は，海外では平均7年程度であるのに対し，わが国は男性で9.2年，女性で12.7年と，いずれも世界一の記録となっています[3]．また日本の健康保険制度は充実していることから，医療へのアクセスが良好であり，それがゆえに，**患者本人の意思の推定が困難な場合に，本人の意思に反した医療処置や搬送が行われる可能性がある**ことが問題点としてあげられています．これに対し厚生労働省は，これまで，医療機関を対象にガイドラインの作成や医療者への教育研修の提供を行ってきました．しかし，議論が深まるにつれ，医療機関にかかる以前の段階での取り組みが必要であるとの認識から，一般国民を対象にACPを普及させていこうという方針に転換しています．

　本稿では，その取り組みに向けて行われた「平成29年度人生の最終段階における医療に関する意識調査」の結果[4]をもとに，海外でのエビデンスも踏まえながら，わが国でのACPのあり方について，読者の皆さんと一緒に理解を深めていきたいと思います．

1 ACPについて知ろう

1）ACPってなぁに？

　ACPとはadvance care planningの略で，「将来の意思決定能力低下に備えて，治療方針・療

養についての気がかりや自分が大切にしてきた価値観を，患者・家族と医療者が共有し，ケアを計画する包括的なプロセス」と定義されています[5]．難しいことはさておき，とにかく覚えていただきたいのは，**ACPは「価値観を共有するプロセス」**だということです．

2）なぜ今ACPなの？

それではなぜ今，ACPが話題になってきたのでしょうか．「はじめに」のところでも少し述べましたが，現在，わが国においては，医療や介護の現場でさえ，意思決定支援の実践や地方自治体によるサポートが十分に整っていません．近年の高齢者の救急搬送の増加などの状況を踏まえると，「生を全うする医療・ケアの質」を高めていくことが喫緊の課題であり，そのためには，医療や介護の現場だけでなく，**国民全体に対して，終末期における医療・ケアについて，本人が家族等や医療・ケアチームと事前にくり返し話し合うプロセス（ACP）の必要性**などについて，**一層の普及・啓発を図っていくことが必要**なのです．すべての国民が，終末期における医療・ケアを自ら選択し，本人と家族等が納得したうえで，人生の最終段階を迎えられる状況に近づいていくことを，厚生労働省は目標としています[6]．

加えて，超高齢社会の今，人権問題や倫理問題だけでなく，わが国は現実的な医療資源問題として，医療費の問題や終末期における療養場所の不足という問題に直面しています．ACPは，決して医療費の削減や営利目的などのために行うべきものではありません[6]が，ACPを考えるうえでは，無視できない状況にあることも否定できません．

3）ACPはすでにいつもやっている？

「ACP？ 横文字で難しく言っているけど，要は延命処置とか点滴とかをどうするとかそういうことをあらかじめ決めておくことでしょ？ そんなことなら昔からやっているよ」というそこのアナタ！ それはACPではなく，「AD」です．**ADとはアドバンス・ディレクティブ（advance directive）の略**です．いわゆる「リビング・ウィル」と言えばわかりやすいかもしれませんね．ディレクティブですから，何かを「決めること」を指します．そう，皆さんが日頃行っている

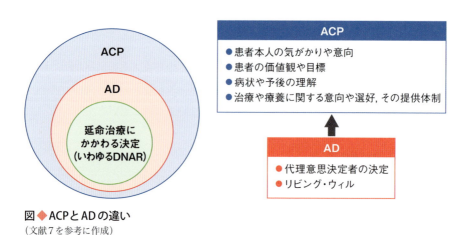

図 ◆ ACPとADの違い
（文献7を参考に作成）

「DNAR (Do Not Attempt Resuscitation)」を確認することや，「リビング・ウィル」，あるいはキーパーソン（代理意思決定者，後述）を確認することも，実はこれ全部「AD」なんです．それでは，「ACP」は何をどうすることなのでしょうか．少し前に戻って，もう一度復習してみましょう．「ACP」とは「価値観を共有するプロセス」でした．そうです，「ACP」は「決めること」ではなく，「プロセス」なのでしたね．**患者さん本人の気がかりや意向，価値観や目標，病状や予後の理解，治療や療養に関する意向や選好，その提供体制に至るまで，なぜそうしたいのか，なぜしてほしくないのか，ということを話し合いながら具体化していく，まさにその「プロセス」こそがACPなのです**（図）[5]．

❷ 日本人にとってACPとは？

1) ACPの日本における現状

2018年2月に厚生労働省の研究班から「平成29年度人生の最終段階における医療に関する意識調査」の結果が発表されました[4]．エビデンスとしては十分なものではありませんが，日本人の傾向として，参考になる内容が盛り込まれていると思います．

この結果を見てみると，終末期における医療・療養についてこれまでに考えたことがある一般国民の割合が約6割を占める一方で，実際話し合ったことがあるのは4割，詳しく話し合っているのは3％にも満たないことがわかります．そもそも，一般国民のACPの認知度はわずか3％で，約75％の人は聞いたことすらないのが現状です．

2) ACPが行われていない理由とは？

では，どうして，話し合ったことがないのでしょうか．

終末期の医療や療養場所について，ご家族等や医療介護関係者と話し合ったことがない理由として，半数以上の人が「話し合うきっかけがなかった」ということをあげています[4]．また3割近くの人は話し合う必要性を感じなかったと述べています[4]．加えて，医療介護関係者であっても6割以上は話し合うきっかけがなかったと言い，3割もの人が必要性を感じていませんでした[4]．それはなぜなのでしょうか．

本調査のなかでは，その背景についてまでは言及されていませんが，終末期のことについて相談するというのは，話をする方もされる方も，少なからず精神的負担を負うものです．そういった「終末期について語ること」への逃避や後ろめたさが，このような理由としてあげられている可能性も否定できないと思われます．

3) ACPを義務化したらいいのでは？

そんなに必要で，いいものならば，いっそ全国民にエンディングノートの記入などといった形で，義務づけたらいいんじゃないか…．そういう意見をもつ方もいらっしゃるかもしれませんね．でも，その前に注目していただきたいのは，終末期の医療・療養場所について，ご家族等や医療介護関係者と話し合ったことがない理由として，約6％の人は，そもそも話し合いた

くないと思っているということです[4]. もちろん,調査に返答した人のなかでの結果ですから,おそらく実際にはこれ以上の割合の人が,話し合いたくないと思っているものと予想されます. 現に,日本人の「good death」の要素として,「病気や死を意識しないで過ごす」ということが含まれているのが特徴です[8]. その人の性格や病状によっては,「もしものとき」に目を向けること,考えること自体が苦痛なのだということを,念頭に置いておかねばなりません. 大事なことは,無理強いをしないこと. ACPは「すべての人がすべきこと」ではありません. 話し合うきっかけを提供することや,話し合えるよう働きかけることは必要ですが,同時に知りたくない,考えたくない,話し合いたくない,文書などに残したくない,といった気持ちを尊重することも,終末期医療を考えるうえでとても大切なことなのです[6].

4) 話し合うタイミングは?

残念ながら,一概にこのタイミングがよいというエビデンスは十分ではありません. 価値観や病状の進行は人それぞれですから,当然のことかもしれませんね. ただ経験則的に,状態が比較的安定しているとき,判断が差し迫っていないとき,手術や入院など大きな疾患の変化を乗り越えたとき,治療方針や療養場所が変わったときなどが好ましいのではないかと言われてきました.

元気なときには何気なくお墓の話ができるように,人は元気なときほど,もしものときのことについて自分と切り離して冷静に考えることができます. そういう意味で,状態が比較的安定しているときや判断が差し迫っていないときの方がよいと言えます. また,病状の変化があったときも「今度こういうことがあったときに…」と話を切り出しやすいかと思います. 在宅移行時も「療養環境も変わったし,いろんな場合に備えてシミュレーションしておきませんか」と相談をもちかけることができるので,よいタイミングと言えるでしょう.

ACPは早い方がよいに越したことはありませんが,あまりに早すぎても実感が湧かず,非現実的な内容になったり,話が深まらなかったりします. ある程度患者さんが自分の命の期限について自覚するような時期がいいのかもしれません.

ちなみに前述の調査[4]では,ACPを行うきっかけとなったのは,ご家族等の病気や死が最も多く,次いで自分の病気,メディアからの情報とあります. その次に医療者からの説明や相談の機会を得たときとあります. 持病がない人でも,健康診断やテレビ番組などをきっかけに医療者が働きかけることができれば,ACPをはじめてもらえるように工夫できるかもしれません. そのときには,日本人は,終末期の医療や療養場所を考えるにあたって,ご家族等の負担にならないことを重要だと思うとあげている[4]ので,言い換えれば,ご家族等の負担にならないためにどうすればよいのかという切り口からACPを導入するといいのかもしれませんね.

5) 誰と話し合えばよいのか?

終末期医療や療養場所について話し合った相手は,「家族」が最も多く,9割以上を占めています[4]が,実はここに大きな落とし穴があります. 私は仕事柄,患者さんとACPについて話す機会が多いのですが,よくよくお話を伺ってみると,「尊厳死宣言」のような文書を作成してい

る方であっても，その内容には不十分なことが多いことに気づかされます．それは，一般の方では，もしものときがどのように訪れるのか，そのときにどのような選択肢があるのかといった知識が不十分だからです．ですから，せっかく話し合って，いろいろなことを決めても，すべての事柄が「する」「しない」の二択になっていて，こういう場合は？ こういう条件なら？ といった多彩な臨床現場では，ほとんど「使えない」のが現状なのです．ここで，前述でいう「こういう場合は？ こういう条件なら？」という質問から，もしものときをより具体的に「想像」してもらい，さまざまな状況における希望を「確認」し，それを「共有」するために，医療者のサポートが必要になってくるのです．現に，先の意識調査[4]でも，その情報源としては医療機関が最も求められていると示されています．

6）どんなことを，どのように話し合えばよいのか？

前述の調査[4]では，ACPを行うにあたって，一般国民が必要だと思う情報として，それぞれが受けられる医療の内容，過ごす施設や受けられるサービス，自分の意志の伝え方や残し方，相談・サポート体制などがあげられていました．

しかし，実際医療者が患者さんやご家族等と話し合っているのは，終末期の症状や行われる治療内容や意向が8割以上とほとんどで，本人の気がかりや意向は5割程度と，本人の価値観を共有するプロセスとしては不十分であると言わざるをえません[4]．ACPはADと異なり，決めることがゴールではなく，あらゆる状況下で意思を尊重できるように価値観を共有することが目的です．医療とは異なる視点で，本人の生活や人生に目を向けることも必要といえるでしょう．

実際に，どのようなことをどのように話し合えばよいのかについては，文献9をご参照ください．

7）ACPをしたけれど，想定外の状況に！ こんなときどうすればいい？

ACPを行っても，あらかじめすべてのことを想定して，決めたり話し合うことはできません．臨床現場では，予想外のことが起こるでしょう．そんなときに，本人であればどのような選択をするのか，ACPを通して共有した価値観をもとに意思決定を行っていくのが，代理意思決定者です．キーパーソンが同義として用いられることもありますが，その代理意思決定者をあらかじめ決めている人は約2割ほどだということが明らかになりました[4]．現に，代理意思決定者やキーパーソンが患者さん本人の確認や承認がなく，医療者主導で勝手に決められていることも少なくありませんよね．

また，自分が決められなくなったときには，ご家族等のうち，自分のことを一番よくわかっている一人の方や，ご家族等が集まって話し合った結果を尊重してほしいと思っている人がほとんどでした[4]．一方で，医療者に決めてほしいと思っている人は1割にも満たないのが現状[4]であり，患者さん本人に確認せず，医療者がよかれと思って代理意思決定を行うケースも見受けられますが，この結果を見ると，慎重にならねばならないことがわかりますね．

代理意思決定者の役割や決定方法に関しての詳細は，文献9や3章1をご参照ください．

まとめ

　ACPとはADのように「決めること」ではありません．**ACPの本当の目的は，もしものとき**を「想像」し，そのときに大事にしたいことや希望を「確認」し，そのプロセスを通して価値観を「共有」することなのです．

　ACPが実施できれば，私たちは自分の希望に沿って生き抜くことができるとともに，もう一度「生きるとは何か」「何のために生きているのか」ということと向き合うきっかけになり，生への充実と感謝につながることでしょう．そして，周囲の人は，よりその人らしい生き方を尊重でき，かつ，より代理意思決定者としての負担を減らすことができるはずです．

　そのためには，複雑な事柄に関する理解力や思考力，決断力が必要となってきます．つまり，ACPは終末期になってから行うのでは遅いのです．私たち医療者は，患者さんやご家族等の人生の節目に触れて，いつでも，ACPを提供できる用意をしておくことが，大切ですね．

　また，皆さんもご経験がおありかもしれませんが，**患者さんの気持ちは病状によって変わる**ものです．**ACPも当然メンテナンスが必要**なのです．1回終わったからといってそのままにせずに，いつでも相談できること，いつでも変更できることを保証し，**病状の変化などがあれば，適宜確認**することが大切です．

◆ 文 献

1) 内閣府：平成29年版高齢社会白書　高齢化の現状と将来像
http://www8.cao.go.jp/kourei/whitepaper/w-2017/zenbun/pdf/1s1s_01.pdf

2) 厚生労働省：平成28年簡易生命表の概況　主な年齢の平均余命
http://www.mhlw.go.jp/toukei/saikin/hw/life/life16/dl/life16-02.pdf

3) WHO：World Health Statistics 2016
http://www.who.int/gho/publications/world_health_statistics/2016/en/

4) 厚生労働省：第5回人生の最終段階における医療の普及・啓発の在り方に関する検討会 平成29年度人生の最終段階における医療に関する意識調査：
http://www.mhlw.go.jp/toukei/list/dl/saisyuiryo_a_h29.pdf

5) The NHS End of Life Care Programme：Advance Care Planning：A Guide for Health and Social Care Staff
http://www.ncpc.org.uk/sites/default/files/AdvanceCarePlanning.pdf

6) 厚生労働省医政局地域医療計画課：人生の最終段階における医療に関する取組について
http://www.mhlw.go.jp/file/05-Shingikai-10901000-Kenkoukyoku-Soumuka/0000191992.pdf

7) 国立長寿医療研究センター在宅連携医療部：人生の最終段階における医療にかかる相談員の研修会資料【Education For Implementing End-of-Life Discussion (E-FIELD)】
http://www.ncgg.go.jp/hospital/overview/organization/zaitaku/eol/kensyu/soudan27/siryo.html

8) Miyashita M, et al：Good death in cancer care：A nationwide quantitative study. Ann Oncol, 18；1090-7, 2007

9) 相木佐代：ACPのキモ！Gノート, Vol.3, No.4：588〜600, 2016

Profile

相木佐代　Sayo Aiki

独立行政法人国立病院機構 大阪医療センター 緩和ケア内科／
名古屋市立大学大学院医学研究科 精神腫瘍学講座
専門分野：緩和ケア，臨床倫理，スピリチュアルケア
2018年4月から，緩和ケア病棟から緩和ケアチームへと移りました．がん，非がんを問わず，さまざまな疾患や年齢層の方のサポートを行っています．普段は考えることのない，でも誰にでも必ず訪れる人生の節目の際に力になれるよう，鋭意修行中です．
本稿に関するご意見，ご感想をお寄せください．sayo.a.1128@yahoo.ne.jp

第1章 総論：終末期を考える

4 地域のなかの終末期ケア（終末期医療）

大石　愛

Point
- 地域社会に着目した「緩和ケアの公衆衛生学的アプローチ」がある
- 疫学的アプローチの3要素は，有病率と発症率，地域のサービスの現状，効果・費用対効果である
- 自分の地域の現状に合わせた現実的なアセスメントを行うことが重要である

Keyword
地域の緩和ケアニーズアセスメント　「新しい公衆衛生」と緩和ケア
ヘルスニーズアセスメントの疫学的アプローチ

はじめに

　「終末期ケアの必要な人」として私たちが想像するのは，治療やケアの対象としての「患者」であることが多いでしょう．しかし，筆者がさまざまな医療現場でいわゆる「終末期」にある方々に接して感じることは，患者さんや家族にとっては，終末期も地域での生活の延長線上にあるものだということです．医療は患者さんの生活を支える1つの柱にすぎないこと，しかしそれは，終末期ケアが必要な方々にとっては非常に重要な生活の柱であることを痛感することが数多くありました．

　では，終末期ケアが必要な方々の生活を支える医療の機能を最大限にするためにはどうしたらよいのでしょうか．今目の前にいる患者さんの医療問題だけを考えるのではなく，地域の緩和ケアニーズの特性を理解し，それに応じた終末期医療を提供する必要があります．

　ここでは，そのために必要な，地域の緩和ケアニーズアセスメントの方法を紹介したいと思います．

1　緩和ケアの公衆衛生学的アプローチ

　1980年代半ばから，人口・地域単位での緩和ケアの提供方法や緩和ケア政策を公衆衛生学的に考えていこうという議論がなされてきました．常に「地域を診る」視点が求められている総合診療医にとっては，自分が診療にあたる地域における健康問題の1つとして緩和ケアを捉え

るということにほかなりません．

ただ，緩和ケアの公衆衛生学的アプローチと言っても，その内容は幅広く，定義もはっきりしていないのが現状です．現時点でよくとり上げられるアプローチを，大きく2つに分けて考えると理解しやすいと思います．1つは，古典的な，いわゆる疫学的なアプローチを用いて人口単位の緩和ケアを考える方法，もう1つは，1986年にオタワ憲章で提唱されたヘルスプロモーションを基盤とした「新しい公衆衛生 New public health」を緩和ケアに応用する方法です．

これらの2つのアプローチにはさまざまな違いがありますが，Sallnowらにより共通点が以下のようにまとめられています[1]．

1) リスクのある個人だけではなく，人口・地域を対象とする
2) 生物医学的モデルが重要視されている現状を疑問視している
3) 医療・福祉・介護サービスだけでなく，非プロフェッショナル（ボランティアや地域住民など）の役割も認識している
4) 社会・経済的な健康決定因子も重要視する
5) 行動・活動の変化や政策変更を支援する

② 地域の緩和ケアニーズアセスメント

臨床家は，日々診察で対面する患者のヘルスニーズのアセスメントを行っています．しかし，診察に来る人々の訴えが必ずしも地域のヘルスニーズを反映しているとは限りません．地域の人口集団を対象としたニーズアセスメントには，個人とは違うアプローチが必要になり，これを地域のヘルスニーズアセスメントと呼びます．

社会福祉領域におけるニードは，以下の4つに分類することができます（表1）．また，ヘルスニーズアセスメントにおける「ニード」は，しばしば「ある集団が医療関連サービスの供給によって利益を被ることができる可能性」と定義されます．すなわち，対象者がただほしいと思うものはニードとは呼ばず，医療関連サービスの供給によって解決する可能性がある要求をニードと呼びます．

ニードに対して，デマンドという言葉があります．デマンドは，患者がその適切性はともかくほしいと願い，医療従事者などに対して表明した要求であり，上記4分類の表明されたニードと重なる概念とも言えます．デマンドは，メディア，教育，現在受けている治療の特徴など

表1◆社会ニードの分類

規範ニード（normative need）	専門家が「望ましい」状態との対比においてニードがあると判断
感得されたニード（felt need）	ニードがあると本人が感じた場合
表明されたニード（expressed need）	感得されたニードを，本人がサービス申請などの行動に移したもの
比較ニード（comparative need）	同じ状態の他の対象者がニードがあるとされている場合

（文献2より引用）

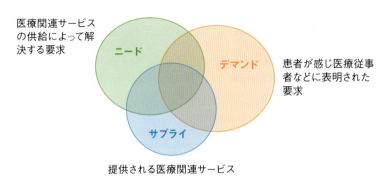

図1◆ニード，デマンド，サプライの関係
（文献3より引用）

の影響を受けるとされています．サプライは，提供される医療関連サービスのことであり，地域の医療従事者の興味関心，行政の方針などに影響されます．このニード，デマンド，サプライの3つの輪をできるだけ重ねる方向にもっていくことが地域のヘルスケアニーズアセスメントの最終的な目的と言うこともできます（図1）．

医療従事者や医療機関にとっては，その場その場のデマンドに対応するのではなく，系統的に地域のヘルスニーズアセスメントを行うことによって，以下のことを達成できる可能性があります[3]．

- 診療対象となる地域の人々の，国や他の地域とは異なる疾病パターンを把握することができる
- 地域の人たちのニーズや優先的に取り組むべき問題を把握することができる
- 満たされていないニーズを明らかにし，それらに対応するための明確なゴールを設定することができる
- 地域の人々の健康状態を改善するために，効率的で効果的な資源の使い方を，根拠をもって決めることができる
- 各関係機関間の連携や研究の優先順位の決定に役立てることができる

多くの医療従事者はヘルスニーズを自分たちが提供できるもの，すなわち医療のなかで理解しようとしますが，患者さんにとって健康になるために必要なのは，仕事や，通院しやすくなるための交通機関の充実や，あるいはよりよい住居環境かもしれません．ヘルスニーズアセスメントの際には，より大きな視点で健康を捉え，健康の社会的決定要因についても考慮する必要があります．

❸ 疫学的アプローチ

地域のヘルスケアニーズアセスメントにはさまざまな方法がありますが，ここでは1990年代に提唱された**疫学的アプローチ**を中心に紹介したいと思います．古典的な公衆衛生学的アプ

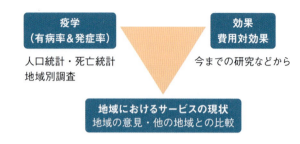

図2 ◆ 疫学的アプローチの三角形

表2 ◆ 疫学的アプローチのステップ

1）対象を明確にし，アセスメントの計画を立てる
2）有病率と患者数を把握する
3）地域におけるサービスの現状を把握する
4）効果・費用対効果を検証する
5）地域の事情に合うケアモデルを考える
6）アウトカムとターゲットの設定・評価

（文献6を参考に作成）

ローチをもとにした，少し古い方法ではありますが，多くの臨床家にとっては理解しやすく取り組みやすい方法の1つと考えられます．

疫学的アプローチの3つの要素として，**有病率と発症率，サービスの効果・費用対効果，地域におけるサービスの現状**があげられます（図2）[4]．

疫学的アプローチでは，これらの3つの視点から地域の現状とニーズを評価し，今後の活動計画を立てていきます（表2）．疫学的アプローチだけでは生物医学的モデルに偏りがちということもあり，特に地域におけるサービスの現状を把握するためにcorporate approach（意見を集合させるアプローチ）やcomparative approach（他の地域と比較するアプローチ）が併用されます[5]．

Corporate approachは，関係者からの意見を集めて地域のニーズを把握するという方法です．地域の医療従事者，住民，患者，行政，公衆衛生担当者などから意見を聴取します．ニーズとデマンドの区別がつきにくい，客観的な情報が得られにくいという欠点はありますが，他の方法では得られにくい地域ごとの事情や歴史的背景を把握することができます．

Comparative approachでは，他の地域の状況と比べることで自分たちの地域の状況を把握する方法です．比較対象となる地域が必ずしも適当なサービスを提供していない可能性もあり，その場合には本質的な評価とはならないという欠点はありますが，自分たちの地域で明らかに不足しているサービスを把握するのに役立ちます．特に「適切なサービス」がどういうものかはっきりしないときに有用です．

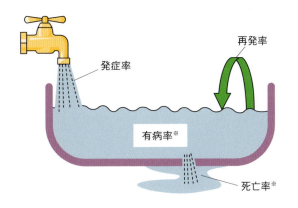

図3 ◆ 疫学的データのイメージ
※有病率がよくわからないので，死亡率から推測する

次に，疫学的アプローチの具体的な手順を紹介します．

1）対象を明確にし，アセスメントの計画を立てる

まず，地域の緩和ケアニーズアセスメントを行う対象と目的を明確にします．個人や事業所・施設の興味がきっかけとなることが多いかもしれませんが，そのような場合でも，対象となる問題が，頻度，インパクト，コストなどの点において地域にとって重要であるべきでしょう．対象を規定する因子としては，居住地域，診断名や疾患，セッティング，その対象者の置かれた状況などが考えられます．

また，具体的にどのような手順でアセスメントを進めていくのかの計画も立てます．誰と一緒に行うのか，どのように情報収集をするか，時間的スケジュールについて考えておきます．住民や患者の視点をとり入れることは重要であり，可能な限り計画段階から住民の視点をもった人に何らかの形でかかわってもらうのがよいでしょう．

2）有病率と患者数を把握する

人口統計，特に死亡統計は緩和ケア領域の調査研究においてよく活用されます．「緩和ケアや終末期ケアが必要な状態にある人」の人数や有病率を数えることは困難なので，死亡数や死亡率（図3のお風呂から出ていく水の量）から有病率（図3のお風呂の中の水の量）を推測する方法です．死因や死亡場所も含めた死亡診断書を活用した研究は世界的にも多くなされています．また，死亡統計から，緩和ケアが必要な人の人数を計算する方法について検討がなされており[7〜9]，これらを応用することもできるでしょう．

また，日本においては，介護保険関連の統計資料は入手が比較的容易です．高齢者かつ介護認定を受けている人に関する情報に限定されますが，これらのデータを活用することも可能です．

時間とリソースに余裕があれば，新たな疫学的調査を行うことも選択肢になるかもしれません．

3) 地域におけるサービスの現状を把握する

対象地域内の事業所や医療機関がどのようなサービスを提供しているのかを記述し，それを近隣地域や国の状況と比較してみます（comparative approach）．また，ヒアリング，インタビュー，アンケートなどの新規調査を行うほか，これまでに実施された住民の意識調査などを参考にして現状を評価することもできます（corporate approach）．新規調査を行う際には，通常の調査方法では行き届かない人の意見を拾い上げることを考慮します．

疫学的アプローチには一般的に含まれませんが，健康の社会的決定要因に関連する社会経済的特徴を示すデータの利用も考慮できるでしょう（「（参考）地域診断」参照）．

最後に，集めた情報をさまざまな角度から総合的に分析，解釈します．解釈の結果は住民の方々や，患者の視点から見ても納得のいくものか確認できるとよいでしょう．

4) 効果・費用対効果を検証する

今までに行われた各種ケアモデルの効果を検証した研究やシステマティックレビューを参考に，検討している緩和ケアモデルの費用・費用対効果のエビデンスを検証します．現存するエビデンスを自分たちの現場の参考にすることにさまざまな限界はありますが，一方でエビデンスを無視した評価や計画は地域にとって害をもたらす危険性があります．エビデンスを把握し適切な解釈をしたうえで，行動を決めることが大切です．

5) 地域の事情に合うケアモデルを考える

ここまでに集めたデータ，それらをもとにしたアセスメントの結果をもとに，自分たちの地域に合うケアモデルを考えます．自分たちがもっているリソースも含めたサービスの現状，エビデンスを総合的に判断して，現実的に提供できるサービスについて決定します．

6) アウトカムとターゲットの設定・評価

今後の活動計画を立てる際には，結果の評価方法と目標を事前に決めておき，評価まで行うことを前提に計画を立てます．評価の方法は，医療の質評価の枠組みなどを参考にします．

(参考) 地域診断

疫学的アプローチのほかに，地域診断の手法を緩和ケア領域に活用する方法があります．地域診断は，健康の社会的決定要因にも配慮しており，よりヘルスプロモーションを基盤としたアプローチと言えるでしょう．日本でなじみのあるコミュニティ・アズ・パートナー・モデルは，そのアプローチを介護予防の分野に応用した手引きがあり（参考文献参照）これを活用することもできます．

まとめ

　ここまで駆け足で地域の緩和ケアニーズアセスメントの疫学的アプローチを中心に概説しました．わかりやすいように手順を順序立てて整理しましたが，実際には各手順を行ったり来たりしながらアセスメントを進めていくことになるでしょう．大切なのは，文脈に合わせて現実的な実践をすることであり，自分たちがとった方法のメリット・デメリットをきちんと認識し，記録し，考察することが重要です．

　興味をもたれた方は，ぜひ引用文献や参考文献を参考に学びを深めてください！

◆ 引用文献

1) Sallnow L, et al：Research in public health and end-of-life care-Building on the past and developing the new. Prog Palliat Care, 24：25-30, 2016

2) Bradshaw J：A taxonomy of social need.「Problems and Progress in Medical Care: Essays on Current Research」(Mclachlan G, ed.) , Nuffied Provincial Hospital Trust, 1972

3) Wright J, et al：Development and importance of health needs assessment. BMJ, 316：1310-1313, 1998

4) Williams R & Wright J：Epidemiological issues in health needs assessment. BMJ, 316：1379-1382, 1998

5) Stevens A & Gillam S：Needs assessment: from theory to practice. BMJ, 316：1448-1452, 1998

6) Higginson IJ & von Gunten CF：Population-based needs assessment for patient and family care.「Textbook of Palliative Medicine」(Bruera E, et al eds), p251, Hodder Arnold, 2006

7) Murtagh FEM, et al：How many people need palliative care？ A study developing and comparing methods for population-based estimates. Palliat Med, 28：49-58, 2014

8) Gomez-Batiste X, et al：How to design and implement palliative care public health programmes: foundation measures. An operational paper by the WHO Collaborating Centre for Public Health Palliative Care Programmes at the Catalan Institute of Oncology. BMJ Support Palliat Care, 3：18-25, 2013

9) Rosenwax LK, et al：Estimating the size of a potential palliative care population. Palliat Med, 19：556-562, 2005

◆ 参考文献（さらに詳しく知りたい人用）

・ Higginson IJ & von Gunten CF：Population-based needs assessment for patient and family care.「Textbook of Palliative Medicine」(Bruera E, et al eds) , p251, Hodder Arnold, 2006
　▶ 教科書の一節．疫学的アプローチを中心に，地域の緩和ケアニーズアセスメントについて解説しています．もう少し知りたいと思ったらまずこれを．

・ Public health and palliative care international　http://www.phpci.info/
　▶ 緩和ケアの公衆衛生学的アプローチの学会のウェブサイト．リソースのコーナーにさまざまな文献あり．

・ 地域包括ケア見える化システム　https://mieruka.mhlw.go.jp/
　▶ 介護保険に関するものだけだが，地域の情報，リソースなどを地図上にわかりやすく表示．

・ 公益社団法人 全国国民健康保険診療施設協議会：「実践につながる住民参加型地域診断の手引き」

・ Health Needs Assessment A practical guide
https://www.k4health.org/sites/default/files/migrated_toolkit_files/Health_Needs_Assessment_A_Practical_Guide.pdf
　▶ 英国のヘルスニーズアセスメントの手引き．

大石　愛　Ai Oishi

Profile

エジンバラ大学
家庭医療の専門研修，緩和ケア病棟研修，在宅専門医研修を経て，King's College London にて緩和ケア修士号を取得．現在は日本に身を置きながらエジンバラ大学博士課程に所属して博士研究に取り組んでいます．なかなか終わらない博士論文に翻弄される日々です．

第1章 総論:終末期を考える

5 終末期をめぐる日本社会の動向

柏木秀行

Point
- 高齢化,多死社会に直面する日本の人口動態と疾病構造を理解する
- 社会構造の変化が数十年という短い間に進んでおり,ジェネラリストの活躍の場が広がっている
- 終末期に関する重要な議論が現在行われている

Keyword 高齢化　死亡原因　死亡場所　緩和ケア

はじめに

　日本社会がかつてない高齢化,多死社会に直面しつつあることは,今さら改めて説明する必要もないと思います.一方で,医療者である私たちが,「ではどのように対応するか?」については,さまざまな立場でさまざまな意見が語られながらも,結局のところ「これだ!」と自信をもって言えるものが見当たりません.それもそのはずで,このような状況はわが国はもちろんのこと,世界中の国ではじめてのことだからです.なので,米国ではこのような取り組みが成果を残しているとか,先行研究ではこういったことは言えるかもしれない,という帰納法的思考が全く通じないのです.つまり,私たち自身が日本社会の構造に適応していく過程を,on the jobトレーニングとして経験しているような状況になっているのです.しかもこのトレーニングは,優秀な指導医が手ほどきしてくれるものではなく,私たち自身が学習者でもあり指導者でもあるという,いわば千尋の谷に落とされたような状況と感じています.図1にあるように,日本の高齢化は,アジア諸国に約20年先行しており[1],むしろ日本がどのように乗り越えるかを世界各国が注目している状況にあります.

　以上を踏まえ,本稿では「終末期をめぐる日本社会の動向」のこれまでと現状の課題,そしてこれからについて解説します.しかしながら,先にも述べた通り,筆者にも明確に何か答えが示せるような類のものではないため,同じ時代にともに医療者をしている同僚からの意見といった程度に認識していただきたいと思います.そして,読んでいただいた結果として,少しでもこれまで以上の当事者意識として考えていただければ目標を十分達成できたものと考えられます.

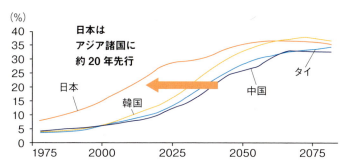

図1◆アジア各国の高齢化率
高齢化率は全人口に占める65歳以上の人口の割合.
（文献1より引用）

1 日本社会の終末期

1）死亡原因の変遷

　日本社会の終末期を考えるうえで鍵となる2つの論点は，死亡原因と死亡場所です．まず，死亡原因については図2をご参照ください．図の右側は医療者としてよく見る図ですが，ご存じのように，悪性新生物が死亡原因の多くを占め，心疾患，肺炎と続いています．肺炎が死亡原因の第3位となったことや，老衰の診断名が増えてきていることから，現在の死亡原因の割合も時代とともにまた変化するであろうことが伺われます．一方，図の左側の1944年以前の統計では，肺炎，胃腸炎，そして結核といった感染症がどの時代も死亡原因の第1位になっています．それが，1945年以降には全く異なる様相を呈しています．これは抗菌薬の開発などの医学の進歩に加え，公衆衛生といった医療提供体制の充実，また戦争などを含めた経済・国際情勢の違いを物語っています．

　図2を見ると，日本社会における終末期を考えるうえで，死亡原因の変遷を理解して検討しなければならないことは明白です．未曾有の高齢・多死社会に医療者として存在している私たちが終末期を支えるためには，現在，目の前で終末期を迎えている患者の疾患特性を理解し個別性を尊重しながら，医療として適切に対処していく必要があることは言うまでもありません（第2章参照）．ただ，日本社会全体として何を考えるべきか？という視点で言うならば，それだけで十分とは言えません．なぜなら図2が示しているように，しょせん50〜100年程度の時間経過でも，死亡原因だけでこれだけ変化しているからです．医師でも看護師でも，多くの者が医療専門職として働きはじめて現役である期間は30〜40年です（これからもっと伸びるのかもしれませんが…）．つまり，自分が現場に出てトレーニングを積み，バリバリと実践をしているイメージのまま，後衛を育てたりシステムを考えるのでは通用しないのです．もう少し大局的な視点に基づいた，将来を見据えての終末期を支える人材の育成とシステム構築が求められています．

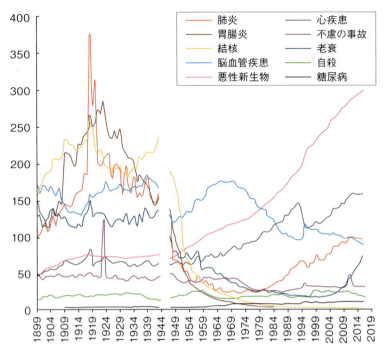

図2 ◆ 主要死因別死亡率（人口10万人対）の長期推移（～2016年）
注：1994年の心疾患の減少は，新しい死亡診断書（死体検案書）（1995年1月1日施行）における「死亡の原因欄には，疾患の終末期の状態としての心不全，呼吸不全等は書かないでください」という注意書きの事前周知の影響によるものと考えられる．最新年は概数
（文献2を参考に作成）

2）死亡場所の変遷

　次に，死亡場所について図3を見てみると，厚生労働省の統計上は多くが病院で亡くなっていることがわかります．何を自宅死亡とするかによって，このバランスは多少変化しますが，おそらく最も有名なグラフがこちらですので，本稿ではこの統計を用いています．終末期に過ごし，そして亡くなる場が60年程度で完全に逆転しています．ここからも日本社会における終末期が大きく変化してきたことがわかります．そして，社会としてこれからあるべき終末期像について死亡場所という論点から考えてみる価値があると思います．

　そういった目で診療報酬改定や，介護保険制度の変化を見ますと，日本社会としては着実にある方向性に向かっています．それはある立場の人からすれば「地域包括ケアシステム」として，またある立場の人からは「地域医療構想」として，さらには「かかりつけ医の機能強化」や「医療と介護の連携」などという言葉で語られるものです．ただあまり聞こえてくる言葉に踊らされるのではなく，現場での実践者である私たちは本質を見なければなりません．それは病院，特に急性期病院には解決できない医療以外のさまざまなこと，そして急性期病院であってもなくても解決できない老衰や治癒困難な医学的状況に，地域の総力をあげて対応することが求められているということです．これを聞いて読者の皆さんはどう思われますか？本稿にお

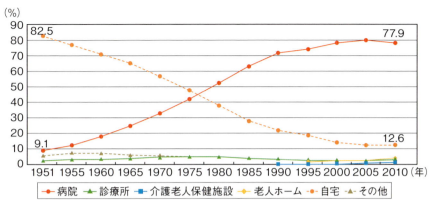

図3 ◆ 死亡場所の構成割合の推移
注：1990年までは，老人ホームでの死亡は自宅またはその他に含まれている
（文献3を参考に作成）

いて筆者は，主な読者を現役のジェネラリストや，ジェネラリストをめざす若手医師と想定しています．ジェネラリストは自分の提供できるものを無理やり患者に提供するのではなく，地域から必要とされるものに自分を適合させていく能力が必要となります．それは，知識やスキルを学ぶことかもしれないし，他職種や他施設と協働することかもしれないし，行政に発信することかもしれません．ただ，地域全体で対応すべき社会課題の終末期への対応について，一つの方策が良きジェネラリストの充足であると胸を張って言えるよう，現在の状況にやりがいを感じてほしいと思います．

❷ これからの日本社会の終末期

総合診療をベースとした緩和ケアを実践してきた筆者としては，少し個人的な思いが強く出すぎたかもしれません．ここからは，終末期を支えるジェネラリストとして，特に知っておいていただきたい動向について個別に紹介します．

1）人生の最終段階における医療提供体制整備事業[4]

人生の最終段階における医療提供体制を整備する目的で，厚生労働省の医学事業として神戸大学が取り組んでいる事業です．なかでも「意思決定支援教育プログラム（E-FIELD：Education For Implementing End-of Life Discussion）」については，終末期にかかわる医療者であれば身につけていただきたい意思決定支援のスキルについて取り扱っています（2章8参照）．

2）心不全の緩和ケア

これまで緩和ケアといえば悪性疾患でした．これはわが国の緩和ケアが，がん対策基本法を中心としたがん対策のなかで整備されてきたためです．ただし，WHOの提唱する緩和ケアの定義[5]では，「緩和ケアとは生命を脅かす疾患による問題に直面している患者とその家族に対して，痛みやその他の身体的な問題，心理社会的問題，スピリチュアルな問題を早期に発見し，

的確なアセスメントと対処（治療・処置）を行うことによって，苦しみを予防し，和らげることで，QOLを改善するアプローチである」とされています．このことからわかるように，緩和ケア自体は悪性疾患のみを対象としたものではありませんが，では非がん疾患に対する緩和ケアをどのように整備していくかは明確な位置付けがないままでした．しかし，平成29年度に心不全の緩和ケアに関するワーキンググループが厚生労働省に設立され，2018年度の診療報酬改定では緩和ケアチームに対する報酬であった緩和ケア診療加算の対処疾患として末期心不全が追加されました．これは非がん疾患に対する緩和ケアの提供体制構築の第一歩となる可能性があり，今後の緩和ケア提供者の実践がどのように変わり，どのようなアウトカムにつながるのか注目されるところです．

3）法的整備

国際的に目を向けると安楽死や，医療従事者による自殺幇助についての法的な位置付けは定期的に話題となっています．日本の終末期に関する話題をあげるならば，遠隔医療といったテクノロジーの導入や，僻地などで医師が直接診察できない状況での死亡診断を看護師とともに行うこと，成年後見人の医療同意の可否といったことが関係各所で議論され，一部はすでに実施に向けて整備が進められています．

まとめ

あまり，まとまりのない文章になってしまったかもしれませんが，お伝えしたかったことは以下の2点です．1点目は終末期をめぐる日本社会は大きく変化しつつあること，2点目はその変化のなかでジェネラリストの役割と寄せられる期待は大きい，ということです．

◆ 引用文献

1）経産省若手プロジェクト：「不安な個人、立ちすくむ国家」，文藝春秋，2017年
2）厚生労働省：平成28年（2016）人口動態統計の年間推計
　http://www.mhlw.go.jp/toukei/saikin/hw/jinkou/suikei16/index.html
3）厚生労働省：人口動態統計年報　主要統計表
　http://www.mhlw.go.jp/toukei/saikin/hw/jinkou/suii10/dl/s03.pdf
4）平成29年度　厚生労働省委託事業　人生の最終段階における医療提供体制整備事業
　http://square.umin.ac.jp/endoflife/2017/index.html
5）WHO：緩和ケアの定義
　http://www.who.int/cancer/palliative/definition/en/

◆ 参考文献

・　World population prospects, the 2015 Revision, United Nations
　https://esa.un.org/unpd/wpp/Publications/Files/Key_Findings_WPP_2015.pdf

Profile

柏木秀行　Hideyuki Kashiwagi

飯塚病院 緩和ケア科 部長／地域包括ケア推進本部
緩和ケア，遠隔医療をはじめ，さまざまなヘルスケア分野のベンチャー企業にかかわる機会が増えてきました．目の前の臨床の光景を一緒に変えていく仲間を常に募集しています．お気軽にご連絡ください（hkashiwagih1@gmail.com）．

第1章 総論：終末期を考える

6 終末期患者は誰が診るべきか？

宇井睦人

Point
- 終末期患者さんを自信をもって診られるようになると，がん・非がん疾患ともに診療の幅が広がり患者さんやご家族，多職種から信頼される
- 終末期患者，特にがん患者に関する統計的な側面を押さえよう
- 身につけたい緩和ケアのスキル → 特に"持続皮下注射"と"臨床倫理4分割法"

Keyword がん　緩和ケア　持続皮下注射　臨床倫理4分割表

はじめに

「終末期患者を誰が診るべきか？」という言葉のなかには，超高齢化も相まって終末期を診る医師や医療従事者が少し損な立ち回りのように聞こえる響きがあるかもしれませんが，実際はそうではありません．実は終末期患者を診るようになってハッピーなのは，私たち医療従事者の方かもしれません．

1 自分のためにも身につけよう，終末期患者診療の経験・緩和ケアの知識

1）終末期診療が苦手なままだとどうなるのか？

　　最初に私の経験を述べさせていただきます．私は医師7年目になるまで救急や膠原病科，総合内科で研修を積み，一通りの病態には対応できるようになっていましたが，最も苦手なのが「がん患者さん」でした．「がん」と聞くと腫れものに触るぐらい抵抗感をもっていましたし，「肺がん患者さんの呼吸困難に対して，モルヒネの持続注射を使いましょう」などと聞くと，ほぼアレルギーの状態でした．

　　「この未曾有の超高齢社会でがん患者さんや終末期患者さんが増えているのに，こんな自分が総合診療医と名乗ってよいのだろうか？」と自問自答し，医師8年目から緩和ケアの勉強をはじめました．研修開始1年目は緩和ケアチームに入らせてもらって終末期医療や緩和ケアに必要な概念や薬剤の知識を浅く広く学び，2年目からは緩和ケア病棟や在宅で終末期の患者さん

を主治医として担当させていただくと同時に，臨床センスやスキルを磨きました．緩和ケアの勉強をはじめて2・3年目は総合診療科と兼任，4年目は緩和ケア病棟で学びを深めましたが，新規の薬剤も含めかなりの経験を積むことができたと感じており，薬剤の効果も含めて病状経過を追いやすい緩和ケア病棟で一定期間，集中して研修することは有意義であると考えます．

2) 終末期患者を自信をもって診れるようになったことで，何が変わったか？

a) 苦手意識の払拭

非がん疾患を含めた終末期患者さんの臨時の受診時や，在宅で困ることがほぼなくなりました．救急や在宅ではすぐに相談できる医師がいないことも少なくないため，「当座の問題に一人で対応できる」レベルまで研鑽を積んでおくことは，とても価値のあることではないかと感じます．また，がん患者さんに頻繁に生じる「せん妄」や，「薬剤の皮下投与」に関しても多くの経験を積めたため，がん患者さん以外の診療においてもその幅を広げることができました．

b) 患者さんやご家族，多職種からも頼られる存在に

終末期患者に対して侵襲的な処置が必要なことは多くはないですし，trajectory curve[1]（2章1参照）に示されるように，特にがんは病状・予後が予測しやすいこともあって，病状説明や意思決定支援がスムーズに行えるようになりました．Advance care planning（1章3参照）という用語に対する是非は別として，今後の見通しを含めて患者さんやご家族の希望を汲みとりやすくなったことからも，患者さん・ご家族や多職種から頼られるようになったと思います．それはもちろん自分の自信にもつながり，最も苦手だった分野が得意な領域になったことで，臨床における「穴」が大きく減ったように感じます．

❷ 終末期患者に関する統計 〜緩和ケア病床だけでは受け止めきれない〜

2017年のがん死亡数予測は378,000名であり[2]，同年の全国の緩和ケア病床数は8,068床です[3]．全国の緩和ケア病棟の平均在院日数は約36日となっていますので，緩和ケア病床で年間に受け入れることができる患者数は，大まかな計算ですと

8,068（名）× 365（日/年）÷ 36（日）＝ 81,800（名/年）

となります．

すると「81,800 ÷ 378,000 ＝ 21.6%」より，**緩和ケア病床で亡くなっているがん患者さんはおおむね5人に1人，つまり約2割**となり，残りの約8割の30万人の患者さんは緩和ケア病床以外の場で死を迎えていることになります※．おおむねこの30万前後の終末期患者さんを，「緩和ケア医以外の医師が，緩和ケア病床以外の場所で」診ています．政策的な在宅への移行措

※　もちろん緩和ケア病床で亡くならずに退院される患者さんも多くいらっしゃいます．また緩和ケア病床加算はAIDS患者さんでも算定できることとなっていますが，実際にAIDS患者さんが緩和ケア病床で亡くなられている例は少ないと予測します．緩和ケア医が一般病棟で終末期患者さんを診ている例も多くありますが，イメージをつかむための概算であることをご容赦いただければ幸いです．

置，緩和ケア病床の増加，がん患者数の増加などの因子を考えても，この傾向は今後も続いていくものと考えます．

❸ がん患者の終末期は誰が診るべきか？

1）緩和医療の専門家だけでは追いつかない

日本緩和医療学会では「質の高い緩和医療を社会に普及させていくために，専門医を育成するための暫定指導医」を認定してきましたが，2008年から3年間募集した暫定指導医の544名（2018年1月17日時点）はここ数年で認定が終了する予定となっています．専門医よりハードルの低い「認定医」の資格試験が2017年度から開始されており，「緩和ケア認定医」は増加していくものと予想しますが，緩和医療学会認定の「専門医」は2017年9月29日時点で178名と全国的に少ない状況です．

また2018年度から開始された新専門医制度の基本領域に「緩和ケア」は含まれていません．私が基盤としている総合診療の志望者は在宅ケアを含め緩和ケアの提供者になりえますが，全国の専攻医一次登録者は153名（2017年12月15日時点）とまだ少なく，これから増加していくことと思いますが専攻医の資格取得には3年以上を要します．一方，内科の志望者（専攻医一次登録者）は2,527名と少なくはないものの，多くは内科サブスペシャリティの研修を積むコースに進むと予想され，緩和医療に従事していく医師がどれほど増加していくかは予測がつきません．

2）対象患者はどういう集団なのか？

がんの罹患率は30歳代後半から40歳代で女性が男性よりやや高く，60歳代以降は男性が女性より顕著に高くなっていますが，男女とも50歳代くらいから増加し高齢になるほどがんの罹患率は高くなっています．加齢はがんの大きなリスク因子ですので，終末期を診るうえでは，高齢者診療が知識の基盤にあった方がよいと言えるかもしれません．

また「非がん疾患の緩和ケア」と称して，主に心不全・慢性呼吸不全・神経難病・認知症なども緩和ケアの対象として考えることが多くなってきています．これらはがんと異なり，疼痛が多く出現する疾患群ではありません．

ここがポイント

基本的な内科診療の要素はもちろんのこと，主に呼吸困難感を緩和できる薬剤（特にモルヒネなどのオピオイド）を使用できることが「非がん疾患の緩和ケア」の重要なポイントです．身体症状以外の苦痛緩和や意思決定支援などについては，慢性疾患や老衰のtrajectory curveを意識する必要はありますが，「がんの緩和ケアと別物」ということはなく，がん患者さんを通して研鑽したことが大いに活かせると考えています．

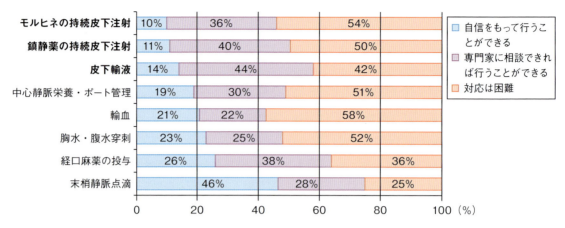

図1 ◆ 在宅での緩和医療において担当可能な治療
(文献4より引用)

3) 持続皮下注射や皮下輸液を使いこなせるようになることが重要

　　　図1は「在宅での緩和医療において担当可能な治療」について調べた研究結果ですが,「在宅で自信をもって行うことができる」治療行為のワースト3位は,① モルヒネの持続皮下注射,② 鎮静薬の持続皮下注射,③ 皮下輸液と,興味深いことに「薬剤・輸液の皮下投与に関する項目」が占めていました.皮下投与は血管確保の必要がなく在宅でも大変使用しやすい投与経路ですし,モルヒネなどの皮下投与に関する訪問診療医の苦手意識を払拭できれば,在宅でより快適に,長期に過ごせる患者さんは増加して大きな恩恵になることでしょう.
　　　それでは,そのためにはどのような研修が必要なのでしょうか?
　　　「日本緩和医療学会のPEACE (Palliative care Emphasis program on symptom management and Assessment for Continuous medical Education) プロジェクト」の修了者は102,811名(2017年9月末時点)とかなりの数に上っており[5],緩和ケアに関する基礎的な内容を網羅的に学べる研修会となっています(2018年度から一部E-learning導入).
　　　「終末期患者を誰が診るべきか?」という壮大な問いには,「すべての医師が」と答えたいところではありますが,まずはこのPEACE研修会に参加された多くの医師が,**オピオイドの持続皮下注射や皮下輸液を使いこなせるレベルになる**ことが実践的かつ効率的かもしれません.私も各種学会のセミナー・ワークショップなどでそのような活動ができたらと考えています.

④ 臨床倫理4分割表 ～多職種連携で困難事例に対する糸口を～

　　　もう1点,緩和ケアを提供する医療者にぜひとも知っておいていただきたい臨床倫理のテーマが「**臨床倫理4分割法**」です.これは患者さんの倫理課題を検討するためのツールとして,図2に示す4つの枠に問題点を分けて入れて構造的に問題点や方針を考えようとするもので,主に多職種カンファレンスで使用されています.

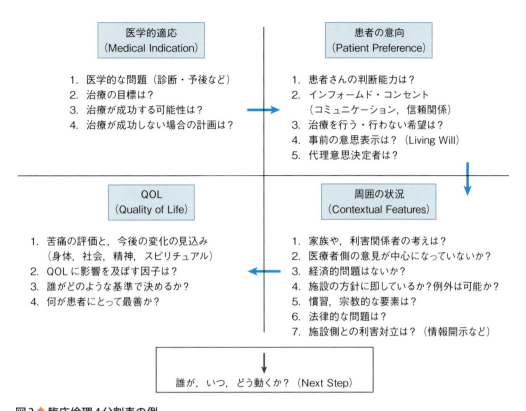

図2◆臨床倫理4分割表の例
(文献6を参考に作成)

　臨床倫理4分割表を使うことによって，担当した医療者が一人で考えこまず，しかも多職種で考えをシェアしながら，関係者が納得できるような方針を立てられる可能性が高まります．
　臨床倫理4分割表を用いたスムーズなカンファレンスの運営には司会の方の采配が重要になってきますが，医学知識が多い医師が行うと，つい喋りすぎたり，多職種が遠慮して発言しにくくなったりすることがあります．カンファレンスをはじめた頃は最も臨床倫理4分割表を用いたカンファレンスを理解している方が司会を担当するのがよいと考えますが，徐々に一定の経験を積んだ看護師さんなどに移行していくと，スタッフの一体感が高まるなど自験例からもよいように感じます．司会が最も気にすべきは時間配分（日常業務を考えると30〜40分程度，長くても60分以内が適当でしょう）と雰囲気づくりであり，冒頭で「No blame culture（他の参加者の発言について非難しない）」の原則について確認したり，発言していない方に意図的に振ってみたりすることによって，スタッフ全員で建設的に問題を解決しようという空気が醸成され，チーム医療の向上にも寄与します．
　また，最後のQOLについてディスカッションした後には，「Next Step」として「誰が，いつ，どう動くか？」までを決めておくと，「カンファレンスで議論はしたけど行動に反映されなかった」ということを防ぐことができます（例：「看護師Aさんが，来週月曜の午後までに，ご

家族Bさんの退院に対する気持ちを確認しておく」など）．

　緩和ケアを必要とする現場はとかく信念対立が起こりやすいものですが，協力すべきプロフェッショナルである医療者同士がギクシャクしていては，大きな被害を受けるのは患者さんやそのご家族です．自分の考えを述べて議論することが苦手な日本人もこのような定型的なツールを使うことによって，構造的で効果的なアプローチが可能になります．

> **ここがポイント！**
> 　在宅移行への政策的な流れや，どの科の医師でも訪問診療に転向している現実をかんがみ，「総合診療医はもちろん，すべての医師に緩和ケアの素養（持続皮下注射を含む）を！」

◆ 文　献

1) Murray SA, et al：Illness trajectories and palliative care. BMJ, 330：1007-1011, 2005
2) 国立がん研究センターがん情報サービス：2017年のがん統計予測
   https://ganjoho.jp/reg_stat/statistics/stat/short_pred.html（2018年3月19日閲覧）
3) 日本ホスピス緩和ケア協会：緩和ケア病棟入院料届出受理施設数・病床数の年度推移
   https://www.hpcj.org/what/pcu_sii.html（2018年3月19日閲覧）
4) Yamagishi A, et al：Providing palliative care：the views of community general practitioners and district nurses in Japan. J Pain Symptom Manage, 43：59-67, 2012
5) 日本緩和医療学会PEACEプロジェクト
   http://www.jspm-peace.jp/about/index.html（2018年3月19日閲覧）
6) 「Clinical Ethics：A Practical Approach to Ethical Decisions in Clinical Medicine, 7e」（Jonsen AR, et al），McGraw-Hill Medical，2010

宇井睦人　Mutsuhito Ui

東千葉メディカルセンター 総合診療科／順天堂大学 緩和医療学研究室／東京医科歯科大学大学院 医療管理政策学／NPO「全世代」理事
2018年4月から故郷である千葉県の医師不足地域で勤務しており，総合診療医として地域で必要な緩和ケアを提供しています．主な関心領域はプライマリ・ケア，シネメデュケーション，医療政策，Social Interaction（社会的なつながり）などです．

コラム　終末期を考えるさまざまな取り組み ①

縁起でもない話をもっと身近に，当たり前に「もしバナ」のある世界へ

原澤慶太郎，蔵本浩一，大川　薫

はじめに

在宅医療や緩和ケアの現場では，人生の最終段階を迎えつつある患者さんとかかわる機会が多くあります．ご本人が人生の最終段階をどう過ごしたいのか，という問題は，私たちがかかわるうえで最も大切にしたいことの1つですが，初めてお会いした時点で，すでにご本人の意思表示が困難だったり，意思表示はできたとしても時間が足りないと感じるケースが多々あります[1, 2]．

では，もっと元気なときはどうでしょうか．医療者の間でアドバンス・ケア・プランニング（ACP）への関心は高まりつつありますが，健康な成人が医療者とともにACPに取り組む機会はいまだに少ない印象があります．もっと早い段階から一人ひとりが「主体的に」準備をはじめられたらよいのですが，自分自身のタイミングで「縁起でもない話」をしてもらうためには何か新しい仕掛けが必要でした．

1　iACPと「もしバナゲーム™」

私たちは，2013年から病院の有志で，医療・介護・福祉職や大学生を含む地域住民を対象に，ACPの意義や代理意思決定に付随した困難さの気づきをテーマとするワークショップ（WS）を開催しています．2014年からは新たに開発したカードゲーム（もしバナゲーム™：図）を用いたWSを追加，活動の場を診療圏外にも広げるべく2015年に一般社団法人iACP（Institute of Advance Care Planning）を

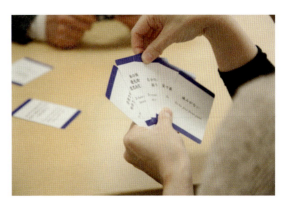

図◆もしバナゲーム™

設立しました．このゲームは，人生の最終段階を想定することで個々の価値観を確認するためのツールです．WSでは主体的な参加を条件に4人1組となり，余命半年の想定で自分が大切だと考えるカードを選び，その理由についてメンバーと話し合います．参加者はゲームを通じて改めて自己の価値観と向き合い，目の前の他者の価値観に触れることで多様性を実感します．時には自身の価値観の揺らぎや変容をも経験します．

誰もが当たり前に「縁起でもない話」を考えられる社会へ

WSを重ねるなかで，とても興味深い発見がありました．誰かの支えになりたいと考えている人たちが，意外と自分自身がどうありたいか考えたことがなかったのです．私たちは未曾有の多死社会を迎え

ます．何らかの病気を抱えたまま生活をされる方も増えます．これまで私たちは，どこか自分たちとは関係のないこととして，人生の最終段階をどう過ごしたいかという「縁起でもない話」の対象を狭めてきました．高齢者だからとか，治らない病気があるからなど，理由をつけては線引きをしてきました．でも本当にそれでいいのでしょうか．私たちは必ず，一度だけ死ぬのです．みんな平等に．

病気になる前から，誰もが当たり前に「縁起でもない話」を考えられる社会とは，どのようなものでしょうか．私たちは，織りなされる対話そのものに，人生の最終段階の備えにとどまらない意義を感じています．今よりもっと多様性が享受され，わからない物事に対する想像力が涵養されるのではないか，と考えているのです．○○という処置を行う，行わない．あるいは○○するのはよいことだ，いや悪いことだ．ゲームを通じて対話を重ねていくと，こういった二元論で片付けることのできない事情や背景があることに，否が応でも気づかされます．みんなも同じだろうと思って曖昧にしていたことがものすごく多様だったりします．逆に，一人ひとり全然違うと思っていたことが根っこのところでは同じだったりします．選ぶカードは同じでも，私たち一人ひとりのなかで立ち現れる思いや考えは同じとは限りません．どんなカードを選んだかよりも，なぜそのカードを選んだかに意味があるのです．4人ルールという制約のなかでカードを取捨選択するプロセスは，多様性や平等性について考えるきっかけに満ちています．

ただし，私たちiACPは設立当初から，物事にさまざまな捉え方があることを大切にしてきました．だからこそ，「縁起でもない話」を今はしたくない人，しないと決めた人，それどころではない人が一定数おられることにも目を向けています．いつでも声をかけてもらえるように積極的に待機しながらも，自由意志による主体的な参加の原則を尊び，同調圧力が及ばないような配慮が大切であると考えています．

● おわりに

昨今発表されたACPの定義では，疾病の有無や種類にかかわらない，健康な成人もその対象に含むとされています[3, 4]．これまで病気になってから医療者のタイミングで開始されてきた人生の最終段階についての話し合いは，その様相が大きく変わろうとしています．私たちは，ゲームという形で「縁起でもない話」のハードルを下げ，他者との対話をつくり出し，より多くの方に考えるきっかけを提供できればと考えます．参加者との対話を続けながら，すべての成人を対象としたACPのあり方をともに考えていければと思います．

◆ 文 献

1) Kaspers PJ, et al：Decision-making capacity and communication about care of older people during their last three months of life. BMC Palliative Care, 12：1, 2013
2) Barnes K, et al：Acceptability of an advance care planning interview schedule: a focus group study. Palliative Medicine, 21：23-28, 2007
3) Sudore RL, et al：Defining Advance Care Planning for Adults: A Consensus Definition From a Multidisciplinary Delphi Panel. J Pain Symptom Manage, 53：821-832, 2017
4) Sudore RL, et al：Outcomes That Define Successful Advance Care Planning: A Delphi Panel Consensus. J Pain Symptom Manage, 55：245-255, 2018

原澤慶太郎　Keitaro Harasawa　**Profile**

一般社団法人iACP 共同代表／はな医院
2004年慶應義塾大学医学部卒業，家庭医療専門医．亀田総合病院にて初期研修，心臓血管外科後期研修．亀田ファミリークリニック館山にて家庭医療専門医プログラム修了．東日本大震災後，2011年10月より福島県南相馬市立総合病院へ2年間出向．亀田総合病院在宅診療科医長を経て部長代理．2018年，はな医院開院．クリニック名は大好きな妻の名前です．

蔵本浩一　Kouichi Kuramoto

一般社団法人iACP 共同代表／亀田総合病院 疼痛・緩和ケア科

大川 薫　Kaoru Okawa

一般社団法人iACP 理事／亀田総合病院 在宅診療科

第 2 章

疾患別の終末期
わかっていることvsいないこと

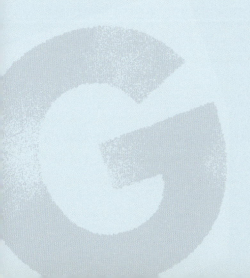

第2章 疾患別の終末期 わかっていることvsいないこと

1 なぜ疾患別に考えるのか？

木村衣里

Point
- がんと非がん疾患のtrajectoryは異なります
- 予後予測は患者自身および遺族にとっても大切です
- 予後予測と医学知識で終末期の医師が患者の希望を支えます

Keyword がんと非がん疾患のtrajectory　予後予測　希望

● なぜ疾患別に考えるのか？

　「終末期」といっても，人間はさまざまな疾患によって終末期を迎えます．本人はもちろんのこと，家族も医療者も予想外の早さで亡くなる方もいらっしゃれば，本人も周囲も死期を悟ったうえで亡くなる方もいらっしゃいます．「先生，父はあとどのくらいもつのですか？」この質問に悩んだことがある先生方も多いことと思います．その質問の後ろにあるご家族の気持ちが伝わってくるからです．患者と少しでも長く一緒にいたい気持ち，でも闘病が長すぎ辛すぎて，「もっと長く生きてほしい」と願うことが家族のエゴイズムなのではないかと苦しむ気持ち．さまざまな混在した感情が言外からも医療者に伝わり，返す言葉につまることもあります．本稿で述べることは，必ずしも，この質問の答えではありません．しかし，疾患別に経過が異なることを改めて知ることで，本人や家族の過ごし方に向ける目線が変わるかもしれません．

1) 疾患ごとのtrajectory

　図1のように，疾患によってtrajectoryが異なることがわかります[1]．疾患によっては，がんのように予後予測を比較的行いやすいとされている疾患と，そうではない疾患があることがわかります．

2) がんと非がん疾患の違い
a) trajectoryの違い

　図1を見ると，がんと非がん疾患で予後を表す形が異なることがわかります．その経過の違いから，終末期医療は，がんと非がん疾患に分けて考えます．大半のがん患者では，終末期の約3カ月間に急速な機能の低下が起こるパターンが多くみられます．例えば，歩けていた方が

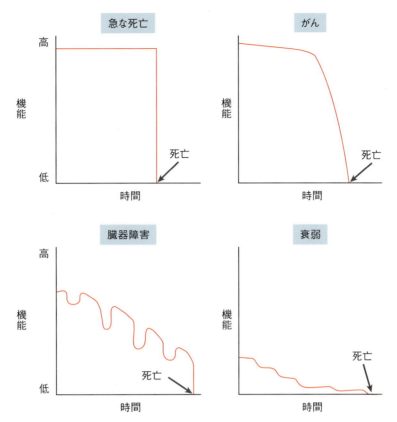

図1 ◆ 死亡までのパターンの概念と実証研究でのADLの変化
（文献1より引用）

　3カ月前に足取りが重くなる，食事が全量摂取できていた方が，食欲が低下する．しかし，多くの非がん疾患では，明らかな境界線がなく，ADL低下が何年にもわたって続く場合が多いです．そのため，非がん疾患の予後予測はがんの予後予測よりも難しいと言われています．患者，患者家族，そして医療者にとって，いつ死亡するのか，また侵襲的な治療をいつ中断すべきなのかを判断するのが非常に難しく感じられるのです．例えが私事で恐縮ですが，筆者の祖母は心不全末期です．心不全が増悪し急性期病院へ搬送されるたびに，医師からも「急な変化の電話を入れることになるかもしれません」と説明を受けます．そして毎回，もう最期の時間なのではないかと推察し，「今までありがとう」と家族で祖母に感謝の言葉を述べますが，病院スタッフのおかげもあり，現在までのところは，毎回乗り越えています．この入退院や寛解増悪のくり返しは，本人の体力も消耗しますが，家族の精神的負担も重くなっていきます．

b）緩和ケア導入の違い

　日本では，「緩和ケア」＝「がん疼痛に対する痛みのコントロール」という理解が先行しています．しかし，欧米ではがんだけではなく，非がん疾患も緩和ケアの対象とされています．欧米でも緩和ケアの歴史はがんを中心に発展しましたが，日本と異なるのは，最初から非がん疾

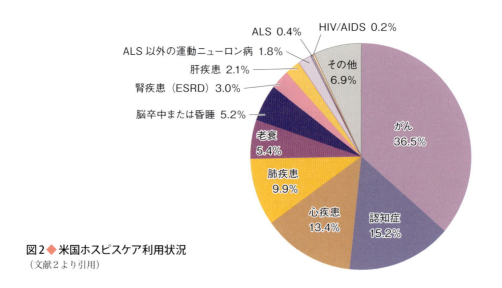

図2 ◆ 米国ホスピスケア利用状況
（文献2より引用）

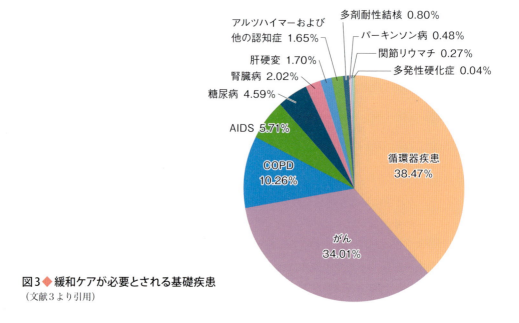

図3 ◆ 緩和ケアが必要とされる基礎疾患
（文献3より引用）

患も対象としていたことです．米国で行われているホスピスケアの基礎疾患は非がん疾患が60％以上を占めていたと報告され（図2），Worldwide Hospice palliative care alliance; WPC & WHOの2014年の報告では緩和ケアの基礎疾患として最も多いのはがんではなく循環器障害（心血管疾患と脳卒中）で，38.5％を占めていると報告されています（図3）[2]．

3）非がん疾患における緩和ケアのニーズとは

世界規模で考えると，年間死亡者2,900万人，そのうち2,000万人は人生の最終段階で緩和ケアが必要と考えられています[2]．その疾患の内訳は，心血管疾患（38.5％），がん（34％），

慢性閉塞性肺疾患（10.3％）です[3]．日本の人口動態に当てはめると，年間死亡者130万人の うち約90万人が緩和ケアを必要として，そのうち約60万人が非がん疾患患者と考えられます． 緩和ケアの対象は「生命を脅かす疾患による問題に直面している患者とその家族」であり，そ れはがんであることや非がん疾患であることを問うべきではないでしょう．平成28年，厚生労 働省は，がんとAIDSのみを緩和ケアの対象とするのではなく，循環器疾患も緩和ケアの対象 と明示しました[4]．今後，日本でますます非がん疾患の緩和ケアが推奨されていくことと考え られます．

4）なぜ予後予測が必要なのでしょうか？

　ここまで，がんと非がん疾患の経過が異なることを説明してきました．その経過を知ること で，予後予測が立ちやすくなります．ところで，予後予測が立つと，患者さんにどのように還 元することができるのでしょうか？

a）自律性を保持する

　自律性のなかには，自分でトイレへ行くこと，朝一番の美味しいコーヒーを自分で淹れるこ となど，日常生活の一つひとつが含まれます．そのなかでも，最たるものは自己決定をすると いうことでしょう．治療方法や過ごす場所を自己決定するときに，予後を踏まえて考えてもら うことがベストです．

b）遺族負担を減らす

　たとえ家族でも，どんなに近しい人でも，他者の人生の最期の判断を引き受けることは，患 者家族は大きな精神的負担を感じるでしょう．患者が生前に自己決定をしておくことで，遺さ れた家族の精神的負担は軽減できるでしょう．

c）遺族悲嘆を軽減

　予測していなかった時期に患者を失ってしまうことは家族のうつ病や複雑性悲嘆の原因とな るとされています[5]．家族の生活は，患者の死後，遺族となってからも続きます．そんな家族 に，こころの準備期間を提供することも終末期医療の大切な役割だと考えます．

d）家族間コミュニケーション促進

　自己決定をするために，自分自身の価値観を振り返ることでしょう．その際に気づいた自ら の死生観を家族に伝えることは，家族と自分の物語を共有するきっかけになるかもしれません．

ここがポイント

　ここまで，患者にとっての予後予測告知のメリットを述べてきました．しかし，もち ろん，予後予測を知りたい患者がいる一方で，知りたくない患者もいます．情報が患者 自身の生命や健康に著しい危険をもたらす恐れがある場合は，その情報を伝えなくても よいし，また患者自身の意思によって情報を知らされない権利もあります[10]．筆者は， 緩和ケア科に初回紹介された患者には予後予測について知りたいかどうか，初対面のと きに問いかけを行っています．具体的には，「一緒のチームとして緩和ケアを行っていく

> なかで，これから知りたくない情報も出てくるかもしれません．なかでも，残された時間が，もしもわかるとしたら，知りたい患者さんと知りたくない患者さんがいらっしゃいます．○○さんは，知りたいでしょうか？知りたくないでしょうか？」と問いかけ，またその理由についても聞いています．

5) 希望

　パンドラの箱の最後に残ったものは「希望」でした．最終段落は，「希望」について述べていきましょう．私たち医師は，よい結果は患者さんにいち早く伝えて共有したいのに，予後予測は積極的には伝えたいとは思いません．それは，多くの医師が，「希望を奪う」ことを恐れるからではないでしょうか．

　実は，医師が提供する予後情報は過度に楽観的になることが知られています[6]．筆者の推測ではありますが，医師の「もっと長く生きてほしい」という想い，「目の前の患者さんを悲しませたくない」という想いから，やや長めに伝えてしまうことも寄与しているかもしれません．しかし，患者に予後予測を提供したからといって，患者が希望を失ってしまうということを支持するデータはほとんどないのです[7]．予後に関する患者の質問に対してLoprinziらは，「希望は固定されたものではない．状況や人間関係，その人の個人的な世界観に起きている進展によって再構成される，動的な存在のはずである」と記しました[8]．「社会情動的選択理論」では，病気や加齢など，自分の人生の残された時間の短さを意識すると，新たな情報や人間関係を獲得したいという動機付けから，情動の満足感を得て人生の意味を感じることに主眼を置く動機付けへと変化するようになると言われています[9]．

　「艱難（かんなん）は忍耐を生じ，忍耐は練達を生じ，練達は希望を生じる」これは「新約聖書 ローマ人の信徒への手紙 第5章」からです．筆者は「希望」というとこの言葉を思い出します．聖書の言葉の時代とは，異なる宗教，異なる時代に生きる私たちですが，世界の各地で長い歴史のなか，人間は希望を求めて暮らしてきたと感じます．歴史のなかで，艱難の形はさまざまであったと推測します．艱難が疾病であった時代，戦争であった時代，貧困であった時代，それぞれの背景のなかで，人間は希望とともにありました．

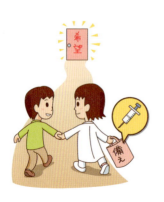

　医師は，そんな希望を，打ち砕くために予後予測をするわけではありません．どんな艱難に面しても希望を見出そうとするのが人間だとしたら，その希望を患者と手を携えて見つけていくのが終末期の医師の在り方かもしれません．患者と手を携えながら，いつも心の奥に「最善を望み，最悪に備える」という緩和ケアの有名な言葉を掲げ，最悪の事態に医学的な知識を携えて十分に備えながら，患者とともに，新しい希望の扉を開けるステップとして，予後予測を行っていく必要があるでしょう．

◆ 文　献

1 ）「死亡直前と看取りのエビデンス」（森田達也／著），医学書院，2015
2 ）荻野美恵子：神経疾患の緩和ケア．緩和ケア，27巻6月増刊号：pp116-117，2017
3 ）WHPCA：WHO Global Atlas on Palliative Care At the End of Life. 2014
　　http://www.thewhpca.org/resources/global-atlas-on-end-of-life-care
4 ）厚生労働省健康局がん・疾病対策課：循環器疾患における緩和ケアについて．平成29年11月16日
　　http://www.mhlw.go.jp/file/05-Shingikai-10901000-Kenkoukyoku-Soumuka/0000185125.pdf
5 ）Barry LC, et al：Psychiatric disorders among bereaved persons: the role of perceived circumstances of death and preparedness for death. Am J Geriatr Psychiatry, 10：447-457, 2002
6 ）Weissman DE：Care near the end of life: what is unprofessional behavior? J Palliat Med, 6：1-3, 2003
7 ）Tobias JS & Souhami RL：BMJ, 307：1199-1201, 1993
8 ）「終末期医療のエビデンス」（日経メディカル／編），日経BP社，2017
9 ）「『残された時間』を告げるとき」（西 智弘／著），青海社，2017
10）日本医師会：患者の権利に関するWMAリスボン宣言，2005

木村衣里　Eri Kimura

Profile

飯塚病院 緩和ケア科
日々患者と向き合うなか，人間の知恵や技術が及ばないことがたくさんあります．医師にできることは本当に小さなことですが，小さなことを誠実に行い，逃げずに最後まで寄り添うことで，一人でも多くの患者に愛が届くような診療を心がけたいです．

第2章　疾患別の終末期　わかっていることvsいないこと

2　がんの終末期

神谷浩平

> **Point**
> - がん患者のクリニカルコースは他の疾患に比べて急速に変化する
> - がんの終末期の予後予測ツールについて理解する
> - がん終末期には複数の症状が急速に出現するため，薬物だけでなく環境調整やケアを取り入れた対処が重要になる

Keyword　がん終末期　予後予測　包括的評価

症例
63歳男性．妻，子ども夫婦，孫と5人暮らし．3カ月前に食欲不振と体重減少をきっかけに腹膜播種と多発肝転移を伴う進行胃がんと診断された．総合病院で標準治療を受けたが病変の増大を認め，抗がん剤治療の中止と同時にかかりつけ医に紹介された．患者は比較的顔色もよく，歩いて受診．「抗がん剤をやめて調子がよいです．このままだと半年後の孫の入学式には出られそうです」と話しておられた．

❶ 一般的なクリニカルコースとそのポイントについて

1）がん終末期の経過

ここでは多くの固形がんに共通する経過について述べたいと思います．ポイントは，多くの固形がんでは，死亡前6カ月頃から，ある程度ADLが保たれつつ徐々にPSが低下する時期があり，死亡前1カ月頃になると急速なPSの低下を認めるという経過をとることです（55ページ，図1参照）．増悪と寛解をくり返して徐々にADLが低下する心不全や呼吸不全，腎不全などの臓器不全疾患や，長期間をかけて緩やかに経過する認知症などの疾患モデルとは異なり，ある程度「短期の予後」を見極めることができるのが，固形がん終末期の特徴です．「今がどの時点であるか？」を見極め，見通しを立てることが重要になります．

外来がん患者の死亡前6カ月間において全身状態の評価尺度（palliative performance scale：PPS，表1）と症状の評価（Edmonton symptom assessment scale：ESAS）の推移を調べたところ，PPSは徐々に悪化し，最後の1カ月で急速に悪化する傾向がありました（図1A）[1]．また，ESASでは，呼吸困難，眠気，well-being，食思不振，倦怠感が徐々に

表1 ◆ palliative performance scale（PPS）

	起居	活動と症状	ADL	経口摂取	意識レベル
100	100％起居している	正常の活動・仕事が可能 症状なし	自立	正常	清明
90		正常の活動が可能 いくらかの症状がある			
80		何らかの症状はあるが 正常の活動が可能			
70	ほとんど起居している	何らかの症状があり通常の 仕事や業務が困難		正常 もしくは 減少	
60		明らかな症状があり趣味や 家事を行うことが困難	ときに介助		清明 もしくは 混乱
50	ほとんど座位か 横たわっている	著明な症状があり どんな仕事もすることが困難	しばしば介助		
40	ほとんど臥床	著明な症状があり ほとんどの行動が制限される	ほとんど介助		清明 もしくは 傾眠±混乱
30	常に臥床	著明な症状があり いかなる活動も行うことが できない	全介助		
20				数口以下	
10				マウスケアのみ	

※ レベルの決め方：項目は左側（起居）から右側へ重要度が高い順番に並べられており、順番にその患者に最も適切と考えられるレベルを決め、最終的にそれぞれを考慮して決定する

（文献2より引用）

悪化し最後の1カ月で顕著でした（図1B）。つまり、短い月単位（死亡前1カ月前後）の予後予測にはPPSが1つの目安になり、症状として呼吸困難や経口摂取の低下が多くみられることが示唆されます。

2）がんの終末期、残された時間を知るには？

　固形がん患者の生命予後を予測するツールはいくつか開発されています（表2）。そのうち採血など侵襲的な検査を必要とせず、医師の主観を入れずに客観的指標（経口摂取の低下、安静時呼吸困難、浮腫、せん妄）のみで予測するものが、palliative prognostic index（PPI）です[3]。またpalliative prognostic score（PaPスコア）は臨床的な予後の予測を血液検査所見で補完するイメージですが、感度特異度ともに高いのが特徴です[4]。近年開発されたPiPsモデル（http://www.pips.sgul.ac.uk/index.htm）は採血を要するBモデルと、不要なAモデルがあり、専用Webで入力することで「日単位」（14日以下）、「週単位」（15日から55日）、「月単位」（56日以上）の予後が算出されます[5]。

　これらの予後予測ツールの精度、実施可能性をわが国の在宅、緩和ケア病棟、一般病棟（緩和ケアチーム）でコホート研究として比較検証した結果、どの指標を用いても、精度（accuracy）は69％以上、実施場所による差はありませんでした[6]。使い勝手、つまり現場での実施可能性（feasibility）は採血不要なPPIとPiPS-Aがいずれの環境も90％以上と高く、採血を要するPaP、PiPS-Bは低い結果でした。一方で固形がんの予後を「あと3カ月か半年か」と長めの月単位で正確に予測するのはいまだ難しく、今後の課題となっています。

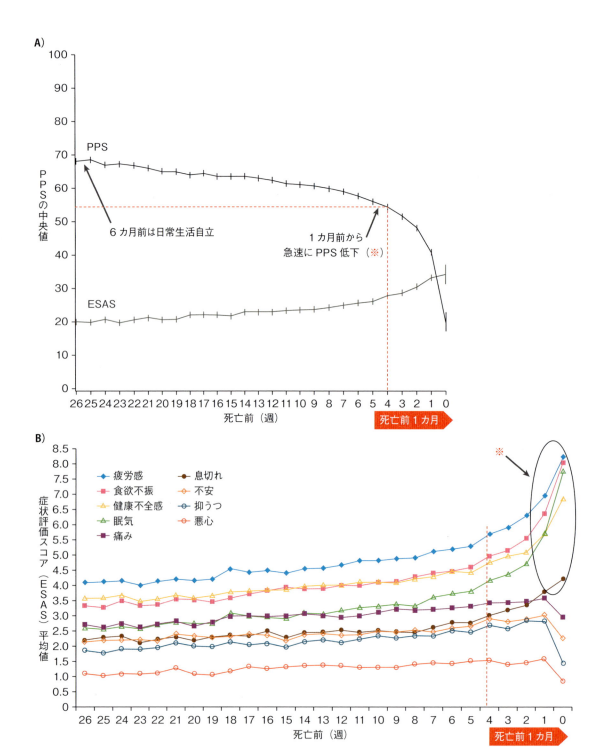

図1 ◆ 外来がん患者の死亡前6カ月間におけるpalliative performance scale（PPS）とEdmonton symptom assessment scale（ESAS：症状の評価）の推移

A）※PPS60→50の変化とは：「常に起居している」→「ほとんど座位or寝ている」状態
　　　　　　　　　　　　　　介護が「時々」→「しばしば」必要な状態
B）※死亡1カ月前から急速に呼吸困難，傾眠，食欲不振，不全感，疲労感（倦怠感）が増加傾向を示す．それ以外の症状（痛み，不安抑うつ，悪心など）も持続するため，患者は複合的な症状に悩まされるようになるのがポイント
（文献1より引用）

表2 ◆ palliative prognostic index（PPI）と palliative prognostic score（PaP スコア）

A）PPI

palliative performance scale	10〜20	4
	30〜50	2.5
	≧60	0
経口摂取量※1	著明に減少（数口以下）	2.5
	中程度減少（減少しているが数口よりは多い）	1.0
	正常	0
浮腫	あり	1.0
	なし	0
安静時呼吸困難	あり	3.5
	なし	0
せん妄	あり※2	4.0
	なし	0

※1 消化器閉塞のため高カロリー輸液を施行している場合は0点とする
※2 原因が薬物単独，臓器障害に伴わないものは含めない

計　点
　※得点6点より大きい場合，3週以内：感度83％，特異度85％，陽性的中率80％
　4点より大きい場合，6週以内：感度79％，特異度77％，陽性的中率83％
（A：文献7より引用，B：文献8より引用）

B）PaP スコア

臨床的な予後の予測	1〜2週	8.5
	3〜4週	6.0
	5〜6週	4.5
	7〜10週	2.5
	11〜12週	2.0
	>12週	0
Karnofsky performance status	10〜20	2.5
	≧30	0
食欲不振	あり	1.5
	なし	0
呼吸困難	あり	1.0
	なし	0
白血球数（/mm³）	>11,000	1.5
	8,501〜11,000	0.5
	≦8,500	0
リンパ球	0〜11.9	2.5
	12〜19.9	1.0
	≧20	0

得点	30日生存確率	生存期間の95％信頼区間
0〜5.5点	>70％	67〜87日
5.6〜11点	30〜70％	28〜39日
11.1〜17.5点	<30％	11〜18日

※ Karnofky performance status（KPS）10〜20は，寝たきりで最重症の状態をイメージする

症例のその後の経過（2カ月後）

　定期的な外来通院を行ってきたが，徐々に肝転移の増大による黄疸の出現と倦怠感の悪化を認めた．食欲がなく，立つとふらつきが強いため，介護保険の申請を提案したところ，妻は「こんなに早く具合が悪くなるとは聞いていません．何かが間違っているのではないですか？孫の入学式を楽しみにしているのに…」と戸惑いを述べた．

3）がん終末期特有の難しさ，他疾患との違い

　がん終末期のクリニカルコースでは，他疾患に比べはるかに短い期間にADLの低下が生じてきます．**週ごとに「だんだん」動けなくなる時期から「どんどん」日の単位で死に近づく時期**があまりにも早く，本人も家族も医療スタッフも戸惑うことがあります．

　また，抗がん治療の進歩とともに各種の抗がん剤，分子標的薬や免疫チェックポイント阻害薬の治療選択肢が増えてきました．その結果「早期から緩和ケア」が推奨されるのとは裏腹に，以前よりも抗がん治療を終了する時期が遅くなり，死までの時間が迫ってから緩和ケア医や在

表3 ◆ 専門的緩和ケアへの紹介基準

重篤な身体症状（NRS7-10）
重篤な精神症状（NRS7-10）
自殺ほう助の希望
スピリチュアルまたは実存的な危機状態
意思決定や先々のことを話し合う（ケアプランニング）ことへの支援が必要
患者自身が紹介を希望
せん妄
脊髄圧迫
脳・髄膜転移
進行がん診断3カ月以内で予後1年未満
2次治療後のがん進行状態

※ポイント：PSの低下や予後予測の時間だけでは，メジャークライテリアには
　　入らない
（文献9より引用）

宅医への「遅い紹介（late referral）」が増えています．

　がんの終末期は想定よりも身体の変化が早いため，終末期に在宅療養を希望していても介護保険の申請が間に合わなかったという事態はよく聞きます．**根治が望めない進行がんの場合，抗がん治療を行っている間から主治医とかかりつけ医，緩和ケア医を交えて終末期の話し合い（end of life discussion：EOLd）を行うことが望ましいと思われます**．表3にどのような場合に専門的緩和ケアへの紹介を検討すべきかの国際的コンセンサスを紹介します[9]．

❷ 症状と治療（緩和ケア）

1）症状マネジメントとともに重要なこと　～「包括的な評価」と「全人的なケア」を！～

　がん終末期の患者の苦痛は多面的・重層的です．このことを，緩和ケアの分野では「全人的苦痛」や，「トータルペイン」と呼びます（図2）[10]．

　患者の痛みをさまざまな角度から点検することは大変有用なことです．しかし単に身体的，精神的，心理社会的，スピリチュアルな苦痛を分類し専門家や他職種につなぐことが重要なのでありません．これらの苦痛はいずれも患者の全人的存在を損なう厄介なものではありますが，医療者がそこに眼を向けることで，**患者の対処方法，家族や周囲との関係性，回復に至る物語，残された時間の優先性など，患者の個別性に立った多くの意味に気づき，共有するきっかけに**もなります．

　これらの要素を含めて患者を全人的に捉えようとする姿勢を「包括的評価」と呼びます．「包括的」というと硬い言葉ですが，基本はその人の症状や問題を整理しつつ患者自身の支え，希望，選好を含んだ全体像をイメージするための方策なのです．そこに「病とともに人を診る」

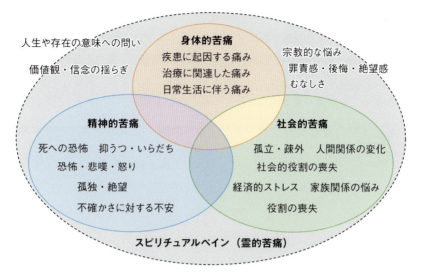

図2 ◆ 重なり合う苦痛（トータルペイン）の概念図

という視点が自然に生じます．早期から終末期に至るまで緩和ケアの重要なポイントは患者家族の対処行動（コーピングストラテジー）の支援であることが近年報告されています[11]．

ここがポイント！

がんの終末期にかかわる医師として重要なことは，痛みやつらさを抱え自信を失っている患者に「あなたは大事な人」と伝える（感じてもらう）ことです．言葉で伝えることは必ずしも必要なく，患者さんのそばに座り，「痛み以外の」話を積極的に（よく聴き）交わすことを勧めます．多くの患者は人生の先輩です．仕事，家族，趣味，住所について質問をし，好奇心をもって耳を傾けてください．逆説的ですが，その結果，心身の痛みが和らぎ，患者の安心を深めることになります．

2）がん終末期の症状と緩和治療

a）複合的な症状の出現

前項で述べたカナダの大規模な地域研究（文献1，図1）の通り，痛みや悪心，抑うつ，不安などの症状は死亡26週前（6カ月前）から1週前まで著しい変化なく存在していましたが，呼吸困難，傾眠，食欲不振，健康不全感，疲労感（倦怠感）は増加傾向を示しました．また，**死亡1カ月前になると1/3以上の患者が呼吸困難・痛み・不安・抑うつ症状を中程度以上（4/10以上）有し，2/3以上の患者が中等度以上の強さで倦怠感・食欲不振・傾眠・健康不全感を感じていました**．個々の症状緩和の詳細については割愛しますが，文献12は症状マネジメントのポイントがわかりやすく解説されている良書です．

がん終末期においては，さまざまな症状が同時に存在していることがポイントとなります．

例えば，痛みと吐き気，痛みと呼吸困難，そして多くの場合に不眠やせん妄，倦怠感が並存しています．こういった複雑な症状マネジメントのコツは，患者が「何に一番困っているか」と，「最も症状を多く改善可能な方法は何か」の双方を評価し，優先と目的・方法を近づけることです．多くの苦痛が関係し合っている終末期の状況においては，実は「一石二鳥」を期待した方策が有用なことがあります．以下に2つ例を示します．

b) がん終末期の複合的な症状マネジメントの例 ～こんなとき，どうする?～

> ケース① 「胃がん，多発肝転移，がん性腹膜炎の患者さん．オピオイドを点滴で使用していても，痛みと吐き気がとれず，夜は吃逆で眠れない…」

● 対処例：

吐き気や痛み，吃逆などさまざまな苦痛が複合している難しい状態です．まずは「夜眠れることを目標に」夜間にがん性腹膜炎による炎症に効果を期待できる消炎鎮痛薬の点滴（ロピオン®静注50 mg 1 A＋生理食塩水50 mL点滴）をオピオイドに追加するのはいかがでしょうか．また，難治性悪心嘔吐や吃逆に期待できるクロルプロマジン〔コントミン®筋注10 mg（0.5 A）＋生理食塩水50 mL〕を傾眠や誤嚥，血圧低下に注意しながら使用するのも一案です．まず抗炎症治療により腹膜の炎症症状を和らげることで痛みと腹壁の緊張の緩和が得られ，吐き気が改善するかもしれません．クロルプロマジンは眠気が強いですが，この場合は夜間の吐き気（＋吃逆）と不眠の解消に一石二鳥かもしれません．

> ケース② 「ステロイドは使用しているものの日中の倦怠感が増強し，ベンゾジアゼピン系睡眠導入剤を飲んでも不眠で休めない終末期がん患者」

● 対処例：

コルチコステロイドが不眠やせん妄を悪化させ，それに伴ってむしろ倦怠感を増悪させている可能性を考えます．まずはステロイドを中止します．眠前薬のベンゾジアゼピン系睡眠導入剤も日中の傾眠や低活動性せん妄，倦怠感の原因になる可能性がありますので，せん妄を惹起しにくいオレキシン受容体拮抗薬スボレキサント（ベルソムラ®錠15 mg 1回1錠 眠前）に変更するのも一案です．これは，不眠や日中の過眠（眠気）の対処が，結果として倦怠感の改善につながることを意識した処方です．

症例のその後

急な変化に戸惑う患者と家族の心情に配慮しつつ，今が病の軌跡のどの時期と考えられるかを丁寧に説明した．そのうえで今できること，これからやりたいことに焦点を当てて目標を話し合ったところ，これからも本人，家族は医療者と協力しながら自宅で過ごしたいとのことであった．介護保険の申請や車椅子や手すり設置などの環境調整とともに，倦怠感と不眠の改善を目的に薬剤調整を行った．その後は小学生の孫との時間を楽しみに日々を送り，ご自宅で穏やかに永眠された．

まとめ

本稿ではがんの終末期について，他の疾患とは異なるクリニカルコースと，予後の予測，そこで生じるさまざまな症状の複合に対するアプローチについて述べました．短期間に非常に多彩な症状が生じるため，先を見越した早めの対処が重要ですが，今後について話し合う際は医療者からの一方的な介入ではなくご本人の価値観や希望に配慮した全人的なアプローチが必要です．

◆ 文　献

1 ）Seow H, et al：Trajectory of performance status and symptom scores for patients with cancer during the last six months of life. J Clin Oncol, 29：1151–1158, 2011

2 ）Anderson F, et al：Palliative performance scale (PPS) ：a new tool. J Palliat Care, 12：5–11, 1996

3 ）Morita T, et al：The Palliative Prognostic Index: a scoring system for survival prediction of terminally ill cancer patients. Support Care Cancer, 7：128–133, 1999

4 ）Glare PA, et al：Diagnostic accuracy of the palliative prognostic score in hospitalized patients with advanced cancer. J Clin Oncol, 22：4823–4828, 2004

5 ）Gwilliam B, et al：Development of Prognosis in Palliative care Study (PiPS) predictor models to improve prognostication in advanced cancer: prospective cohort study. BMJ Support Palliat Care, 5：390–398, 2015

6 ）Baba M, et al：Survival prediction for advanced cancer patients in the real world: A comparison of the Palliative Prognostic Score, Delirium–Palliative Prognostic Score, Palliative Prognostic Index and modified Prognosis in Palliative Care Study predictor model. EurJCancer, 51：1618–1629, 2015

7 ）Morita T, et al：The Palliative Prognostic Index：a scoring system for survival prediction of terminally ill cancer patients. Supprt Care Cancer, 7：128–133, 1999

8 ）Maltoni M, et al：Successful validation of the palliative prognostic score in terminally ill cancer patients. Italian Multicenter Study Group on Palliative Care. J Pain Symptom Manage, 17：240–247, 1999

9 ）David Hui, et al：Referral criteria for outpatient specialty palliative cancer care: an international consensus. Lancet Oncol, 16：e552–559, 2016

10）「The Management of terminal malignant disease 2nd ed.」(Saunders DC, ed)，Edward Arnold, 1984

11）Hoerger M, et al：Defining the Elements of Early Palliative Care That Are Associated With Patient–Reported Outcomes and the Delivery of End–of–Life Care. J Clin Oncol, 36：1096–1102, 2018

12）「がん治療のための緩和ケアハンドブック」(中川和彦，小山敦子/編，吉田健史/著)，羊土社，2017

神谷浩平　Kohei Kamiya　**Profile**

山形県立中央病院 緩和医療科 科長
緩和医療専門医．緩和ケア病棟，緩和ケアチーム，地域を通じ活動しています．見学，研修の相談はkamiya@ypch.gr.jpまで．

第2章　疾患別の終末期　わかっていることvsいないこと

3 心不全の終末期

大森崇史

> **Point**
> - 心不全は寛解と増悪をくり返しながら少しずつ進行する
> - 心疾患の緩和ケアは血行動態管理による症状緩和も必要となる
> - 身体・精神症状をアセスメントし，症状緩和のための適切なケアを行う

Keyword 　血行動態　　予後予測　　オピオイド　　意思決定支援

はじめに

　生活習慣の欧米化に伴う虚血性心疾患の増加，高齢化による高血圧や弁膜症患者の増加といった循環器疾患における疾病構造の変化は，心不全患者増加の大きな要因となっています．さらには，エビデンスに基づいた標準的薬物治療が確立，普及してきたことに加え，植込み型除細動器（ICD）や心臓再同期療法（CRT-D）などのデバイス治療を中心とした非薬物治療が確立しはじめたことにより，心不全患者の生命予後が改善していることも心不全患者数増加の一因と考えられています．わが国では，人口の減少と65歳以上の老年人口割合の急増が予測されているなか，日本で実施された心不全患者数の予測に関する疫学研究では，**2030年に心不全患者は130万人に達する**と推計されています[1]．それと同時に心不全の緩和医療・終末期医療のニーズも高まっています．

> **症例**
> 　87歳の施設入所中の女性．認知症（HDS-R 10点程度），心不全でくり返し入院歴がある．呼吸困難感のため二次救急病院である当院に搬送された．入院時のバイタルサインは血圧94/60 mmHg，脈拍90〜110回/分 不整，体温38.3 ℃，呼吸数24回/分，SpO$_2$ 94 ％（酸素マスク4L投与下），聴診で駆出性収縮期雑音と両胸部に水泡音を聴取し，全身浮腫が著明だった．胸部単純撮影では肺うっ血像を認め，心電図は心房細動調律だった．血液検査ではCre値2.2 mg/dL，BNP 170 pg/mL，経胸壁心エコーではLVDd 27 mm，LVDs 19 mm，左室内腔は狭小化し流出路の加速と大動脈弁狭窄症を認めた．
> 　フロセミドの投与やカテコラミンの投与を行うが，治療への反応は乏しかった．入院期間は長くなるばかりで本人も苦しそうな状態が続いており，主治医はもどかしさを覚えていた．

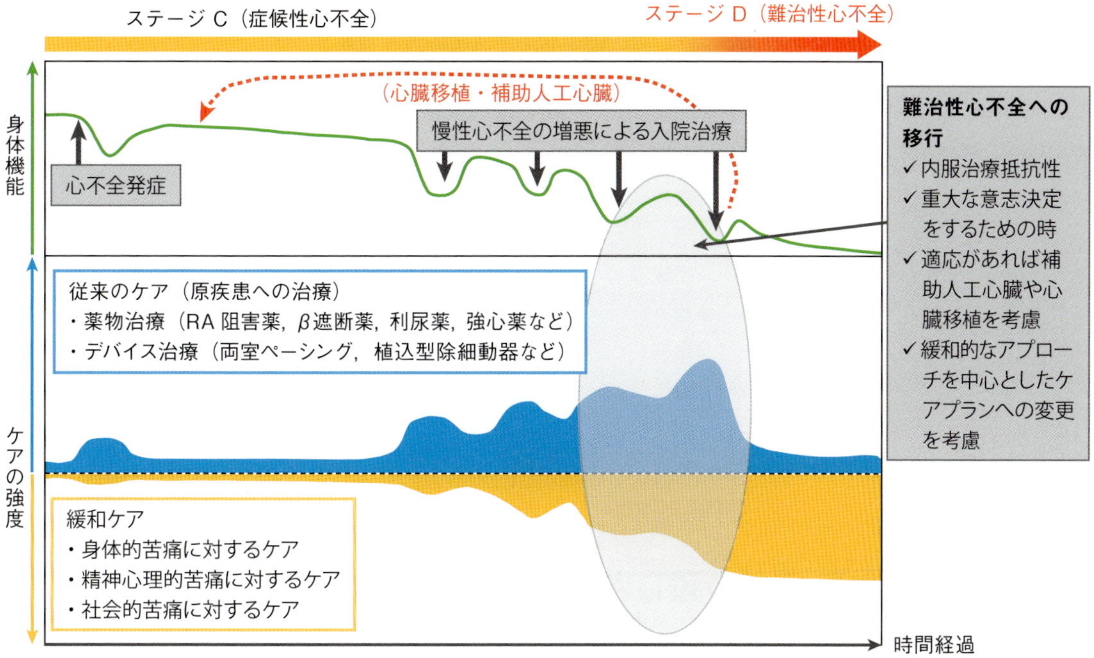

図1◆心不全の trajectory curve とケアの強度
（文献3より引用）

1 一般的なクリニカルコースとそのポイントについて

1）心不全の定義について

　　心不全の定義は日本循環器学会と日本心不全学会によって，2017年に新しく作成され，「**心不全とは，心臓が悪いために，息切れやむくみが起こり，だんだん悪くなり，生命を縮める病気です．**」となりました[2]．わが国の循環器疾患の死亡数は，がんに次いで第2位となっており，心不全による5年生存率は50％と予後についても決してよくありません．ただ，その事実と心不全の怖さ（例えば，完治しないなど）については国民にあまり知られていないため，国民によりわかりやすく理解してもらうために心不全の定義が新しく作成されました．

2）心不全のクリニカルコース

　　寛解と増悪をくり返しながら少しずつ進行し，それに応じて治療とケアが強化されながら，最終段階に至っても最低限の治療が継続されながらケアの強化が図られます．心不全の進行度分類ではステージAからDに分類され，それを図に示すと図1のようになります[3]．ここで注目すべきポイントは**心臓移植や補助人工心臓の使用によってステージDの状態からB・Cに戻ることがある**ということです．

　　末期心不全では，表に示すとおりさまざまな症状が出現することが知られています[4]．がん同様に症状への対応・緩和ケアが求められています．

表 ◆ 末期心不全の症状

症状	有病率	人数
呼吸困難	60〜88%	372
全身倦怠感	69〜82%	409
不安感	49%	80
疼痛	41〜77%	882
うつ	9〜36%	80
不眠	36〜48%	351
食思不振	21〜41%	141
便秘	38〜42%	80
混乱	18〜32%	343
嘔気	17〜48%	146
下痢	12%	80

（文献4より引用）

② 心不全終末期特有の難しさ，他疾患との違い

1）予後予測の難しさ

　末期がんであれば，一方向性の経過のため化学療法の強化で劇的にADLや症状が改善するということは多くありません．一方で心不全の場合は，急性増悪となり重篤な症状やADLの低下があったとしても，強心剤や人工呼吸器，補助循環を用いた集中治療を行うことで劇的に症状が改善し，再び自宅生活が可能となることは少なくありません．もちろん治療を強化しても亡くなってしまうこともあり，「どこで治療を差し控えるべきかの境目が不明瞭」ということがたびたび課題となります．

　がんではpalliative prognosis score（PPS：2章2参照）などの予測スコアが生み出され，その効果も証明されてきています．心不全では年単位の予測ツールとして**Seattle Heart Failure Model**（図2）[5]や**Heart Failure Risk Calculator**[6]が使用でき，30日あるいは1年の予後予測ツールとして**EFFECT Heart Failure Mortality Prediction**[7]があります．いずれもインターネット上で使用することができます．しかし，精度はがんによるものと比較すると高くありません．

2）血行動態最適化の難しさ

　非がん疾患の緩和ケアを行うにあたり，最大の症状緩和は原疾患の治療です．心疾患の場合は「**血行動態の最適化**」がそうなります．つまり，心臓や血管が最も効率よく全身に血液を運べるような治療を考えて行う必要があり，それは一人ひとり異なります．

a）循環器専門家との連携の必要性

　本例における血行動態を考えます．心不全，体液貯留もありますが利尿薬を使用しても尿が出ていません．利尿薬が足りないのでしょうか？実はそうではありません．もともと左室が小さく，利尿薬により左室内が虚脱し，左室内圧較差が出現しています．まるで閉塞性肥大型心筋症様の血行動態です．なのでフロセミドを中止し，前負荷を十分に確保したうえで，β遮断

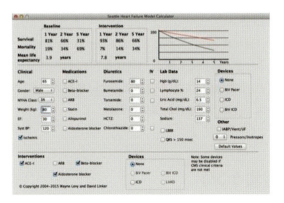

図2 ◆ 心不全の予後予測ツール：Seattle Heart Failure Model
（文献5より引用）

薬を少量ずつ加えていきます．体液過剰に関してはなるべく血行動態に影響を与えないトルバプタンなどを少量から開始していく方がよいと考えます．

体液過剰だからと闇雲に利尿薬を増やし続けてもよくないケースの代表です．**難しい循環動態の評価や治療方針の決定には循環器専門家との連携が重要**になります．

b）利用可能な医療資源の違い

高次医療機関では心臓カテーテルやさまざまなモニターなどで血行動態に関連する情報を集めることができます．循環器専門家と治療方針について検討し，カテーテル治療や心臓手術，さまざまな薬剤の使用，集中治療を実施できます．中小規模病院や診療所でも胸部単純撮影や心電図，経胸壁心エコー検査が可能であれば，肺動脈カテーテルを用いなくてもある程度の血行動態評価が可能です．一方，在宅医療ではこれらの検査に制限がかかるため，身体診察や病歴が鍵になります．使用できる薬剤にも制限があり，在宅医療のフィールドではカテコラミンや利尿薬の持続点滴はハードルが高くなっています．

c）治療方法選択と意思決定

では血行動態管理はどこまで突きつめるべきでしょうか？今回の症例では高次医療機関に転院を依頼し心臓カテーテル検査やより細かな血行動態管理，弁膜症への介入も考慮されます．しかし転院や集中治療により，家族との時間が削がれたり，環境の変化によるせん妄の惹起なども起こるかもしれません．また本人や家族にそういった侵襲治療の希望がないかもしれません．このままでは医療者や本人・家族も何が正解なのか迷い疲弊してしまいます．どうすればいいでしょうか．

根幹として，① **経験やツールをもとにした予後予測**を参考に，② 今までのアドバンス・ケア・プランニング（advance care planning：ACP，1章3参照）の Review を行い，③ **患者とその家族，かかわる医療・福祉担当者と一緒に共同意思決定を行う**ことが重要です．こういった意思決定プロセスにかかわり，方針決定を行うことで現場スタッフの疲弊を防ぐことができます．治療意思決定についての詳細は他稿に譲ります．

3) 症状緩和の難しさ

　心不全は前述の通り終末期にもさまざまな症状が出現します．中でも「呼吸困難感」「せん妄」「抑うつ」「倦怠感」は頻度も高く，QOLを害します．これらに対する治療介入は難しく，その理由として ① **心機能低下のため使用できない薬剤がある**，② **心不全緩和領域のエビデンスが不足している**，③ **血行動態の最適化が困難**，といったことがあげられます．頻出の症状の内容について次の項で説明します．

❸ 症状と治療（緩和ケア）

1) 身体症状について

a) 呼吸困難感

　モルヒネが有効であることが知られていますが，まずは呼吸困難感についての評価を行うことが重要です．具体的には，胸水など介入可能な要素はないか？ベッド上での体位は適切か？心理的要因はないか？などです．薬物治療では一般的にモルヒネ塩酸塩10〜20 mg/日の使用で十分とされています．また，非薬物療法では送風や体位調整，心理ケアの介入などがあります．介入後にもアセスメントとして，呼吸困難感が改善されているか？便秘や嘔気などの副作用がないか？といった点を確認することが重要です．

> **処方例**
> ・モルヒネ塩酸塩（粉末）20 mg　1回5 mg　1日4回，または，
> ・塩酸モルヒネ10 mgをブドウ糖50 mLに希釈し，2 mL/時間で静注開始
> 呼吸数10回/分以上となるように増減
> 腎障害時は半量で開始

b) 倦怠感

　最も治療に頭を悩ませる症状の1つです．がん悪液質による倦怠感はステロイドが有効なことが知られています．しかし心不全の場合，ステロイドは体液過剰の原因にもなり使用は勧められません．先ほども述べた**「血行動態の最適化」**が最大の症状緩和になります．使用可能な医療資源で可能な範囲で心不全治療を行っても倦怠感が残存する場合は，緩和的鎮静も考慮されます．このときは「苦痛緩和のための鎮静に関するガイドライン」[8]を参考に，フローチャート（74〜75ページ，図3）に沿って医療チームと本人・家族で検討することが重要です．

> **処方例**（間欠的な浅い鎮静の場合）
> ミダゾラム10 mgをブドウ糖20 mLに希釈し1 mL/時間で静注開始，または，
> 症状が緩和され，簡単な受け答えが可能な意識レベルを目標に流量調整

2) 精神症状について

> **ここがピットフォール**
> アセスメントを行わずに，抗うつ薬・抗精神病薬の開始，増量は行わない．

まずアセスメントを行うことが重要です．循環器病棟では呼吸困難のアセスメントはなされていても「せん妄」「抑うつ」に対するアセスメントはあまりなされていなかったという報告があります[9]．評価については成書に譲り，心不全において留意すべき点を中心に示します．

a) せん妄

心不全では体液過剰や低心拍出症候群，術後などがせん妄を惹起しやすい状態です．せん妄はADLを低下させ，予後を短くすることから，その予防と治療について取り組むことが重要です[10]．心不全のせん妄治療において留意すべき点として，抗精神病薬の使用がQT延長，不整脈の頻度を増やすことがあることに注意が必要です．

b) 抑うつ

心不全に合併した抑うつに対してどのような薬物治療がよいかを示したエビデンスはありませんが，三環系抗うつ薬は避けた方がよいことが知られています．薬物介入だけではなく，非薬物療法も重要であり，日常ケアの強化と必要に応じた心理ケア専門家との協力が重要です．

症例の経過・その後

循環器内科医にコンサルトし，β遮断薬・トルバプタンを開始することで利尿が得られ症状は軽快した．状態が落ち着いたところで病棟担当医から代理意思決定者の家族と面談し，今までの人生観を共有しながら今後のケアについてくり返し話し合い（ACP）を行った．退院前カンファレンスではACPの内容やケアの留意点を共有し，慣れ親しんだ施設スタッフのいる施設に退院した．
　2カ月後，肺炎を契機として心不全が増悪し再入院となった．心不全は薬物治療抵抗性であり，多職種カンファレンスで緩和ケアを中心とする方針に決定した．呼吸困難感に対しモルヒネ塩酸塩の皮下注射を5 mg/日から開始し，呼吸数に注意しながら投与量を増減した．本人から強い倦怠感の訴えがあり，スタッフと家族とガイドラインに準拠して緩和的鎮静について検討し，間欠的な浅い鎮静から開始した．鎮静を開始し1週間後に家族に見守られながら息を引き取った．

まとめ

現在，慢性心不全はその9割が中小病院あるいは診療所で管理されています[11]．心不全緩和ケアの実践では「循環器診療」「緩和ケア」「精神ケア」「社会福祉」など多岐にわたる知識や技術が必要です．そのため各専門家との連携が必要であり，かかりつけ医や病棟担当医にはケア全体をトータルマネージする能力が求められています．

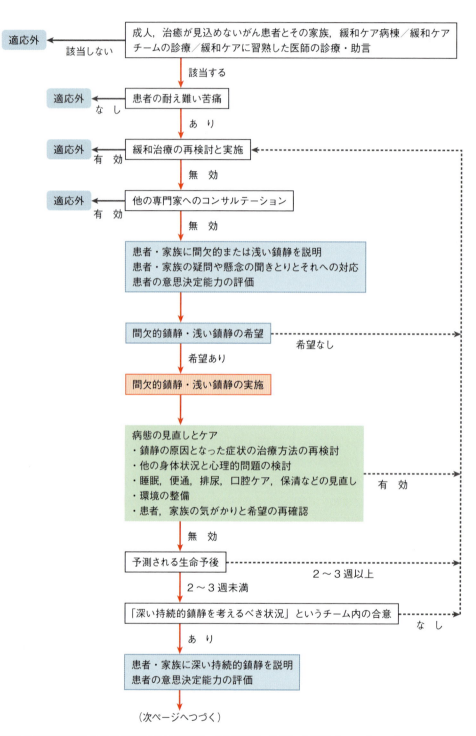

図3 ◆ 苦痛緩和のための鎮静における評価・意思確認・治療・ケアのフローチャート
(文献8より転載)

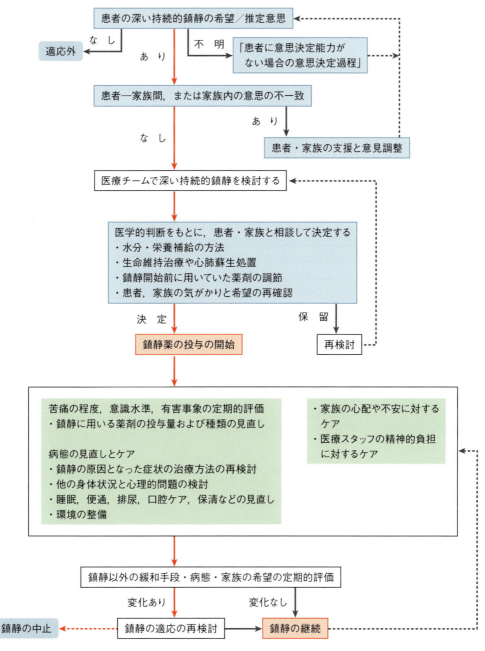

図3 ◆ 苦痛緩和のための鎮静における評価・意思確認・治療・ケアのフローチャート（つづき）
（文献8より転載）

ここがポイント

心不全の緩和ケアの実践においてさまざまな専門家との連携が重要であり総合診療医にはトータルコーディネートする能力が求められる．

◆ 文　献

1) Okura Y, et al：Impending Epidemic Future Projection of Heart Failure in Japan to the Year 2055. Circ J, 72：489-491, 2008
2) 日本循環器学会，日本心不全学会：心不全の定義について
http://www.j-circ.or.jp/five_year/teigi_qa.pdf
3) 厚生労働省健康局がん・疾病対策課：循環器疾患における緩和ケアについて，平成29年11月16日
http://www.mhlw.go.jp/file/05-Shingikai-10901000-Kenkoukyoku-Soumuka/0000185125.pdf
4) Solano JP, et al：A comparison of symptom prevalence in far advanced cancer, AIDS, heart disease, chronic obstructive pulmonary disease and renal disease. J Pain Symptom Manage, 31：58-69, 2006
5) Seattle Heart Failure Model
https://depts.washington.edu/shfm/
6) Heart Failure Risk Calculator
http://www.heartfailurerisk.org/
7) EFFECT Heart Failure Mortality Prediction
http://www.ccort.ca/Research/CHFRiskModel.html
8) 「苦痛緩和のための鎮静に関するガイドライン2010年版」（日本緩和医療学会 緩和医療ガイドライン作成委員会/編），金原出版，2010
▶ 2018年9月改訂予定．
9) Shimonishi M, et al：Symptom Management and Factors Related to Nurses' Attitudes toward Terminally Ill Patients with Congestive Heart Failure. Palliat Care Res, 12：723-730, 2017
10) Francis J, et al：A prospective study of delirium in hospitalized elderly. JAMA, 263：1097-1101, 1990
11) 厚生労働省：平成26年患者調査
http://www.mhlw.go.jp/toukei/saikin/hw/kanja/14/

Profile

大森崇史　Takashi Ohmori

飯塚病院 緩和ケア科・ハートサポートチーム
内科認定医・心電図検定2級・弓道五段
循環器科での後期研修を終え，総合診療・緩和ケアフェローを経て現職．当院では2017年より心不全の症状緩和や意思決定支援を目的とした「ハートサポートチーム」を創設し活動しています．最近DIYで医局の壁をホワイトボードにしました．

第2章 疾患別の終末期 わかっていることvsいないこと

4 慢性呼吸器疾患の終末期

鈴木隆太, 吉田尚子

Point
- 「慢性呼吸器疾患＝身体的・心理的・社会的・精神的な全人的なケアが必要な疾患」である, と認識しましょう
- BODE indexの理解と同時に, 慢性呼吸器疾患の予後予測が難しいことを理解しましょう
- 終末期の緩和ケア導入にあたり, 6つのタイミングを参考にしましょう

Keyword 慢性呼吸器疾患の終末期　COPD　IP　BODE index　緩和ケア導入のタイミング

はじめに

　まずはじめに, 慢性呼吸器疾患が緩和ケアを必要とする疾患だと認識すること, そのうえで緩和ケアの介入すべきタイミングや介入方法を理解することが重要です.
　本稿では, 症例を通して, 慢性呼吸器疾患の終末期のアプローチに関して考えていきたいと思います.

症例

77歳男性. 妻と2人暮らし.
72歳の頃より, 慢性閉塞性肺疾患の診断で呼吸器内科に通院中であった. これまでに急性増悪で3回の入院歴がある. 75歳で在宅酸素導入となったが, 車は運転することができ, 外来に通院しながら自宅で生活していた.
76歳になった頃から呼吸困難が徐々に増悪したため車に乗ることができなくなり, 外来通院が困難となったため, 在宅医療導入となった.

---

1 一般的なクリニカルコースとそのポイントについて

1) 慢性呼吸器疾患の終末期とは

　慢性閉塞性肺疾患（chronic obstructive pulmonary disease：COPD）や間質性肺炎（inter-

表1◆進行したCOPDの症状と頻度

症状	頻度（%）
呼吸困難	60〜88
倦怠感	68〜80
不安	51〜75
疼痛	34〜77
うつ	37〜71
不眠	55〜65
食思不振	35〜67
便秘	27〜44

（文献7より引用）

stitial pneumonia：IP）といった慢性呼吸器疾患の終末期について，皆さんはどのようなイメージをもっていますか？

COPDは米国では死亡原因の第3位，日本では第10位[1]と死亡原因の上位に入る疾患であり[2]，最重症群では3年間での死亡率が24％，急性増悪を呈した場合5年死亡率は50％程度と報告されている疾患です[3]．IPに関しては，例えば特発性間質性肺炎のなかで最も頻度の多い特発性肺線維症では，診断確定後の生存中央値は2〜3年程度であり[4]，どちらも生命予後にかかわる疾患です．

また，急性増悪をくり返しながら進行するため，医療者も患者自身も長期的な見通しをイメージしづらく，予後予測や介入の必要性の判断が難しいという特徴があります．

自覚症状としては呼吸困難の頻度が最も高く，最後の1年間では94％にも上ります[5]．病勢の進行とともに呼吸困難の緩和は難しくなり，COPDの終末期では約50％の患者が呼吸困難の症状を緩和できずにいます[6]．

慢性呼吸器疾患の終末期について考えるうえで，「慢性呼吸器疾患＝肺の疾患」という意識から離れる必要があります．

COPDが進行してくると，呼吸困難だけではなく表1に示すようなさまざまな症状が出現してきます[7]．さらに，身体症状だけではなく，希望のなさや社会的孤立感，不安定な人間関係や今後の治療方法の欠如に対する不安など，さまざまな問題も抱えると言われており，呼吸困難→自宅から出ない→定期受診をしなくなる→COPD急性増悪で救急搬送される→入院→退院→退院するも呼吸困難は残存し自宅から出なくなる→…という負のループに陥る患者が少なくないことも報告されています[8]．そのため，「＝身体的・心理的・社会的・精神的な全人的なケアが必要な疾患」であるという認識をもつ必要があります．

2）予後予測ツール

終末期の介入を検討する際に重要なのが，患者の予後の推定です．

COPDの予後予測ツールとして用いられるのが**BODE index**です．

表2 ◆ BODE indexの項目

	BODE indexの点数			
	0	1	2	3
BMI	＞21	≦21		
%FEV₁	≧65	50〜64	36〜49	≦35
mMRC息切れスケール	0〜1	2	3	4
6MWD	≧350	250〜349	150〜249	≦149

BMI：body-mass index（肥満指数）
%FEV₁：% predicted FEV₁（対標準1秒量）
mMRC：modified Medical Research Council（呼吸困難の程度）
6MWD：6 minutes walking distance（6分間歩行距離）
各項目の評価数値に対してBODE indexの点数を加点．点数が高いほど重症．
BODE indexの重症度：0〜2点：Ⅰ群（軽症），3〜4点：Ⅱ群（中等症），5〜6点：Ⅲ群（重症），7〜10点：Ⅳ群（最重症）
（文献9より引用）

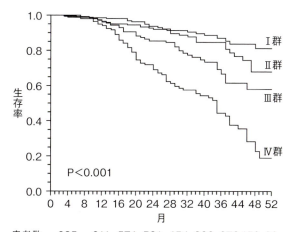

図1 ◆ BODE indexの重症度ごとのKaplan-Meier生存曲線
（文献10より引用）

体格（Body mass index：BMI）・気道閉塞（Obstruction of airway，%FEV1.0）・呼吸困難の程度（Dyspnea, modified Medical Research Council：mMRC）・運動耐容能（Exercise capacity index, 6 Minutes Walking Distance：6MWD）を測定し重症度を割り出すもので（表2），0〜10点で点数が高いほど予後が悪く，スコア7〜10点の最重症群では52カ月以内に約80％が死亡するとされています（図1）．

IPの予後指標としては，$SpO_2 < 90％$かつ%DLCO≦50％の場合生存期間が有意に短かったという報告[11]や，通常型間質性肺炎（UIP）と非特異性間質性肺炎（NSIP）の患者において呼吸機能検査の変化率が死亡率に関連しているとする報告[12]があります．

❷ 慢性呼吸器疾患特有の難しさ，他疾患との違い

COPDには上記のような予後指標がありますが，あくまで目安でしかありません．2章1の図1（55ページ）を見てもわかるように，がんは終末期の数カ月以内で比較的急速なADLの低下を起こし，ある程度予後予測が可能である一方で，慢性呼吸器疾患は年単位での長期的な経過をたどりながら，急性増悪を起こすとそのたびにADLは低下し，突然最期を迎えることも少なくありません．この慢性的な経過に急な変化をくり返すという疾患の性質上，医療者にとっては予後予測が難しく，患者や家族にとっては病状の認識が難しく，患者が望む終末期を迎えることが困難な疾患と言えるでしょう．医療者はこの**予後予測の困難さを理解し，BODE index のような既存の指標を使いながら，臨床経過と患者ごとに予後を推定していくことが重要です**．

> 🔑 **ここがポイント**
>
> がん疾患と違い，慢性呼吸器疾患は長期的な経過のなかに急性増悪があるため予後予測が難しい．BODE index ＋患者ごとの臨床経過で総合的な予後予測の判断が重要！

症例（つづき）

在宅医療の導入時，日常生活はこれまで通り送れているという認識で長期的なことはイメージできておらず，訪問診療のたびに少しずつ今後の希望を確認していった．

しだいに呼吸困難が増悪し，トイレへの移動や排泄，食事摂取などに支障をきたすようになり，ベッド上で過ごすことが多くなった．薬剤と環境を調整し，食べやすい食事形態の提案や栄養剤の導入など，さまざまな角度からの介入を行った．

訪問診療導入の8カ月後，呼吸困難に対してモルヒネ塩酸塩の内服を開始した．

---

❸ 症状と治療（緩和ケア）

図2は進行したCOPD患者における呼吸困難に対する包括的アプローチの方法を示した図です〔進行したCOPD患者とは，mMRC≧2点またはCOPD assessment test（CAT）≧10点の自覚症状があり，COPD急性増悪を1回以上呈したことがあるような，GOLDガイドラインで定義されているGroup Dの患者を想定していただければと思います[3]〕．従来の治療法として薬物療法（SABA・LAMA・ICS/LABA・酸素投与など）と非薬物療法〔在宅酸素療法，呼吸器リハビリ・胸郭振動法・神経筋電気刺激（neuromuscular electrical stimulation：NMES）など〕があり，それでも治療が奏効しない場合オピオイドの導入を検討します．

非侵襲的陽圧換気（non-invasive positive pressure ventilation：NPPV）の使用に関しては，急性増悪時の使用は特に二酸化炭素が貯留する2型呼吸不全を呈している場合，死亡率を下げるという報告があります[13]．一方，長期間NPPVを使用すると思われる安定したCOPD患者に対しては，倦怠感や呼吸器筋疲労を軽減させるという報告もありますが[13]，このような

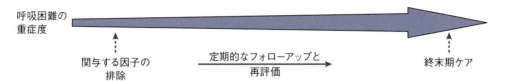

図2 ◆ 進行したCOPD患者における呼吸困難に対する包括的アプローチ
(文献2より引用)

COPD終末期患者にも当てはまるかは結論に至っていないというのが現状です[14].

前述のように,慢性呼吸器疾患は予後予測が難しく,予後予測をもとに緩和ケア導入を検討すると介入が遅れることがあり,診断した段階から緩和ケア導入を検討しはじめた方がよいという意見もあります[15].

では,慢性経過のなかで緩和ケアを導入するタイミングはどうすればよいのでしょうか.今回の患者のように,患者自身が病状を認識するのが難しく,今後について話し合うことができなかったり,緩和的な介入を受け入れてもらえなかったりする場面も少なくないのではないでしょうか.

次に示すのは,重症COPD患者の,疾患や重症度に対する認識が変わるきっかけになる**6つのタイミング**を示したものです[16].

① ボウリングや料理などの娯楽ができなくなった
② 引っ越しやホスピスへ入所するなど,自宅環境が変化した
③ 急性増悪をきたし入院加療を要した
④ 在宅酸素が必要になった
⑤ 不安が大きくなりパニック発作を起こした
⑥ 買い物や掃除,料理などの身の回りのことができなくなった

これらのタイミングを目安に患者や家族と話し合いをもち,重症度や今後の見込みなどを共有することで,患者の認識の変化を促し,緩和的アプローチを開始するきっかけとできるかもしれません.

> **ここがポイント**
>
> 予後予測が難しい慢性呼吸器疾患では，終末期が予想以上に短い可能性もある．6つのタイミングを参考にして，緩和ケアの導入タイミングを見誤らないようにしよう！

症例の経過・その後

安静時の呼吸困難はおおむねコントロールされていたが，病状は徐々に悪化し，内服が困難になったため本人と相談してPCAポンプでのモルヒネ投与に切り替えた．翌日には見舞いに訪れた甥と大好きなワインを飲み，数日後に自宅で看取りとなった．

まとめ

慢性呼吸器疾患の終末期像と緩和的アプローチの概要を理解していただいたでしょうか？
どんな緩和ケアをどのタイミングで導入するのか，それはこの患者さんのように自分らしい生活を終末期に営めるかどうかを左右します．終末期患者と全人的にかかわること，それは私たち primary care physician の大切な役割です．慢性呼吸器疾患の患者に対して，医師は自問自答し続ける必要があるのかもしれません，「今自分の目の前の患者は，適切な緩和ケアを受けられているか？」と．

◆文　献

1) 厚生労働省：平成27年（2015）人口動態統計の年間推計
   http://www.mhlw.go.jp/toukei/saikin/hw/jinkou/kakutei15/index.html
2) 「Oxford Textbook of Palliative Medicine FIFTH EDITION」(Cherny NI, et al, eds), OXFORD UNIVERSITY PRESS, 2015
3) GOLD：GLOBAL STRATEGY FOR THE DIAGNOSIS, MANAGEMENT, AND PREVENTION OF CHRONIC OBSTRUCTIVE PULMONARY DISEASE (2018 REPORT)
   http://goldcopd.org/wp-content/uploads/2017/11/GOLD-2018-v6.0-FINAL-revised-20-Nov_WMS.pdf
4) Kim DS：Acute exacerbations in patients with idiopathic pulmonary fibrosis. Respir Res, 14：86, 2013
5) Edmonds P, et al：A comparison of the palliative care needs of patients dying from chronic respiratory diseases and lung cancer. Palliat Med, 15：287-295, 2001
6) Rocker G, et al：Palliation of dyspnea in advanced COPD: revisiting a role for opioids. Thorax, 64：910-915, 2009
7) Spathis A & Booth S：End of life care in chronic obstructive pulmonary disease: in search of a good death. Int J Chron Obstruct Pulmons Dis, 3：11-29, 2008
8) Bailey PH：The dyspnea-anxiety-dyspnea cycle-COPD patients' stories of breathlessness: "It's scary/when you can't breathe". Qual Health Res, 14：760-778, 2004
9) 千木良佑介，他：BODE indexの重症度別 呼吸リハビリテーション効果．日本呼吸ケア・リハビリテーション学会誌，24：pp313-318, 2014
10) Celli BR, et al：The bode-mass index, airflow obstruction, dyspnea, and exercise capacity index in chronic obstructive pulmonary disease. N Engl J Med, 350：1005-1012, 2004

11) 杉野圭史, 他：特発性肺線維症における日米重症度分類の比較. 日本呼吸器学会誌, 48：892-897, 2010

12) Latsi PI, et al：Fibrotic idiopathic interstitial pneumonia: the prognostic value of longitudinal functional trends. Am J Respir Crit Care Med, 168：531-537, 2003

13) Hill, NS：Noninvasive Ventilation for Chronic Obstructive Pulmonary Disease. Respiratory Care, 49：72-89, 2004

14) When should respiratory muscules be exercised？Chest, 84：76-84, 1983

15) Pinnock H, et al：Living and dying with severe chronic obstructive pulmonary disease: multi-perspective longitudinal qualitative study. BMJ, 342：d142, 2011

16) Landers A, Wiseman R, Pitama S, Beckert L. Patient perceptions of severe COPD and transitions towards death: a qualitative study identifying milestones and developing key opportunities. NPJ Prim Care Respir Med, 25：15043, 2015

鈴木隆太　Ryuta Suzuki

Profile

亀田総合病院 総合内科
後期研修医3年目. EBMに基づいた医療を実践しながら, 常に知識をアップデートして患者ケアに還元できる医師をめざし勉強中です. 当科では, 同期・後輩・上級医一丸となって日本一の総合内科をめざしています. 興味があればぜひお立ち寄りください！

吉田尚子　Shoko Yoshida

亀田総合病院 総合内科
患者さんにとってベストな治療とは何かを模索しながら診療にあたるなかで, 総合内科医が緩和ケア的アプローチを学ぶことの重要性を実感するようになりました. 全人的な医療を実践できるように, 科全体で取り組んでいます.
なお, 当科では子育て中の医師のサポートも積極的に行っています. 興味のある方はぜひご相談ください.

第 2 章　疾患別の終末期　わかっていることvsいないこと

5　慢性腎不全の終末期

坂井正弘

Point
- 終末期の末期腎不全患者に関して今，わかっていることを理解する
- 維持透析の導入・中止にまつわる倫理的問題へのアプローチを身につける
- 腎不全特有の難しさを理解し，特に苦痛への対処に関する透析患者の特殊性を知る

Keyword　末期腎不全の終末期　　透析の導入見送り　　透析の中止　　末期腎不全における緩和ケア

はじめに

　2016年の維持透析導入患者数は37,250人で増加しています．また，導入患者の平均年齢は69.4歳で，高齢化が進んでいます[1]．他方，末期腎疾患（end-stage renal disease：ESRD）に至る慢性腎疾患（CKD）の罹患率は年齢とともに増加し，75歳以上の患者の約40％はCKDの影響を受けるとされます[2]．75歳以上の患者に絞ると透析開始後の1年死亡率は41％とするショッキングなデータも紹介されています．本邦では75歳以上の後期高齢者の全人口に対する割合が18％を超える「2025年問題」がさかんに取り沙汰されており，厚生労働省が提唱する「人生の最終段階」[3]の患者さんに対し，総合診療医が維持透析導入を考慮したり，透析の中止を検討する機会はしばらく減ることはないでしょう．このような現況を加味しながら，総合診療医に知ってほしい腎不全特有の難しさや終末期ESRD患者に出現するさまざまな苦痛への対処法を概説し，維持透析の導入および中止にまつわる倫理的問題やそのアプローチ法についての具体例を述べたいと思います．

> **症例①**
> 　87歳男性．CKD，陳旧性心筋梗塞，認知症の既往がある．うっ血性心不全で入退院をくり返している．今回も心不全で入院．数年前からeGFRが30 mL/分/1.73 m²を下回るようになり，今回入院時はeGFR 11 mL/分/1.73 m²．利尿薬の持続静注でもマイナスバランスを達成できない．点滴は何度も自己抜針する．早めの限外濾過（ECUM）施行が望ましく，維持透析導入についても検討が必要だが…．

症例②

　79歳女性．IgA腎症で43歳時より維持透析導入．2カ月前からの食欲低下，体重減少で来院．精査の結果，Stage IVの膵臓がんが見つかった．化学療法は希望せず総合診療科が疼痛緩和で併診しているが食事摂取は改善せず，るいそうは進行し，最近は透析中の血圧低下が目立つ．「これまでやってきたことだから，透析だけは頑張って続けたい」と本人は話すが…．

❶ 一般的なクリニカルコースとそのポイントについて

　　本稿では，保存的治療を行う，もしくは維持透析を行う終末期の末期腎不全患者においてどのような問題が生じ，それに対して総合診療医としてどういった形のアプローチが考えられるか，といった内容を中心に扱います．

1) 終末期の末期腎不全患者における一般的なクリニカルコース

　　腎不全が進行することで出現する客観的な異常として，アシドーシス，高カリウム血症，貧血，リン・カルシウム代謝異常に関連する骨・ミネラル代謝異常（mineral and bone disorder：MBD）は有名です．その他，身体・精神的症状は倦怠感，食欲低下，嘔気，呼吸困難，疼痛，掻痒感，抑うつや不安などが問題になります．長年の透析患者であれば便秘，アミロイドーシスによる手根管症候群や腎性骨異栄養症などによる疼痛，感染症などが問題になるかもしれません．

　　予後については，並存する疾患に左右されますが，保存的治療のみを行う終末期の末期腎不全患者の予後は一般に良好ではありません．高齢者の末期腎不全患者を対象にした研究では保存的治療群の生存期間は6.3～23.4カ月[4]でした．腎不全は慢性疾患のillness trajectoryに従うコース[5]をたどり（55ページ，図1参照），予後改善を意図して臨床医は一般的に維持透析導入を検討します．ただ，高齢患者に対して維持透析を導入することは本当に予後を改善するのでしょうか．

　　高齢の維持透析患者の予後も同様に良好ではなさそうです．本邦の医療環境とは異なることからこのまま当てはめることはできませんが，平均76.5歳の維持透析患者を対象にした海外での研究では，1年生存率はわずか73％[6]にとどまりました．

2) 一般的な維持透析導入基準

　　世界中で統一された基準はありませんが，一般的に表1のような適応症が知られています．これらの症状・所見がCKDの進行に起因し，その治療に定期的な透析療法の継続を要するときに維持透析導入を検討します．

　　維持透析導入が患者にとって医学的なメリットがあり，本人の意思，周囲の環境，導入することでのQOL（生活の質）などの側面で大きな問題がなければ，特段の倫理的問題は生じません．

表1 ◆ 透析療法の適応症

尿毒症性の心膜炎もしくは胸膜炎
進行する尿毒症性脳症もしくは神経障害（意識障害, 羽ばたき振戦, ミオクローヌス, 筋力低下, 痙攣など）
尿毒症による重度の出血症状
利尿薬でコントロールできない体液過多
降圧薬でコントロールできない高血圧症
保存的治療に不応な電解質・代謝異常（高K血症, 代謝性アシドーシス, 高／低Ca血症, 高P血症, 低Na血症など）
持続する悪心・嘔吐や栄養失調

（文献7を参考に作成）

3）維持透析にまつわる医学・倫理的問題とそのアプローチ

a）終末期患者における維持透析導入に関して

　　高齢の末期腎不全患者に対する維持透析導入に際し, しばしば問題になるのは, 認知症など
による患者本人の意思決定能力の欠如や, 透析導入によるADL（日常生活動作）やQOLの変
化, 透析導入がどの程度予後改善に寄与するか, などでしょう. 一般的に, 高齢者に対して維
持透析を導入することでADL[8]やQOL[2]が低下する可能性があります. また, 75歳以上の高
齢者では透析導入が生命予後を改善しうるものの, 年齢が上がるにつれそのメリットは低下し
ます. また, 虚血性心疾患を合併する患者では透析導入の利点ははっきりせず[9], 80歳以上に
限定すれば生命予後の改善は示せなかった[10]と報告するものもあります.

　　前述を加味してRenal Physicians Association（RPA）とAmerican Society of Nephrology
（米国腎臓学会：ASN）は共同で声明[11]を出し, 75歳以上で以下の予後不良因子のうち2つ以
上を満たす場合, 維持透析導入を控えることを推奨しています.

- 機能障害がある
- 重度の栄養失調（血清アルブミン＜2 g/dL）がある
- 複数の併存疾患がある
- surprise question（SQ）「目の前の患者が1年以内に亡くなった場合に驚くか」に対
して「驚かない」と医療者が思う

b）終末期患者における維持透析中止に関して

　　維持透析をすでに受けている患者が治療を中止する場合, 透析導入を見送った患者より一般
的に予後は不良です. 残腎機能などに影響を受けますが, 平均生存期間は7.4日間（0～40日
間）とする報告[12]もあります. 先のRPA/ASN[11]は維持透析の中止を以下の状況で考慮する
ことを提唱しています（前述の維持透析導入の差し控えの際にも用いられます）.

- 意思決定能力を有する患者が，十分に情報を得て，透析の中止を自発的に選択する場合
- 意思決定能力を有さない人が，透析の拒否に関する口頭または書面による事前指示を示した場合
- 意思決定能力を有さない人の，適切に任命された法定代理人が，透析を中止するように要請する場合
- 不可逆的で深刻な神経学的後遺症があり，思考，感覚，自発的な行動，自己や周囲の覚知などの徴候がない場合
- 進行した認知症などにより透析針を引き抜いたり，著明な低血圧などにより安全に透析を実施できない場合
- 腎疾患以外の疾患で末期状態にある場合

　これらの状況に当てはまる場合，米国ではまず患者本人の意思決定能力の有無で分類し，本人や意思決定代行人（本人に意思決定能力がない場合）に疾患や治療の継続・中止に関する詳細をすべて伝え，理解を促したうえで，事前指示があれば参考にしながら，患者の自発的な意思決定にできるだけ沿う形で維持透析の中止を決定します．

c) 本邦での取り組みと倫理的問題へのアプローチ

　本邦では日本透析医学会が以下のような意思決定プロセスと，それを検討すべき状態について提言しています（表2，3）．

表2 ◆ 維持血液透析の開始と継続に関する意思決定プロセスについての提言

提言1	患者への適切な情報提供と患者が自己決定を行う際の支援
提言2	自己決定の尊重
提言3	同意書の取得
提言4	維持血液透析の見合わせを検討する状況
提言5	維持血液透析見合わせ後のケア計画

（文献13より引用）

表3 ◆ 「維持血液透析の見合わせ」について検討する状態

1）維持血液透析を安全に施行することが困難であり，患者の生命を著しく損なう危険性が高い場合
①生命維持が極めて困難な循環・呼吸状態などの多臓器不全や持続低血圧など，維持血液透析実施がかえって生命に危険な病態が存在 ②維持血液透析実施のたびに，器具による抑制および薬物による鎮静をしなければ，バスキュラーアクセスと透析回路を維持して安全に体外循環を実施できない
2）患者の全身状態が極めて不良であり，かつ「維持血液透析の見合わせ」に関して患者自身の意思が明示されている場合，または，家族が患者の意思を推定できる場合
①脳血管障害や頭部外傷の後遺症など，重篤な脳機能障害のために維持血液透析や療養生活に必要な理解が困難な状態 ②悪性腫瘍などの完治不能な悪性疾患を合併しており，死が確実にせまっている状態 ③経口摂取が不能で，人工的水分栄養補給によって生命を維持する状態を脱することが長期的に難しい状態

（文献13より引用）

おおむね前述した海外の動向を踏まえた内容と言えるでしょう．そして治療方針については患者や家族を中心にして医療チームで話し合って決定することが勧められています．ただ，やや概念的であり，事前指示の整備が遅れている本邦において患者本人に意思決定能力がない場合など，倫理的問題を内在しているケースに対して医療チームで実際どのようにアプローチするかが問題です（1章6参照）．

❷ 腎不全特有の難しさ，他疾患との違い

腎不全特有の難しさとして薬剤の腎機能に応じた用量調整がまず思い浮かぶと思います．それ以外に前述したような末期腎不全に伴う多彩な症状への対処が必要になります．また，透析を中止した患者などに出現する終末期症状（呼吸困難，ミオクローヌス，疼痛，不穏など）への適切な対応も知っておく必要があります．

> ⚠ **ここがピットフォール　透析患者やその家族にとって透析は生活の一部**
>
> 皆さんは維持透析を「辛く，できるだけ避けるべき治療」と考えていないでしょうか．透析の中止を患者さんに提案する際，「（透析のような）しんどい治療はもうやめましょう」といった声かけをしていませんか．私が腎臓病を専門にしてはじめて気づいたことですが，透析患者やその家族にとって透析は生活の一部なのです．嫌だと思いながらもしかたなく透析をはじめて，医師や家族に励まされながら懸命に続け，いつの間にか生活の一部になった治療です．腎不全によるしんどい症状をとってくれた治療です．常に透析患者や家族と触れ合う透析医はこのことをよく認識しており，透析が人工心肺などの延命治療などと同列に扱われることに抵抗を示すことは少なくありません．総合診療医と認識にギャップが生まれやすいところであり，関係者の心情を汲みとりながら透析の中止を提案することが大切です．

❸ 症状と治療（緩和ケア）

末期腎不全患者に出現する苦痛への一般的な対処法は文献14を参照してください．

> ⚠ **ここがピットフォール　十分な透析が治療になる苦痛があることを知る！**
>
> 特徴的なのは苦痛への対処法として「十分な透析」が含まれているものがあることです．食欲低下，嘔気・嘔吐，掻痒感などです．一般的に終末期は透析を差し控える方向で考えることが多いですが，苦痛の種類によっては透析効率の向上が治療になることがあります．短時間の透析でも透析膜や透析設定の変更で対処できることもあり透析医とコミュニケーションをとることが重要です．

腎不全患者に対しての薬剤投与は，腎機能や透析の有無によって投与量を調節します（日本腎臓病薬物療法学会[15] や白鷺病院[16] が公表している腎機能別の薬剤投与量データが参考になります）.

疼痛への対処法は2章6とほぼ同様ですが，腎不全患者の場合，一般的に塩酸モルヒネは死期が迫っている患者に対して使用を検討します．その他の場合では，オキシコドンもしくはフェンタニルを用いることが多いです．一般的に神経障害性疼痛に対して用いられるデュロキセチンは末期腎不全患者では禁忌となることに注意が必要です.

呼吸困難への対処は2章3とほぼ同様になりますが，腎不全患者の場合，前述の疼痛への対処法と同様，死期が迫っている患者では塩酸モルヒネ，それ以外の患者に対してはオキシコドンやフェンタニルを用いることが多いです.

その他，掻痒感に対しては皮膚の保湿をしっかりと行い，必要に応じて抗ヒスタミン薬を用いることになります．特に腎不全患者では十分な透析を行ったり，リン吸着薬の内服アドヒアランスを向上させることで改善が得られる場合があります.

症例①の経過・その後

緊急でECUMを施行したが経過中にバスキュラーアクセスを自己抜去した．その後も乏尿は持続し呼吸状態は悪化した．維持透析導入が医学的には望ましいものの，安全に透析を施行するためには患者本人の抑制や鎮静が必要な状態であった．それらによる患者QOLの低下が予想された．また，認知症があり意思決定能力は乏しく，患者が以前に意思決定代行人として選定していた娘は，医療チームから情報提供を受けたうえで，患者の推定意思を考慮しながら維持透析の導入を拒否した．呼吸困難に対しオピオイドを使用し，数日後に永眠した.

Jonsenの4分割表（49ページ，図2参照）では透析導入の医学的適応はあるものの実施危険性を孕んでおり，QOLや周囲の状況に関しても維持透析のメリットは乏しい状態です．患者の意向については本人の意思決定能力は乏しいものの，点滴の自己抜去をくり返すなど医療行為への抵抗がみられ，意思決定代行人も十分な情報提供を受けたうえで維持透析を導入しないことを希望しました．患者の最善を考慮した患者の意思の推定ができていると考えます.

症例②の経過・その後

維持透析の継続は医学的には望ましい状態であったが，膵臓がんによる予後は数週から数カ月が予想された．患者や家族は透析の継続を希望しており透析自体が心情面で患者の緩和に役立っている可能性はあったが，透析中の頻回な血圧低下や透析後の低カリウム血症など，透析の継続による有害事象がみられた．患者の負担になりにくい透析設定へ変更しながら患者や家族と話し合いを続け，その理解を確認しつつ徐々に透析回数を減らした．がんによる衰弱が進行し透析継続そのものが患者の負担になっていることを最終的には患者や家族が理解し透析の中止を申し出た．透析の中止4日後に永眠した.

Jonsenの4分割表では透析継続に関し医学的適応はあるものの，膵臓がん自体の予後はきわめて不良で，透析継続による有害事象も出現しています．QOLについてはメリットが乏しい状態です．透析の継続に関して患者の意向や周囲の状況の面でジレンマを抱える状態が続きましたが，最終的には透析継続のデメリットを本人・家族が理解し透析の中止に至りました．

まとめ

ESRD患者の多くがACP導入や緩和ケアに対する潜在的なニーズをもっていますが，それらに対し早期から介入されることは多くありません．急性疾患により急性期病院へ入院することでほとんどの終末期患者がはじめてACPや緩和ケアに接することになります．そのときに透析の導入・中止を含んだ倫理的問題が浮き彫りとなりますが，専門家は案外その扱いに不慣れなものです．こういった問題を解きほぐし患者，家族，専門家の心情を汲みとりながら解決の糸口を示すことのできる総合診療医が求められているように思います．

◆ 文 献

1）日本透析医学会：図説 わが国の慢性透析療法の現況，2016
http://docs.jsdt.or.jp/overview/

2）Rak A, et al：Palliative care for patients with end-stage renal disease: approach to treatment that aims to improve quality of life and relieve suffering for patients（and families）with chronic illnesses. Clin Kidney J, 10：68-73, 2017

3）厚生労働省 人生の最終段階における医療の普及・啓発の 在り方に関する検討会：人生の最終段階における医療の決定プロセスに関するガイドライン 解説編，2015
http://www.mhlw.go.jp/file/04-Houdouhappyou-10802000-Iseikyoku-Shidouka/0000197702.pdf

4）O'Connor NR & Kumar P：Conservative management of end-stage renal disease without dialysis: a systematic review. J Palliat Med, 15：228-235, 2012

5）Murray SA, et al：Illness trajectories and palliative care. BMJ, 330：1007-1011, 2005

6）Foote C, et al：Survival outcomes of supportive care versus dialysis therapies for elderly patients with end-stage kidney disease: A systematic review and meta-analysis. Nephrology, 21：241-253, 2016

7）Hemodialysis Adequacy 2006 Work Group：Clinical practice guidelines for hemodialysis adequacy, update 2006. Am J Kidney Dis, 48：S2-S90, 2006

8）Kurella Tamura M, et al：Functional status of elderly adults before and after initiation of dialysis. N Engl J Med, 361：1539-1547, 2009

9）Murtagh FE, et al：Dialysis or not？ A comparative survival study of patients over 75 years with chronic kidney disease stage 5. Nephrol Dial Transplant, 22：1955, 2007

10）Verberne WR, et al：Comparative Survival among Older Adults with Advanced Kidney Disease Managed Conservatively Versus with Dialysis. Clin J Am Soc Nephrol, 11：633-640, 2016

11）Moss AH：Revised dialysis clinical practice guideline promotes more informed decision-making. Clin J Am Soc Nephrol, 5：2380-2383, 2010

12）O'Connor NR, et al：Survival after dialysis discontinuation and hospice enrollment for ESRD. Clin J Am Soc Nephrol, 8：2117-2122, 2013

13）日本透析医学会血液透析療法ガイドライン作成ワーキンググループ 透析非導入と継続中止を検討するサブグループ：維持血液透析の開始と継続に関する意思決定プロセスについての提言．日本透析医学会雑誌，47：269-285, 2014

14）O'Connor NR & Corcoran AM：End-stage renal disease: symptom management and advance care planning. Am Fam Physician, 85：705-710, 2012

15) 日本腎臓病薬物療法学会：腎機能低下時に最も注意が必要な薬剤投与量一覧
https://www.jsnp.org/ckd/yakuzaitoyoryo.php

16) 白鷺病院の投薬ガイドライン
http://www.shirasagi-hp.or.jp/depart/pharmacist/admini_guideline.html

坂井正弘　Masahiro Sakai

Profile

東京ベイ・浦安市川医療センター　腎臓・内分泌・糖尿病内科
専門：腎臓病，一般内科
初期研修を終えた後，医師5年目まで麻生飯塚病院総合診療科，その後7年目まで当院総合内科で病院総合医として総合診療に携わってきました．8年目からは専門家の視点を自分の診療に加えようと画策し転科しましたが，現在も細々と総合診療を続けています．整備されているとは言い難いESRD患者さんの終末期医療やがん医療に興味があります．同じ志をもった方はぜひ一度見学に！

第2章 疾患別の終末期 わかっていることvsいないこと

6 肝硬変の終末期

官澤洋平

Point
- 肝硬変は予後予測が難しく緩和ケアの導入が遅れやすい
- ACP，症状緩和，患者・家族のサポートによりQOLの改善にフォーカスを当てる

Keyword 肝硬変　ACP　Child-Pughスコア　MELDスコア

はじめに

　肝硬変は非代償期になると，さまざまな症状を呈し生活の質（QOL）が著しく低下します．門脈圧亢進症と腹水，食道静脈瘤の破裂，肝性脳症などの合併症が代表的です[1]．入院をくり返すこともQOL低下の一因ですが，入院の原因は前回の入院と異なることも多く[2]，虚弱性・疾患の経過を予測しにくいことを表しています．非代償性肝硬変の2年生存率は60％未満です[3]．その終末期に体感する疼痛や苦痛は大腸がんや肺がんと変わらないと言われています[4]．後述する肝疾患特有の社会的背景による問題から**家族などの介護者への影響も大きく**，家族も抑うつ，ストレス，負担を感じます[5〜7]．しかし，肝硬変患者では有効な治療がなくなってから死亡するまで十分な時間があっても，状態悪化時の対応や治療のゴールを話し合うことはほとんどなく[8,9]，半分以上が病院で亡くなります（ICU 26％，一般病棟27％）．予後，トラジェクトリーを予測し，早期から本人・家族を含めた治療のゴールを設定して専門医と連携し適切に症状緩和，サポートを導入しQOL改善に努めることが肝要です[8]．

症例

　アルコール性肝硬変と診断されていた60歳男性．意識障害で搬送となる．前日まで飲酒を続けていた．アルコール飲酒，感染（ウイルス性腸炎）が原因の肝性脳症と診断となる．来院時採血T-Bil 2.2 mg/dL，血清Alb 2.5 g/dL，血清Cr 1.0 mg/dL，PT-INR 2.0，少量の腹水あり．1カ月前に食道静脈瘤の出血で他院に入院をしたところだった．家族は肝硬変になっても飲酒を続ける患者に疲れてきている．

❶ 一般的なクリニカルコースとそのポイントについて

　　肝硬変の予後は多様です．原因疾患，重症度，合併症のタイプ・重症度，併存疾患など影響を与える因子も多様にあるためです．代償性の肝硬変であれば生存期間中央値は12年以上が見込まれます．一方，非代償性となると予後は代償期と比較して非常に悪く移植をしなければ平均生存期間は2年程度となります[3]．年間7％の肝硬変が非代償性へと進行し[3]，代償期は症状なく過ごせることが多いのですが，非代償期になると患者さん自身の感じる苦しみは大きいです．機能のトラジェクトリーについても非代償性肝硬変では予測することが難しいと言われています．併存症などの影響は受けますが，そのようななかでもChild-Pughスコア[3]，MELD（Model for End Stage Liver disease）スコア[10] は重要な予後規定因子となるので参考にしましょう．MELDスコアはMayo Clinicのページ（https://www.mayoclinic.org/medical-professionals/model-end-stage-liver-disease/meld-model）やアプリなどで計算できます．

> **ここがポイント**
> 　肝硬変の予後や機能低下のトラジェクトリーを予測することは難しいですが，限られたツールも用いて予後予測を立てましょう．

❷ 肝硬変特有の難しさ，他疾患との違い

　　心不全や腎不全などの他の臓器障害の終末期と比較して精神的障害が大きい特徴があります[11]．肝性脳症による認知機能の低下，疾患自身に伴う家族・社会的ストレス，中毒や抑うつなどの合併症が要因です．肝性脳症をはじめとする症状は就職，収入など，社会的・経済的な影響も大きいです[2]．肝疾患自体に対するレッテルもQOL低下へつながります[12]．半数以上が抑うつをきたし，1/4以上が不安症状を生じます[13]．症状に対する緩和的治療だけではなく，そのような肝疾患独特の背景も踏まえながらゴール，患者さん，家族の価値観をもとに治療の計画を立てていくことが大切になります．本邦では肝移植の場合，生体肝移植が中心となり倫理的問題は大きいですが，肝移植も選択肢に一度はあげ検討しましょう．

❸ 症状と治療（緩和ケア）

　　肝硬変の緩和ケアでも患者中心のゴール設定に基づいた治療選択が大切になります．他の臓器障害による末期と同様の終末期の症状マネージメントと，肝硬変特有の治療を考えていく必要があります．肝疾患終末期の初期緩和ケア評価表（表1）を参考に現状を把握しましょう．

1）肝硬変の合併症

　　代表的な肝硬変の合併症である肝性脳症，腹水，食道静脈瘤はもちろんQOLの低下につながります．ガイドラインをもとに表2にまとめました．利用できる医療資源などに合わせて活用

表1◆終末期肝疾患の緩和ケア評価表

病状，予後，治療選択についての理解	患者，家族，代理人は現在の病状，生活の質の予後，予期されるトラジェクトリー，予想し得ぬ経過，治療のオプションを理解しているか？
症状マネージメント	患者はコントロールのついていない症状やストレスを有しているか？（特に以下の症状） ・腹水，再発性の食道静脈瘤出血，肝性脳症，掻痒感，呼吸苦 ・疼痛 ・倦怠感や睡眠障害 ・うつや不安の精神症状 ・全身症状（食欲不振，体重減少）
社会・精神面の評価	日常生活で重要な社会・精神的な心配事がないか？
意思決定	認知機能は意思決定をするのに十分か？ 患者自身が医療の決定に満足しているか，もしくは家族や友人，医療者に依存していないか？ 意思決定代理人を決定しており，治療のゴールや価値について話し合っているか？ 患者/家族/代理人は治療の意思決定について手伝ってほしいと思っていないか？
ケアに関する患者中心のゴール設定	患者/家族/代理人が思うケアのゴールは？ 治療の選択は患者中心のゴールに合致しているか？ 患者はアドバンス・ケア・プランニングに参加しているか？ 患者はアドバンス・ケア・プランニングの記載を完遂したか？
生命を脅かす病気との対峙	患者は自身の病気と向き合えているか？ 家族/家族をケアする人たちは病気と向き合えているか？
ケアの協力体制	移動を安全に快適に行うにあたって障壁はないか？（例：予約の場所への移動） さまざまな職種との良好なコミュニケーションをとるシステムはあるか？

（文献14より引用）

表2◆肝硬変患者の合併症マネージメント

腹水	スピロノラクトン経口12.5〜25 mgで開始しフロセミドを5：2の比を目安に併用 禁酒，5〜7 gの塩分制限（食欲低下に注意） （難治性の場合） 腹水ドレナージ，5 Lを越える時は排液前にアルブミン（6〜8 g/L）投与（保険用量を越える場合は施設基準に従う）を考慮 その他：トルバプタン，CART，PVシャント，TIPSなど専門医と連携し考慮
肝性脳症	原因の治療（脱水，消化管出血，感染症，便秘，鎮静薬，低K血症など） ラクツロース10〜30 mL経口1日3回（2〜3行/日の軟便を目標） *経口困難時100〜300 mLを白湯で2〜3倍希釈し注腸 48時間以上改善ないとき　リファキシミン400 mg経口1日3回 栄養：熱量35〜40 kcal/kg蛋白1.2〜1.5 g/kg（分岐鎖アミノ酸製剤を含む） 夜食（late evening snack：LES）：200 kcal程度の蛋白質と炭水化物（飢餓を避ける目的）

食道静脈瘤	非選択的βブロッカー（本邦では保険収載なし）
	  例：カルベジロール5〜10 mg経口1〜2回
	  難治性腹水，特発性細菌性腹膜炎後は中止
	内視鏡的静脈瘤結紮術EVL
	その他EIS，B-RTOも本邦では積極的に行われる

特発性細菌性腹膜炎	第3世代セフェム セフォタキシム（腎機能で調整）またはセフトリアキソン2 g/日5日間以上 βラクタム薬アレルギーがあればシプロフロキサシン400 mg 12時間ごと （投与量はThe Sanford Guide to Antimicrobial Therapy 2017を参照）

CART：腹水濾過濃縮再静注法，PVシャント：門脈肝静脈シャント，TIPS：経頚静脈的館内門脈大循環シャント
EIS：内視鏡的硬化療法，B-RTO：バルーン下逆行性経静脈的塞栓術
（文献15，16を参考に作成）

してください．肝性脳症の治療としては世界で標準治療として使用されてきた**リファキシミンが本邦でも使用可能（2018年3月現在は登録制）となったことは最近のトピックなので押さえ**ておきましょう．ウイルス性肝炎の治療は大きく発展しており，またインターベンション治療が症状緩和につながる可能性もあるので専門医とも連絡をとり続けることが大切です．

体重減少・カヘキシア，筋痙攣，掻痒感，倦怠感，不眠，疼痛，抑うつ・不安など生命にかかわらない症状もQOLの低下をきたします．とりあげられにくい掻痒感・筋痙攣，また代謝の観点から注意が必要な疼痛管理について解説します．

2) 掻痒感

肝硬変では胆汁うっ滞による掻痒感を訴えることがあります．全身に生じることもありますが，手掌や足底に限局していることもあります．症状の強さはさまざまで，肝疾患の重症度とは相関しません．他のアトピー性皮膚炎や接触性皮膚炎などの皮膚疾患を鑑別し生活指導から介入を行います[17]．

【生活指導】
- 皮膚の湿潤環境を保つ
- 熱いお湯への入浴・皮膚を擦るような動作を避ける
- 室温を低くし加湿する
- 刺激の強い石鹸，香水，洗剤の使用を最小限にする
- ゆったりとした服，寝具を使用する

症状が強ければ薬物療法を考慮します．コレスチラミンなどの脂質降下薬から開始し，反応が乏しかったり，使用が難しければリファキシミンや，セルトラリン，パロキセチン，フェノバルビタールを入眠時に使用します[18]．

ここがポイント
疾患自体に目が向くと見逃されやすい掻痒感も積極的に緩和しましょう．

3) 筋痙攣

機序ははっきりとしていませんが，肝硬変患者では筋痙攣を経験することがあり，症状もかなり強くなります[19〜21]．電解質異常や急性腎障害などほかの原因がないか確認しましょう．ほかに原因がなければ分岐鎖アミノ酸製剤[22]，タウリン[23]，亜鉛（欠乏があれば）[24]，ビタミンE[25]の投与で改善する報告があります．

4) 疼痛

まずは**疼痛の原因が何か**考えましょう．腹水による痛みであれば腹水を減らすアプローチ，浮腫による痛みなら利尿薬などでとり除くことができる可能性があります．鎮痛薬を使用する

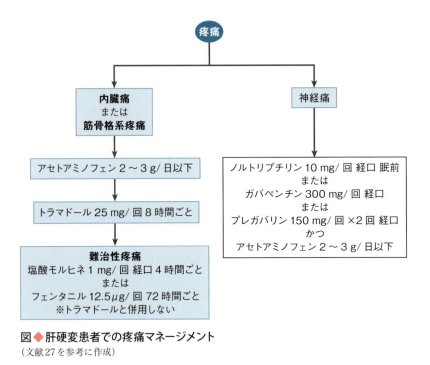

図◆肝硬変患者での疼痛マネージメント
(文献27を参考に作成)

場合，NSAIDsは避けましょう．アセトアミノフェンは2〜3g/日までに制限することが推奨されます[26]．効果が得られなければオピオイドが終末期はよい適応です．代謝が落ちているので開始時投与量は少なめに間隔を開けて開始します（図）．有害事象の出現がないか，そばでケアする**家族への指導も含めて慎重に**フォローしましょう．肝障害悪化時には減量を考慮します．マッサージ，鍼療法なども併用し投与量を少なくする努力をすることが大切です．

5) 終末期の意思決定（アドバンス・ケア・プランニング）

治療・ケアのゴールを決めていく際の疾患特有の問題として，肝性脳症による認知機能低下による**本人の意思決定能力の欠如**があります．また，社会的サポートの欠如や中毒，介護者の負担が大きいことも連携の障壁となります[2, 5, 28, 29]．病状が安定し**本人が意思決定能力を有しているときに価値観の共有や意思決定代理人を選定しておくことが大切**になります[30]．肝硬変は急激に状態が悪くなることもあるので診断された時点で話し合いの場を設けていきましょう．また家族などの介護者（特に女性介護者）の身体的・精神的負担は非常に大きく[2]，同時に介護者のサポートを考えていくことも大切です．合併症による急な症状をよく説明し，症状出現時にとり乱さないようにしましょう．

 ここがポイント

経済的負担を軽減し治療に集中するためChild-Pugh C相当が飲酒後180日以上続くときは身体障害者申請をすすめましょう．

症例の経過・その後

肝性脳症の初期治療で意識障害は改善した．Child-Pughスコア12点Cで1年生存率が40％くらいと想定された．いままで家族を含めてよく話し合ったことはなかったようだった．本人にとって大事なことを聴取すると3歳の孫の成長を近くで見届けることだった．具体的な予後の話も含めてお伝えし入院している場合ではないと，禁酒にも積極的に取り組んでくれるようになった．

その後，感染を契機とした肝性脳症で入院を数回したが飲酒することなく，最期は2年後に自宅で孫を含めた家族に付き添われながらの旅立ちだった．

まとめ

肝硬変の末期は経過や予後予測が難しく，家族などの介護者も含めて精神的な負担が大きいという特徴があります．早い段階で治療のゴールを話し合い，患者・家族の価値観に基づいた治療プランを立てていくことを大切にしましょう．

◆ 文　献

1) Garcia-Tsao G, et al：Now there are many (stages) where before there was one: In search of a pathophysiological classification of cirrhosis. Hepatology, 51：1445-1449, 2010

2) Bajaj JS, et al：The Multi-Dimensional Burden of Cirrhosis and Hepatic Encephalopathy on Patients and Caregivers. Am J Gastroenterol, 106：1646-1653, 2011

3) D'Amico G, et al：Natural history and prognostic indicators of survival in cirrhosis: a systematic review of 118 studies. J Hepatol, 44：217-231, 2006

4) Roth K, et al：Dying with end stage liver disease with cirrhosis: insights from SUPPORT. Study to Understand Prognoses and Preferences for Outcomes and Risks of Treatment. J Am Geriatr Soc, 48 (5 Suppl)：S122-S130, 2000

5) Miyazaki ET, et al：Patients on the waiting list for liver transplantation: Caregiver burden and stress. Liver Transpl, 16：1164-1168, 2010

6) Rodrigue JR, et al：Quality of life and psychosocial functioning of spouse/partner caregivers before and after liver transplantation. Clin Transplant, 25：239-247, 2011

7) Cohen M, et al：Stress among the family caregivers of liver transplant recipients. Prog Transplant, 17：48-53, 2007

8) Langberg KM, et al：Palliative care in decompensated cirrhosis: A review. Liver Int, 49 (5 Suppl)：690-698, 2018

9) Poonja Z, et al：Patients with cirrhosis and denied liver transplants rarely receive adequate palliative care or appropriate management. Clin Gastroenterol Hepatol, 12：692-698, 2014

10) Wiesner R, et al：Model for end-stage liver disease (MELD) and allocation of donor livers. Gastroenterology, 124：91-96, 2003

11) Marchesini G, et al：Factors associated with poor health-related quality of life of patients with cirrhosis. Gastroenterology, 120：170-178, 2001

12) Hansen L, et al：Patients With Hepatocellular Carcinoma Near the End of Life: A Longitudinal Qualitative Study of Their Illness Experiences. Cancer Nurs, 38：E19-E27, 2015

13) Nardelli S, et al：Depression, anxiety and alexithymia symptoms are major determinants of health related quality of life (HRQoL) in cirrhotic patients. Metab Brain Dis, 28：239-243, 2013

14) Palliative care End stage liver disease – UpToDate
https://www.uptodate.com/contents/palliative-care-end-stage-liver-disease（2018年7月最終アクセス）

15) 「肝硬変診療ガイドライン2015 改訂第2版」（日本消化器病学会/編），南江堂，2015

16) Runyon BA：Introduction to the revised American Association for the Study of Liver Diseases Practice Guideline management of adult patients with ascites due to cirrhosis 2012. Hepatology, 57：1651–1653, 2013

17) 「Compendium of Treatment of End Stage NonCancer Diagnoses: Hepatic. 2nd ed」（Bobb BT & Coyne PJ），Hospice and Palliative Nurses Association, 2012

18) Siemens W, et al：Pharmacological interventions for pruritus in adult palliative care patients. Cochrane Database Syst Rev, 2：CD008320, 2016

19) Abrams GA, et al：Muscle cramps in patients with cirrhosis. Am J Gastroenterol, 91：1363–1366, 1996

20) Angeli P, et al：Cirrhosis and muscle cramps: Evidence of a causal relationship. Hepatology, 23：264–273, 1996

21) Mehta SS & Fallon MB：Muscle Cramps in Liver Disease. Clin Gastroenterol Hepatol, 11：1385–1391, 2013

22) Hidaka H, et al：The efficacy of nocturnal administration of branched-chain amino acid granules to improve quality of life in patients with cirrhosis. J Gastroenterol, 48：269–276, 2013

23) Yamamoto S, et al：[Painful muscle cramps in liver cirrhosis and effects of oral taurine administration]. Nihon Shokakibyo Gakkai Zasshi, 91：1205–1209, 1994

24) Baskol M, et al：The role of serum zinc and other factors on the prevalence of muscle cramps in non-alcoholic cirrhotic patients. J Clin Gastroenterol, 38：524–529, 2004

25) Konikoff F, et al：Vitamin E and cirrhotic muscle cramps. Isr J Med Sci, 27：221–223, 1991

26) Lewis JH & Stine JG：Review article: prescribing medications in patients with cirrhosis – a practical guide. Aliment Pharmacol Ther, 37：1132–1156, 2013

27) Chandok N & Watt KDS：Pain Management in the Cirrhotic Patient: The Clinical Challenge. Mayo Clinic Proceedings, 85：451–458, 2010

28) Walling AM, et al：Proactive case finding to improve concurrently curative and palliative care in patients with end-stage liver disease. J Palliat Med, 18：378–381, 2015

29) Rakoski MO, et al：Burden of cirrhosis on older Americans and their families: Analysis of the health and retirement study. Hepatology, 55：184–191, 2011

30) Bernacki RE & Block SD：Communication About Serious Illness Care Goals. JAMA Intern Med, 174：1994–2003, 2014

官澤洋平　Yohei Kanzawa

Profile

社会医療法人 愛仁会 明石医療センター 総合内科
子育てを通して自分の価値観が変わっていることを実感する今日この頃です．ということは，自分よりも人生経験の豊富な高齢の患者さんたちの価値観は計り知れないと強く感じるようになりました．まだまだ狭い自身の価値観で診療の幅を狭めないよう，患者さんにとって「価値ある医療」とは何か，常に自問自答しながら診療に励んでいます．

第2章　疾患別の終末期　わかっていることvsいないこと

7　神経疾患の終末期

立石貴久

Point
- 神経難病の基本的な経過を知り，患者さんに生じる問題を早めに把握します
- 対症療法でもいろいろな方法を知っていれば，大きな武器になります
- ALSのケアは多職種連携が大切．医師も一人で抱え込まないことが重要です

Keyword　神経難病　胃瘻　人工呼吸器　多職種連携ケア

はじめに

この本の読者の先生には，「神経難病は難しい，よくわからない」と思っている方も多いかもしれません．しかし，神経難病の診療には細かい神経診察や局在診断は求められず，神経内科医以外でも十分対応可能と思います．本稿では，一人の筋萎縮性側索硬化症（amyotrophic lateral sclerosis：ALS）患者の経過を通じて，話を進めていきます．

症例（経過① 診断と告知）

山岡さん（仮名）は60歳男性です．201X年1月から車のハンドルを握ったときに左腕のだるさがあり，6月から左下肢にこむら返りが出現しました．7月左下肢痛に対し腰椎椎間板ヘルニア摘出術を受け痛みは軽減したものの，左上肢の脱力が悪化し，8月当院を受診されました．検査結果はおおむねALSで矛盾しないものであり，病気について山岡さん，奥さん，息子さんに説明し，特定疾患を申請し退院しました．

1　神経難病の終末期とは？ がんと異なる点は？

日本では終末期ケアや緩和ケアに関してがんで多くの知見が得られています．その多くは神経疾患の終末期にも応用可能なものですが，少し違いがあります．

まず，ALSの症状と進行は非常にばらつきがあります．発症から呼吸不全で気管切開下人工呼吸器（tracheotomy positive pressure ventilation：TPPV）を装着するか装着せずに亡くなるまでの期間は平均3〜5年とされています[1]が，発症1年以内に呼吸不全で亡くなる方もい

れば，10年以上人工呼吸器を装着せずに生存している方もいます．患者さんごとに進行の程度を見極めることが重要です．

次に，ALSではTPPVを装着することで延命できるので，呼吸不全＝終末期とは限りません．TPPVを装着して高いQOLを得る患者さんもいますし，終末期になって人工呼吸器装着を決意される方もいます．最後までTPPV装着の可能性を考慮して，方針を話し合う必要があります．

症例（経過② 症状の進行）

退院1週間後より，山岡さんは「息が苦しい気がする」と訴えて，頻回に外来を受診しました．診察室ではそう悪い感じではなく，肺活量検査や動脈血ガス検査では異常はみられません．ご本人から「こんな病気になったのならば死んだ方がよい」とか，「なんとなく身の置きところがない」という発言もあったため，精神的なものも考慮してアルプラゾラム（ソラナックス®）1回0.4 mg 1日1回夕食後，ミルナシプラン（トレドミン®）1回25 mg 1日1回朝食後を開始し，症状は軽減しました．また，エダラボン（ラジカット®）点滴を開始したところ，筋肉のピクツキが改善したと言われていました．

---

② いつから緩和ケアの対象となるか？

がんでは死の直前2週間前まで動くことができますが，ALSなどの神経難病では身体機能障害が進行した末に終末期を迎え，両者の終末像は大きく異なります．また神経難病は発症から診断までには時間がかかり（ALSでは12カ月程度），診断しても治療で進行を止めることが困難です．そのため，神経難病では診断告知した時点からさまざまな苦痛への緩和ケアが必要です．

③ 緩和ケアの対象となる症状は？

ALSの緩和療法の対象となる症状として，① 痙縮，筋痙攣，② 痛み，③ 呼吸困難，呼吸苦，④ 流涎，痰などがあがります．いずれの症状もまず原因を評価し，原因をとり除いても症状が緩和されない場合に緩和治療を開始します．

1）痙縮，筋痙攣

ALSのうち上位運動ニューロン障害が強い場合には痙縮が問題となります．多くは終末期が近くなると弱くなりますが，痙縮が強いと痛みや拘縮が出てADLが低下します．関節他動運動などの理学療法，バクロフェン，ダントロレンなどの筋弛緩薬が有効です．筋痙攣に対しては芍薬甘草湯を屯用しますが，カルバマゼピン，ジアゼパムなどの抗痙攣薬も少量から使用します．

2）痛み

痛みの原因は痙縮，筋痙攣以外に，関節拘縮，不動による痛み，精神的なものなどさまざまです．

不動，圧迫による筋骨格系の痛みに対しては，アセトアミノフェンや非ステロイド性抗炎症薬（NSAIDs）を使用し，効果がなければオピオイドも考慮します．心因性の要因が疑われる場合には選択的セロトニン再取り込み阻害薬（SSRI），セロトニン・ノルアドレナリン再取り込み阻害薬（SNRI），ロラゼパム，アルプラゾラムを使用します．

3）呼吸困難，呼吸苦

後述の ❺ 呼吸障害への対応，❻ モルヒネの使用についての項を参照ください．

4）流涎，痰

三環系抗うつ薬や抗コリン剤は流涎に有効ですが，口渇や他の副作用のために使用継続が難しいことがあります．5％スコポラミン軟膏（スコポラミン臭化水素酸塩三水和物1gに親水性軟膏19gを加えた院内製剤）の貼付[2]や唾液専用低圧持続吸引器による持続吸引も有効です．

症例（経過③ 経口摂取の減少）

しばらく問題なく経過しましたが，（201X＋1）年5月頃より食事量が減ったとご家族が訴えられました．ご本人は「しっかりご飯は食べているよ」と認めたがらない様子でした．しかし，発症前より体重は15kg減少し，肺活量は％FVC 60％程度でしたので，胃瘻を造設するよい機会であること，先延ばし過ぎると造設できなくなること，胃瘻を造設しても経口摂取は可能なことを説明し，胃瘻造設のため入院しました．胃瘻造設後，経管栄養を開始し，ご家族に手技を指導して，退院後は可能な範囲の経口摂取と経管栄養を併用しました．

---

❹ 栄養への対応

ALSの患者さんでは発症から10kg以上の体重減少がみられます．理由は病気に伴う筋萎縮の進行，嚥下障害によるカロリー摂取不足以外に，エネルギー需要の増加，急激な骨格筋の代謝亢進，脂肪組織の代謝亢進や交感神経の過緊張などと言われています[3,4]．栄養不良はALSの予後にもかかわり，診断時点で5％以上の体重減少[5]やBMI（body mass index）が18.5未満[6,7]は予後不良とされています．

嚥下と呼吸は同時期に障害され，相互に影響し症状を悪化します．呼吸不全はエネルギー消費の増大，栄養不良を招き，球麻痺は誤嚥や舌根沈下による上気道閉塞を招きます．また鎮静薬の影響で胃瘻造設後に呼吸不全が悪化することがあり，$PaCO_2$が高い例，％FVCが低い例でその傾向があります[8,9]ので，胃瘻の適切なタイミングの見極めが重要です．目安は**十分な経口摂取ができない，病前体重から10％以上減少する前，BMIが18.5 kg/m²を下回る前，肺活量（％FVC）が50％以上，CO_2貯留がはじまる前（$PaCO_2$ 50 Torr未満）**などがあげられま

す．早めから話し合っておくのが重要です．

症例（経過④ 呼吸障害への対応）

（201X＋1）年10月家族から「日中うとうとしている」，山岡さん自身も「朝方頭が痛い」と訴え，受診時は肩呼吸もあり少しきつそうでした．動脈血液ガス検査で$PaCO_2$ 50 Torrと上昇，％FVCは50％を下回っていたので，非侵襲的人工呼吸療法（non-invasive positive pressure ventilation：NIPPV）を導入することにしました．最初は空気が入ってくる感じに違和感を感じていましたが，短時間から装着し夜間の継続使用が可能になりました．入院中に将来TPPVを導入するかどうか話し合い，山岡さんは「希望しない」という意志を示し，ご家族も本人の意思を尊重したいとのことでした．退院後はNIPPVを夜間中心に使用し，ADL低下で頻回の通院が難しいので訪問診療を導入し，月1回の当科外来を継続しました．

---

❺ 呼吸障害への対応

ALS患者さんは病気が進行すると呼吸筋力低下による呼吸障害が出現します．神経筋疾患では％FVC 80％時点で，すでに呼吸筋力は予測の40％程度に低下しているとの報告があります[10]．しかし，呼吸筋力低下は徐々に進行するので，ご本人も最初は呼吸障害に気づきません．初期の呼吸障害は朝の目覚めが悪いとか，眠れないとか，日中疲れやすいなどはっきりしない症状が多く，こうした徴候があれば呼吸補助や呼吸筋の疲労の改善を目的としたNIPPV導入を考慮します．NIPPVには呼吸機能低下の減速効果，生存期間やTPPV装着までの期間の延長効果，モラトリアム効果，日中のQOL改善効果があります．しかし，球麻痺が強い患者さんでは忍容性が低く，生命予後やQOLの改善も乏しくNIPPVの適応とは言えません．実際の導入では最初は圧が高いと抵抗を感じるので，**吸気圧は4〜7 cmH$_2$Oと低めで**，**呼気圧はその器械の最低圧で開始します**．また，マスクを装着することに抵抗がある場合，マスクのみを装着してみます．最初は日中30分程度装着することを目標とし，30分以上装着可能であれば夜間就寝時を中心に装着します．

TPPVは重度の呼吸障害に対して希望された方に導入します．現在，わが国では24時間TPPV装着している場合，本人，家族が希望しても外すことができません．そのためTPPV装着するにあたり本人と家族の慎重な判断が必要です．

症例（経過⑤ さらなる呼吸苦の出現）

その後は呼吸困難感の訴えはないものの，動脈血液ガス検査では$PaCO_2$は徐々に上昇しました．（201X＋2）年3月には息苦しさが強くなり，日中もNIPPVを装着するようになりました．5月には呼吸苦を自覚し救急外来を受診し入院．この時点で四肢麻痺，嚥下障害が進行し，声量はかなり減っていました．NIPPVを設定変更するも，NIPPVの圧上昇による苦痛を強く訴えたため，山岡さんと相談し今後NIPPVの設定は変更しないこと，呼吸不全となってもTPPVは導入しない方針としました．またモルヒネを用いた緩和治療を希望されたので，導入することにしました．

表◆モルヒネ導入基準

＜モルヒネ導入基準＞

ALSの進行期であり，呼吸筋障害のために呼吸苦を生じている状態，または，NSAIDsなどの既存の治療では十分な緩和が得られない苦痛に対して用いる．それぞれの症状が感染症など二次的に生じている場合は原因となる疾患の治療を優先する．モルヒネの使用に関しては副作用について十分な説明を行い，本人および家族の同意を得て使用する．

＜導入方法の一例＞

モルヒネを開始する患者の大多数は経管栄養となっているため，粒子サイズに留意し経管からの投与可能な剤形を用いる．

① 短時間作用型モルヒネである塩酸モルヒネ散2.5 mg/回（$PaCO_2$ 60 mmHg以上の場合は1.25 mg）で使用開始し，効果を実感するまで2.5 mg（$PaCO_2$ 60 mmHg以上の場合は1.25 mg）ずつ増量する．

② 1回有効量（通常2.5〜10 mg）を確認し，効果がなくなったら頓用する（おおよそ3〜4時間ごと投与）ことで1日必要量を確認する．

③ 塩酸モルヒネ1日必要量が10 mg以上になる場合は硫酸モルヒネ（長時間作用型モルヒネ；最も粒子の細かいモルペス®の場合は経管栄養剤に溶かして1日2回投与）を1日量として投与．さらに苦しみを感じるときにはレスキューとして塩酸モルヒネ1回有効量を適宜使用する．

④ レスキューの必要量を平均し，硫酸モルヒネ総投与量を増量し，必要に応じて投与回数を8時間ごと3回とする．増量のめやすは約2割程度とする．

⑤ 死の直前など，より効果を安定させたいときには持続注射（持続静注または持続皮下注射）に切り替えてもよい（1日経口/経管投与：1日注射量＝2〜3：1）．

＊1：モルヒネを用いることで，慢性的な呼吸苦や痛みに対しての緩和は得られるが，多くの症例で球麻痺を伴っているため，ときどき起こる誤嚥や痰がらみによる呼吸苦を解消するまでには至らない．三環系抗うつ薬や抗コリン剤の使用，持続低圧吸引などにより唾液を少なくする努力をし，ネブライザーやMAC（mechanically assisted coughing）を用いて痰を出しやすくするなどの対処を適宜併用する．

＊2：低酸素が苦痛の原因となっている場合はCO_2ナルコーシスに注意しながら低用量（0.5 L/min）より酸素投与を併用する．

＊3：末期の落ち着きのなさに対してはクロルプロマジンなど抗精神病薬の時間ごとの非経口的投与を考慮する．

＊4：様々な対策を講じても苦しみを緩和できない場合は，ミダゾラムなどによる鎮静も考慮する．

＊5：究極の呼吸苦の緩和は気管切開下の人工呼吸管理（TPPV）であるが，当初TPPVを拒否してモルヒネを用い始めたとしても，TPPV装着を希望するようになることもある．終末期のがんと異なり，TPPVを選択することで生きることができる疾患であるので，最後まで治療方針を再確認していく必要がある．

「日本神経学会監修：筋萎縮性側索硬化症診療ガイドライン2013，p.71，2013，南江堂」より許諾を得て改変し転載．

❻ モルヒネの使用について

ALSの緩和ケアにおける強オピオイドは，欧米ではスタンダードな治療です．日本でも2011年9月より**保険上査定されない扱い**となりました．使用量はがんで用いる半分の量で，初回投与量は塩酸モルヒネ2.5〜5 mg（$PaCO_2$ 60 Torr以上では1.25 mg），安定期維持量は平均30〜60 mgです．長時間型オキシコドンは経管投与できず，フェンタニル貼付剤は呼吸抑制や意識障害をきたすので，**短時間作用の塩酸モルヒネと長時間作用の硫酸モルヒネが推奨**されています（表）．ただ，皆さんにモルヒネが必要なわけではなく，ゆっくりと呼吸障害が進行する場合には酸素を少量投与することで徐々にCO_2ナルコーシスに至り，苦痛なく最期を迎えられることもあります．

症例（経過❻ 終末期）

モルヒネ少量服用で本人の息苦しさ，きつさはある程度コントロールされ，入院3週間目には自宅退院を希望されたので，訪問診療医との調整などを開始しました．しかしその数日後突然に酸素飽和度が低下し，NIPPVを調整しSpO_2上昇したものの，かえって息苦しさを訴えましたので，酸素吸入に切り替え呼吸苦は改善しました．モルヒネ持続静注に切り替えて，1週間後に死亡されました．

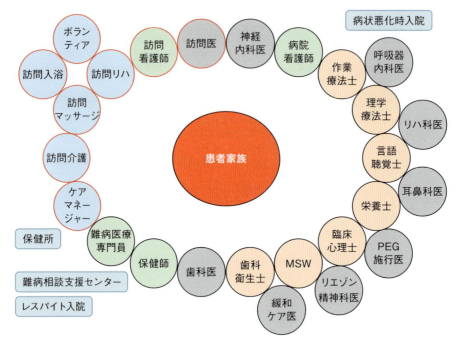

図 ◆ 各職種のかかわり
MSW：医療ソーシャルワーカー
「日本神経学会監修：筋萎縮性側索硬化症診療ガイドライン2013, p.60, 2013, 南江堂」より許諾を得て改変し転載.

まとめ

　　ALSを例に神経難病の経過と症状への対応について解説しました．今あるいは近い将来患者さんにどんな処置や判断が必要かを予測しておくことが大切なのは他の疾患と同様です．また，神経難病においてもチーム医療が大切とされ，"multidisciplinary care"（**多職種連携ケア**）は米国ALSセンターでは標準治療として確立し（図），生命予後とQOLを改善すると報告されています．日本で同様にやっていくのは難しいですが，できるだけ医療チームとして初期から患者さんにかかわっていくことが重要です．

◆ 文　献

1) Shoesmith CL, et al：Prognosis of amyotrophic lateral sclerosis with respiratory onset. J Neurol Neurosurg Psychiatry, 78：629-631, 2007
2) 宮川沙織, 他：神経筋疾患におけるスコポラミン軟膏の有用性. 臨床神経学, 50：1262, 2010
3) Desport JC, et al：Factors correlated with hypermetabolism in patients with amyotrophic lateral sclerosis. Am J Clin Nutr, 74：328-334, 2001
4) Vaisman N, et al：Do patients with amyotrophic lateral sclerosis (ALS) have increased energy needs？ J Neurol Sci, 279：26-29, 2009
5) Marin B, et al：Alteration of nutritional status at diagnosis is a prognostic factor for survival of amy-

otrophic lateral sclerosis patients. J Neurol Neurosurg Psychiatry, 82：628-634, 2011

6）Paganoni S, et al：Body mass index, not dyslipidemia, is an independent predictor of survival in amyotrophic lateral sclerosis. Muscle Nerve, 44：20-24, 2011

7）Desport JC, et al：Nutritional status is a prognostic factor for survival in ALS patients. Neurology, 53：1059-1063, 1999

8）Bokuda K, et al：Predictive factors for prognosis following unsedated percutaneous endoscopic gastrostomy in ALS patients. Muscle Nerve, 54：277-283, 2016

9）清水俊夫，他：筋萎縮性側索硬化症患者における経皮内視鏡的胃瘻造設術―呼吸機能と予後との関係―．臨床神経学，48：721-726, 2008

10）De Troyer A, et al：Analysis of lung volume restriction in patients with respiratory muscle weakness. Thorax, 35：603-610, 1980

11）「筋萎縮性側索硬化症診療ガイドライン2013」（日本神経学会／監，「筋萎縮性側索硬化症診療ガイドライン」作成委員会／編），南江堂，2013

Profile

立石貴久　Takahisa Tateishi

JCHO 九州病院 神経内科 医長
日本神経学会神経内科専門医，日本内科学会総合内科専門医，日本頭痛学会頭痛専門医
2000年熊本大学医学部卒業．九州大学神経内科講師，飯塚病院神経内科診療部長を経て，2017年4月より現職へ．専門は筋萎縮性側索硬化症を中心とした神経難病です．現在は急性期病院で幅広く診療しつつ，「難病医療専門員ガイドブックの作成」研究班に参加したり，日本難病医療ネットワーク学会の広報委員長としてFacebookを通じた情報発信をしています．

第2章　疾患別の終末期　わかっていることvsいないこと

8 認知症の終末期

山口健也

Point
- 意思疎通・嚥下とも不能の状態を認知症終末期とする
- 意思決定では，家族や多職種で共有するプロセスが大切
- ガイドラインや基準を前提にしながら，個別事例ごとの対応が必要

Keyword　嚥下障害　AHN　意思決定プロセス

症例

介護施設入所中の90歳男性．アルツハイマー型認知症で意思疎通不能，ADL全介助．半年前から肺炎をくり返し，再び肺炎で入院．絶食・輸液・抗菌薬で肺炎は改善したが，嚥下不能の状態が続いた．嚥下造影検査では，嚥下反射を認めなかった．新規脳梗塞の発症などはなく，アルツハイマー型認知症による嚥下障害で嚥下不能と判断した．

❶ 一般的なクリニカルコースとそのポイントについて

　認知症（主にアルツハイマー型認知症を想定）は，軽度認知障害→軽度→中等度→重度と進み，神経症状としての嚥下障害（嚥下反射の極度の低下～消失）で嚥下不能となり，10年前後で死に至ります．認知症終末期の明確な定義はなく，私は故三宅貴夫医師による基準を用いています（表）[1]．この基準では，**「認知症により意思疎通・嚥下とも不能の状態」**を終末期とします．この状態は，**認知症の自然経過で死が避けられない状態**です．摂食不良が介入可能な病態の場合，終末期とはしません．終末期の判断には，嚥下造影検査やSSPT（simple swallowing provocation test）などでの嚥下機能評価が必要です．

❷ 認知症特有の難しさ，他疾患との違い

1）患者の意思確認ができない

　この点が認知症終末期の最大の難しさでしょう．意思疎通可能な段階でのACP（advance care planning：1章3参照）が理想ですが，難しいのが現状です．人生観・価値観・大切にしていることなどを意思疎通可能な期間に聞いていると，終末期の代理意思決定に有用です．

表 ◆ 認知症終末期の三宅の基準

狭義の基準：①②③④ のすべてを満たす
① 認知症である ② 意思表示の確認が困難か不可能である ③ 認知症の原因疾患に伴って嚥下が困難か不可能である ④ 前述の ①②③ の状態が非可逆的である
広義の基準：① または ② を認める
① 狭義の終末期の状態である ② 治癒しない認知症であり，認知症の原因疾患によらない身体疾患による 　終末期の状態である

（文献1より引用）

2）人工的水分・栄養補給法（AHN）で予後や苦痛が異なる

AHN（artificial hydration and nutrition：人工的水分・栄養補給法）なし，輸液（末梢・皮下），経管栄養（胃瘻・経鼻胃管）で比較すると，おおむね予後の長さ：AHNなし（1週間前後）＜輸液（1～3カ月前後）≦経管栄養（月単位～年単位？），苦痛の少なさ：AHNなし＞輸液＞経管栄養となっています※（詳細は3章5を参照）.

❸ 症状と治療

1）意思疎通不能・嚥下不能

特にAHN導入に関して，医療者，キーパーソンや家族，介護・福祉事業者（施設職員やケアマネジャーなど）での意思決定が必要です．代理意思決定の詳細は他稿にありますが（3章1参照），認知症終末期の最大の難しさがこの点ですので，本稿では認知症終末期のケースで例示します.

a）意思決定プロセスのガイドライン

AHN導入の意思決定プロセスに関して，日本老年医学会の「高齢者の意思決定プロセスに関するガイドライン：人工的水分・栄養補給の導入を中心として」[3] が大変有用です．多職種や家族を交えての意思決定プロセスをフローチャートで示し，そのうえで個別事例ごとに進めるよう述べています．また，以下のように記載されています.

- 倫理的妥当性は，関係者が適切な意思決定プロセスをたどることによって確保される
- 生きていることはよいことであり，多くの場合本人の益になる―このように評価するのは，本人の人生をより豊かにしうる限り，生命はより長く続いた方がよいからである．このような価値観に基づいて，個別症例ごとに，（中略）どのような介入をする，あるいはしないのがよいかを判断する

※ 認知症疾患診療ガイドライン2017では，「経管栄養による利益は明らかではないため，勧められない」とされています[2].

- 本人の人生にとっての最善を達成するという観点で，**家族の事情や生活環境についても配慮する**

b）実際の流れの例

● 嚥下機能評価の前に

嚥下不能の可能性をキーパーソンと共有します．そのうえで，もし嚥下不能だったらどう希望するか，やんわりと聞いておきます．例えば，「X日に検査をします．食べられることを期待しますが，もしかしたら今後食事ができないかもしれません」と伝えます．キーパーソンの状況しだいですが，「もし食べられない場合，点滴や胃瘻をする方もいらっしゃいますし，寿命と考え自然な最期を迎える方もおられます」「ぼんやりとで構いませんので，どう思われますか？また，○○さん（患者）はどう希望されると思いますか？」という内容まで質問できるとなおよいです．

> 🔑 **ここがポイント**
>
> 事前に伝えておくことで，**心の準備や考える時間ができます**．検査後に嚥下不能とはじめて伝え，キーパーソンが動転し受け入れられず，その後の意思決定に苦慮した，という失敗経験があります．

● 嚥下機能評価で嚥下不能と判明した場合

キーパーソンに結果を伝え，家族が集まる機会を設定します．キーパーソンの受け入れに問題がなければ，この時点での希望（患者の推定意思も考慮した）も聞けるとよいです．

家族との話し合いの前に，多職種で検討します．当院では，ナースステーションなどで突発的に話し合うこともありますし，カンファレンスを開くこともあります．困難例では臨床倫理の4分割表（49ページ，図2参照）[4] を用いています．医療的な状況を正確に把握したうえで，患者の推定意思やキーパーソンの希望を考慮し，患者にとって何が最善か議論します．**QOL（≒患者本人の幸せ）を最重視した議論が，患者にとっての最善についての議論と同義であることが多いです**．

● 家族との話し合い

遠方の方も含め，**できるだけ全員に集まってもらいます**．かかわりの少ない方が不参加の場合，後から「なんで胃瘻をしなかったんだ！」と揉めがちです．医療者は多職種で臨み，施設職員などもできるだけ同席してもらいます．

まず，これまでの経過・現状（特に認知症により嚥下不能であること）・各AHNの特徴（AHNなしも含め）などを共有します．そして，医療者の推奨を伝えます．そのうえで，患者の推定意思を考慮しながら，家族や施設職員の意見を聞いていき合意形成をめざします．

ここがポイント　意思決定はスムーズにいくとは限らない

- E-FIELD（Education For Implementing End-of-Life Discussion）5) では，患者にとっての最善を決める重要規範の一つに，「**患者に近しい人々の見解を考慮に入れる**」とあります．

  家族で意見が割れている場合，私自身は「よりかかわりの深い方の意見を尊重するのも1つの方法」と伝えながら，医療者の推奨と合わせて検討しています．

- E-FIELDでは，プロセスの手順について以下のように述べています．
  「一人で決めない，一度で決めない，専門チームへのコンサルテーション」
  一度で意思決定できない場合，いったん持ち帰ってもらい再度話し合いを設定します（その間は輸液で対処しています）．困難例では専門チームへのコンサルトを考慮します．

 ここがポイント　家族へのケアも大事

　家族が罪悪感をもたないよう配慮します．胃瘻である程度の延命が可能な中でAHNなしを選んだ場合，家族が「自分が殺した」と罪悪感をもつことがあります．そうならないよう，「私はそれ（決定内容）が一番よいと思います．ご家族だけでなく，全員で考えて導いた結論ですよ」などと伝えるとよいです．**結論の内容ではなく，共有したプロセスが大切です**．

　また，看護師などに家族のケアをお願いします．結論に至った後も「これでよかったのか」と家族が悩み続けたり，医師に言えないモヤモヤを抱えていることがしばしばあります．

2）その他の症状

誤嚥に伴う呼吸器症状や発熱が多いです．ほかには褥瘡など老年症候群の症状が主です．

症例の経過・その後

意思決定プロセスを経た結果，末梢点滴を継続することとなった．「今まであまりつくれなかった家族の時間を過ごしたい」という家族の希望に配慮し，AHNなしは選択しなかった．当院で穏やかに過ごし，2カ月後に永眠された．

このケースはどうでしょうか？

　介護施設入所中，ADL全介助，意思疎通不能の90歳男性．肺炎で入院し，肺炎改善後も摂食不良．嚥下はなんとか可能で，経鼻栄養で食思は若干改善したが不十分だった．患者に身寄りはなく，意思疎通可能な頃に，「病院は嫌．施設が好きでずっと施設にいたい」

と言っていた．施設も患者を家族のように思い，施設で看取りたいと希望．しかし，施設は経鼻胃管・胃瘻とも対応不可．

三宅の基準を満たしていませんが，QOLを最重視し総合的に考えると終末期と判断できるかもしれません．**終末期についての判断は三宅の基準を前提としながらも，個別事例ごとの検討が必要です．**

まとめ

意思決定プロセスをしっかり踏むことで，患者・家族にとって「よかった」と言えるような終末期・最期へつながります．

本稿は私が病院でしばしば経験する設定で述べましたが，在宅や施設ではまた違った流れになると思います．

◆ 引用文献

1）三宅貴夫：認知症高齢者の終末期ケアの特徴．JIM，8：661-663，2008
2）認知症者の終末期の医療およびケアはどうあるべきか．「認知症疾患診療ガイドライン2017」（「認知症疾患診療ガイドライン」作成委員会／編），pp168-169，医学書院，2017
3）日本老年医学会：高齢者ケアの意思決定プロセスに関するガイドライン：人工的水分・栄養補給の導入を中心として．日本老年医学会雑誌，49：633-645，2012
　▶ 本文中にはフローチャートを載せていませんので，本ガイドラインでぜひひご覧ください．
4）川口篤也：プライマリ・ケアにおける医療倫理．「日本プライマリ・ケア連合学会基本研修ハンドブック 改訂2版」（日本プライマリ・ケア連合学会／編），pp227-233，南山堂，2017
　▶ 指導医向けの本ですが，プライマリ・ケアのパールが盛りだくさんで，すべての医療者にお勧めです．
5）平成28年度 厚生労働省委託事業 人生の最終段階における医療体制整備事業 一般公開用PDF資料掲載ページ
https://square.umin.ac.jp/endoflife/shiryo/shiryo.html

◆ 参考文献

・「医療と介護の質を向上させる認知症ステージアプローチ入門」（平原佐斗司／著），中央法規出版，2013
　▶ プライマリ・ケア医による，認知症診療の教科書となる一冊です．

山口健也　Takeya Yamaguchi **Profile**

小竹町立病院 内科
日本緩和医療学会代議員，日本プライマリ・ケア連合学会認定医／指導医．2010年に自治医科大学を卒業し，義務年限最終年を過疎地域の町立病院で過ごしています．専門は緩和ケアで，当院では非がん疾患の緩和ケアに携わる機会が多いです．自治医大卒の強みを生かし，プライマリ・ケアベースの緩和ケア医として今後も発信していけたらと思います．

第2章 疾患別の終末期 わかっていることvsいないこと

9 膠原病の終末期

六反田 諒

> **Point**
> - 関節リウマチの主な死因は心血管障害・感染症・悪性腫瘍である
> - 嚥下障害時には抗リウマチ薬投与法の工夫が必要となる
> - 感染症患者や悪性腫瘍患者には免疫調節薬を中心に治療を組み立てる

Keyword 関節リウマチ　心血管障害　感染症　悪性腫瘍

はじめに

　2000年台以降，生物学的製剤・分子標的薬の登場や治療戦略の向上によってリウマチ膠原病患者の予後は劇的に改善されており，新規の関節リウマチ（RA）患者では早期発見・早期治療ができればほとんど関節変形を起こすこともなくなりつつあります．ですが，一方でそれら新規薬剤が使用可能となる以前からの長期罹患症例や，高齢・合併症などのため強力な治療が使い難い症例などRAでも緩和ケアの視点が必要となる状況に遭遇することは現在でも稀ではありません．膠原病疾患と一括りにしても多種多様な疾患ですが，本稿では最も頻度が高いRAの緩和ケアに絞ってその診療のポイントを伝えていきます．

> **症例①**
> 　20年以上の関節リウマチ罹患歴がある87歳女性．関節リウマチに伴う腎アミロイドーシス，間質性肺炎の合併があり何度も感染症による入退院をくり返し，しだいにADLが低下していた．今回誤嚥性肺炎のため再度入院となったが，これまでの経過から家族は積極加療を希望せず，看取りの方針となった．

1 一般的なクリニカルコースとそのポイントについて

1）関節リウマチ（RA）患者の死因とは？

　RAの病態の中心は関節の潤滑油として働く滑膜組織に対する自己免疫とそれに伴う関節炎であり，直接に生命を脅かす病気ではありません．しかし関節滑膜以外にも間質性肺炎などの

関節外病変をきたすことがあり，また慢性炎症に伴う全身への影響などと組合わさることで生命予後にも大きな影響を与えることがわかっています．北米4施設で3,501人のRA症例を35年追跡した結果，死亡率は一般人口の2.26倍，寿命にして約10年短い[1]と報告されています．RAの直接死因を集計した別の報告では冠動脈疾患と脳血管障害が半数以上を占め，それに次いで呼吸器感染症による死亡が多いとされています[2]．また，RA患者では呼吸感染症以外にも，皮膚軟部組織感染，骨髄炎，化膿性関節炎が一般人口に比して有意に多いことが報告されており[3]，くり返す感染症のため免疫抑制薬が使用できずに関節炎のコントロールが不良となることもあります．さらにRA患者は一般人口よりも悪性腫瘍リスクが高く，特に悪性リンパ腫と肺がんの合併が多い[4]という研究があります．以上，まとめるとRA患者で緩和ケアが必要となる要因としては心血管イベント・感染症・悪性腫瘍の大きく3つがあることになります．

2）脳血管障害合併RA

症例②

78歳男性．10年来の関節リウマチに対して内服加療中で症状コントロール良好であった．他院で高血圧・心房細動の治療を受けていたが自己中断し，昨年左中大脳動脈領域の広範な脳梗塞を発症した．以後嚥下困難となり，誤嚥性肺炎で入退院をくり返すためリウマチ薬の内服を中止したところ関節炎症状の再燃があり，多関節腫脹し痛みを訴えている．

RAによる慢性炎症や副腎皮質ステロイドの使用などによる動脈硬化のため心血管リスクが高くなると考えられており，前述のように心血管イベントは主な死因としてあげられています．RAの関節症状に加えて脳血管障害による後遺症や心不全を合併すれば日常生活が著しく阻害されることは想像に難くないことです．また大きな問題として，嚥下障害が残った場合には内服加療が困難となり標準的な治療薬が使用できなくなってしまう場合があります．内服困難な場合，大きく分けて① **抗リウマチ薬の経管投与**と② **注射製剤**と2通りの治療方法があります．

a）経管投与による抗リウマチ薬投与

まず経管投与についてです．本邦で日常的に使われる経口リウマチ薬には粉末製剤が存在しないため経管投与のためには粉砕が必要となります．**各メーカーも抗リウマチ薬の粉砕を推奨はしていないためあくまでも必要性が上回る場合に**，という前置きはつきますが粉砕投与可能な薬剤としてはブシラミン（リマチル®錠，ブシラミン錠など），イグラチモド（ケアラム®錠，コルベット®錠など），タクロリムス（タクロリムス錠などの錠剤タイプのみ粉砕可能），メトトレキサート（メトレート®錠などの錠剤タイプのみ粉砕可能）があげられます．このうちブシラミンは吸湿性が高いため粉砕後に長期保存は向かず，**投与直前に粉砕**します．このほか，サラゾスルファピリジンも粉砕投与されることはありますが，腸溶コーティングが失われるため**胃腸障害の頻度が高くなる**ことに注意が必要です．また，抗リウマチ薬ではありませんが，副腎皮質ステロイドは粉末製剤（プレドニゾロン散）が使用可能です．

b) 注射製剤

次に注射製剤による治療ですが，現時点で生物学的製剤はすべて静注または皮下注可能であり経口内服不能であっても問題なく投与可能です．ただし高額な薬剤であり，終末期に用いるべきかどうかは個々の症例での判断が必要です．欧米ではメトトレキサートの皮下注射または筋肉内注射（7.5 mg/週より調節）が広く使用されていますが，残念ながら**本邦では保険適応を受けていない投与方法**です．

3) 慢性感染症・感染症ハイリスク症例におけるRAケア

> **症例③**
>
> 93歳女性，これまでにも肺炎で数回の入院歴がある．40年以上の関節リウマチ罹患歴があり，長年コントロール不良であったが昨年生物学的製剤の導入によって症状改善を認めていた．1カ月前に両側広範囲の肺炎球菌性肺炎・ARDSのため集中治療室入院となり，在宅酸素療法を導入し今回退院となった．肺炎治療のため生物学的製剤を中止して以降，関節炎が再燃しつつある．

RAに合併する感染症のなかで最も頻度が高く，臨床的にも問題となるものが気道感染症です．関節性肺炎や気道病変を背景として細菌性肺炎をくり返す場合や，結核・非結核性抗酸菌症・真菌症などの慢性下気道感染症が合併したままRA治療を余儀なくされる場合があります．このような場合には免疫抑制をかけることで感染症の再発や増悪を招く恐れがあり，免疫を抑制しない範囲での治療が望まれ，後述の**免疫調節薬**と**関節腔内注射**を中心に治療を行います．

a) 免疫抑制薬と免疫調節薬とは

RA治療薬は表のように分類することができます．経口抗リウマチ薬は数種類ありますが，そのなかでメトトレキサート・タクロリムス・レフルノミドは**免疫抑制薬**，ブシラミン・サラゾスルファピリジン・イグラチモドは**免疫調節薬**という分類になります．免疫抑制薬のカテゴリーの薬は積極的に免疫を抑制し他の免疫疾患の治療でも用いられる薬剤ですので，感染症を増悪させる恐れがあります．一方で免疫調節薬は主に抗炎症的に作用し感染症に悪影響を与えないと考えられています．このため，**感染症ハイリスク症例ではなるべく免疫調節薬の単剤や併用で治療を行い，免疫抑制薬の使用を最小限**としています．生物学的製剤や分子標的薬は基本的に免疫抑制効果が高い薬剤であり，感染症症例での使用はなるべく避けます．どうしても使用せざるを得ない場合にはエタネルセプト皮下注，アバタセプト皮下注など**半減期が短い薬剤を選択して感染症が増悪した場合にすみやかに中止する**ようにしています．

b) 関節腔内注射

トリアムシノロン（ケナコルト®）やデキサメタゾン（デカドロン）などの副腎皮質ステロイド製剤は関節腔内注射が保険適応になっています．それぞれ0.1〜1 mLのステロイドを同量の（小関節の場合には倍量の）1％キシロカインと混ぜて関節内に注射します．関節腔内は無菌のため，感染症を予防するために注射前には必ず穿刺部位の入念な消毒を行います．関節注射はRA治療のなかで補助的な位置付けであり，抗リウマチ薬の治療を併用しなければ一時的

表 ◆ 本邦で使用可能な抗リウマチ薬

症状緩和	生物学的製剤（b DMARDs）	
● NSAIDs（内服，外用） ● ステロイド（内服，関節注射）	TNF阻害薬	● インフリキシマブ ● アダリムマブ ● エタネルセプト ● ゴリムマブ ● セルトリズマブペゴル
	IL-6受容体拮抗薬	● トシリズマブ ● サリルマブ
	CTLA-4阻害薬	● アバタセプト
内服DMARDs（cs DMARDs）	**分子標的DMARDs（ts DMARDs）**	
免疫抑制薬 ● メトトレキサート 　　　　　● レフルノミド 　　　　　● タクロリムス	JAK阻害薬	● トファシチニブ ● バリシチニブ
免疫調整薬 ● サラゾスルファピリジン 　　　　　● ブシラミン 　　　　　● イグラチモド		

※海外では，ヒドロキシクロロキン（免疫調整薬），リツキシマブ（生物学的製剤）が選択肢に追加される

に症状緩和しても再燃してしまうことに留意が必要です．また，**感染症以外に骨壊死や皮膚萎縮などのリスクがあり頻回な関節注射は勧められません**．明確なエビデンスはありませんが一般的には同一関節へのステロイド注射は1カ月以上あけて年に3回以内，とされています．

4）悪性腫瘍合併RA

症例④

88歳女性．30年来の関節リウマチ罹患歴があり，関節変形著明．間質性肺炎およびStage IVの肺がんがあり自宅での苦痛が少ない最期を希望している．多発骨転移に伴う全身の疼痛に加え，手・手指・肩関節などに多関節腫脹が残存し日常生活制限も強い．

免疫抑制薬や生物学的製剤，特にTNF-α阻害薬はTNF（腫瘍壊死因子）を阻害するという機序から腫瘍免疫をも抑えることが危惧されてきました．現時点ではTNF-α阻害薬を含めて生物学的製剤が悪性腫瘍に対して悪影響を与えるというエビデンスはありません[5]が，前述の**感染症例の治療に準じて可能な限り免疫調節薬や関節注射を主軸として，免疫抑制薬や生物学的製剤は必要最低限使用するという治療戦略**をとります．ただし，**メトトレキサートはリンパ増殖性疾患の発症因子となる**ことが報告されているため[6]，悪性リンパ腫などの血液疾患ではメトトレキサートは使用しないことが望ましいと考えられています．悪性腫瘍合併例では麻薬性鎮痛薬の使用も可能であり，腫瘍病変による疼痛と併せて関節痛に対しても積極的な除痛を行います．

まとめ

以上，RAの緩和ケアというテーマで筆者の考えることを書いてみました．リウマチ膠原病業界では高価な薬剤や先端の診断技術が華々しく注目されている昨今ですが，患者さんの終末期を考えるという大事な視点が学会などでも忘れられていたことに今さらながら気づかされました．あまりエビデンスがない領域のため筆者の個人的な意見や実際自分が行っている診療をベースに一石を投じるつもりで書かせていただきました．もっとよい方法や考え方などありましたらご意見いただき，この機会に情報を交換できましたら幸いです．

◆ 文　献

1) Wolfe F, et al：The mortality of rheumatoid arthritis. Arthritis Rheum, 37：481-494, 1994
2) Thomas E, et al：National study of cause-specific mortality in rheumatoid arthritis, juvenile chronic arthritis, and other rheumatic conditions: a 20 year followup study. J Rheumatol, 30：958-965, 2003
3) Doran MF, et al：Frequency of infection in patients with rheumatoid arthritis compared with controls: a population-based study. Arhtritis Rheum, 46：2287-2293, 2002
4) Simon TA, et al：Incidence of malignancy in adult patients with rheumatoid arthritis: a meta-analysis. Arthritis Res Ther, 17：212, 2015
5) Dreyer L, et al：Risk of second malignant neoplasm and mortality in patients with rheumatoid arthritis treated with biological DMARDs: a Danish population-based cohort study. Ann Rheum Dis, 77：510-514, 2018
6) 得平道英，木崎昌弘：メトトレキサート関連悪性リンパ腫．日本内科学会雑誌，103：1660-1668, 2014

Profile

六反田　諒　Ryo Rokutanda

聖路加国際病院 リウマチ膠原病センター 医幹
日本人で唯一の欧州リウマチ学会認定 筋骨格超音波トレーナー（Competency Assessment Level 2）として解剖学をベースとした現場で使えるリウマチ膠原病診療を追及しています．

第2章 疾患別の終末期 わかっていることvsいないこと

10 精神疾患の終末期

中澤太郎

Point
- 精神疾患を背景にさまざまな身体合併症のリスクが向上する
- 精神疾患患者の終末期では，長期入院，家族がいないなどの問題点がある
- 精神科病院とプライマリ・ケアとの協力が今後一層重要となる

Keyword 精神疾患　慢性期統合失調症　長期入院患者

はじめに

　精神疾患は5大疾患の1つに位置付けられ，現在何らかの精神疾患を抱える患者は約400万人にものぼります[1]．また平成11年に約55万人であった65歳以上の患者数は平成26年には約150万人と急速に増加しており[1]，精神疾患患者への終末期医療の需要も今後ますます増加すると考えられます．

症例

Aさん，70歳代男性．
診断：統合失調症
身体合併症：高血圧症，2型糖尿病
　20代前半で統合失調症を発症，以降精神科への入退院をくり返した．不調時に粗暴行為，窃盗などの問題行為があり，家族とは疎遠である．50歳頃怠薬から再び不調となり，アパートの他入居者に対し被害妄想に基づく粗暴行為が出現し，精神科単科病院に措置入院となり，以降長期入院している．親族では唯一末妹がいるが，本人へのかかわりは一切拒否され，その後は成年後見人がついていた．普段は自室で臥床がちに過ごし，しだいに認知機能，身体機能とも衰えていた．食思不振と発熱が持続するため，精査したところ複数のリンパ節腫脹，腹水貯留が発覚し，悪性腫瘍が疑われた．総合病院へ紹介し，精査したところ進行直腸がん，腹膜播種，多発リンパ節転移，癌性腹水の診断に至った．

表1◆統合失調症における一般人口との死亡リスク比（SMR）

死因	SMR	95％信頼区間
総死亡比	3.7	3.7-3.7
心血管障害	3.6	3.5-3.6
がん	1.8	1.7-1.8
糖尿病	4.2	4.0-4.3
インフルエンザおよび肺炎	7.0	6.7-7.4
COPD	9.9	9.6-10.2
自殺	3.9	3.8-4.1

（文献2より引用）

① 一般的なクリニカルコースとそのポイントについて

　精神疾患と一口に言っても，統合失調症，うつ病や双極性障害などの気分障害，不安障害などの神経症性障害，依存症，認知症，器質性精神疾患など疾患はさまざまですが，統合失調症，気分障害，認知症領域は特に多くを占めます．認知症に関しては別稿で述べられていますので（2章8参照），ここでは特に統合失調症，気分障害のクリニカルコースに関して触れたいと思います．

1) 統合失調症のクリニカルコース

　統合失調症というと幻覚や妄想などの派手な症状（陽性症状）が連想されやすいと思いますが，その多くは治療によってある程度の改善または形骸化を認めます．そして長期的な経過ではむしろ，認知機能やセルフケア能力の低下，集中力や活力の低下などの地味な症状（陰性症状）が問題となります．

　陰性症状と関連して，身体面では生活習慣病などの合併症と，その自己管理困難が大きな問題となります．統合失調症患者の平均寿命は一般人口と比較して約15〜20年短いと報告されていますが[2,3]，その要因として一般人口と比較し高い自殺率，そしてそれ以上に虚血性心疾患やがん，糖尿病が影響していると考えられ，米国での調査では，統合失調症患者の死亡率は同年代の平均と比較して3.7倍にのぼると報告されています[2]（表1）．また，抗精神病薬にはQT延長症候群や糖代謝異常など多くの副作用が存在するため，その影響には常に注意が必要です[4]．

　加えて，統合失調症患者ががんになった場合，一般に診断が遅れ，侵襲的治療を受けにくいことも報告されており[5]，その原因として内科や検診などの定期受診率が低いことや，身体異常に対する認知能力や表現能力が低下し，自覚症状の訴えが少なくなることなどが考えられます[6]．

2) 気分障害のクリニカルコース

　うつ病，双極性障害では症状が改善した場合には，基本的に統合失調症のような認知機能低

表2◆双極性感情障害患者の死因別調整ハザード比（aHR）

死因	性別	aHR	95% 信頼区間
総死亡	男性	2.0	1.9-2.2
	女性	2.3	2.2-2.5
心血管障害	男性	1.9	1.6-2.2
	女性	2.2	1.9-2.5
がん	男性	1.4	1.1-1.6
	女性	1.1	0.90-1.4
糖尿病	男性	2.6	1.6-4.4
	女性	3.6	2.4-5.5
インフルエンザおよび肺炎	男性	4.4	2.8-7.0
	女性	3.7	2.4-5.9
COPD	男性	2.6	1.6-4.1
	女性	2.9	2.0-4.1
自殺	男性	8.1	6.0-11
	女性	10	7.4-15

（文献8より引用）

下などの残遺症状は認めません．しかし，特に高齢患者ではうつ病・抑うつ状態と認知症がしばしば並存し，認知症の初期症状であることも少なくありません[7]．また平均寿命は一般人口より10年ほど短いと報告されており，統合失調症と同様に自殺や，それ以上に心血管障害が寿命に大きく関連し，糖尿病，COPDといった疾患も関連していると考えられます[8]（表2）．

❷ 長期入院患者と高齢化

精神科特有の問題として，長期入院患者の問題があります．精神科入院患者は約31万人[1]と日本の総入院患者数の2割強を占めており，現在入院医療から地域移行へと精神保健医療施策の大きな舵取りが行われていますが，今なお入院期間が1年以上に及ぶ患者は約18.5万人に及びます．また，なかでも統合失調症は全体のうち16.6万人と最多で，そのうち65歳以上の患者は9.7万人（約60％）と高齢化も顕著です[1]．

❸ 精神疾患特有の難しさ，他疾患との違い

前述のような状況のなかで，高齢化した患者にさまざまな合併症が出現し，終末期に至る場面も増えています．精神疾患，特に統合失調症患者では，身体合併症管理において後述のようなさまざまな難しさが指摘されています[9, 10, 11]（図）．

医療側因子
- 精神科医の身体疾患診療能力の不足
- 身体合併症治療を行う施設・設備の不足
- 精神障害に対するスティグマ（偏見）：
  精神障害への恐れ，忌避感，精神障害患者を軽視する傾向

患者側因子
- 受療を妨げる妄想などの精神症状
- 病状理解の困難（認知機能の低下）
- 疼痛などの感覚閾値の変化
- 活力・コミュニケーション能力の低下
- 指示，セルフケアを守りにくい

社会的因子
- 患者の孤立，サポートの不足
- 治療同意者の欠如
- 経済的な制約

図◆精神疾患患者の身体合併症・終末期医療提供の難しさ
（文献9，10，11を参考に作成）

1）患者自身の病状理解が困難，またどこまで理解できるか周囲も把握しづらい

疾患の経過で認知機能の低下，判断力低下をきたしていることが多く，患者の理解がどの程度得られているかの判断が難しいことが多々あります．また，診断を伝えることで精神症状の増悪を認めることもあるため，より配慮した面談が必要となります．

2）治療施設確保の困難さ（総合病院精神科，身体合併症病床の不足）

合併症患者の受け入れ先は総合病院精神科，もしくは身体合併症病棟を有する比較的規模の大きな精神科病院に限られているのが現状です．その病床数は十分とは言えず，さらに総合病院における精神科病床数は減少傾向にあり，精神科患者の身体合併症における入院施設は今後ますます不足することが予想されます．

3）精神科病院における十分な身体的ケア提供の困難

積極的治療の適応にない場合には，精神科病床で終末期医療を提供することもあります．しかし精神科病院での終末期医療に関しては，① そもそも看護師配置数が一般病床より少なく，かつ身体的ケアには十分な習熟を得られていないことも多い，② 設備，採用薬剤などの不足も多く，疼痛緩和など十分な終末期医療提供が困難な場合も多い，などの理由で医療スタッフ側も対応に苦慮することが多くあります．

4）家族や親族など支援者の欠如の問題

統合失調症では幻覚妄想に影響され暴言や暴力などの問題行為が出現することもあり，家族関係が悪化していることも少なくありません．また長期入院中に家族間の世代交代が進んで患者の治療に消極的であったり，金銭的な負担を避け治療を拒むなどなどさまざまな問題を背景に適切な治療を受けられないこともあります．症例のように成年後見人がついている方もいますが，後見人には医療同意権はなく，本人の判断能力が低下している場合積極的な医療をどこまで行うのか，どのように判断していくかという問題は，大きな課題です．現実には，なんと

か連絡のつく親族を探したり，支援者カンファレンスなどで相談しながら着地点を探ることになります．

④ 精神疾患の終末期症状と治療

精神疾患による症状は各人により程度がさまざまで，非常に個人差が大きいと言えます．そのため，終末期における精神症状の変化に関しても予測がつきにくく，ほとんど精神症状の動揺を認めない方もいれば，不穏を呈する方もいます．そのため対応には高い個別性を要しますが，一般に自身の症状に対する認知の低下，告知や治療に対する判断能力の低下，拒絶，両価的思考がみられることを踏まえたうえで，インフォームドコンセントの場では精神科医と身体科担当医両方から十分な説明を行うことが重要と考えられます．

症例の経過・その後

総合病院での積極的な治療の適応にはなく，妹に再度連絡するがやはり病院には来られない，とのお返事であった．主治医と長年担当している受けもち看護師から本人の病状を見ながらくり返し説明した．本人は「ここがいい」と転院は希望されず，時折「退院はいつ頃ですかね」と尋ねるなど理解不良な面もみられたが，長年入院生活を送った精神科病床で看取ることとなった．徐々に衰弱され，末梢静脈輸液，胸腹水貯留に対する利尿薬の調整，酸素投与，非麻薬性の鎮痛薬など可能な範囲での加療を継続し，約1カ月後に逝去された．長年の入院患者であり，病院スタッフは複数人がお見送りの場に集まった．やはり妹の迎えはなかったが，その後長年お世話になりました，とお礼のお手紙が届いた．

まとめ

精神疾患患者に対する終末期医療はまだまだ課題も多く，他科との協力は今後一層必要になると考えられます．認知症を含め，高齢患者が増加していくことは間違いありませんが，内科合併症に対する十分な管理加療を行える環境は不足しています．内科，プライマリ・ケアとの協力体制をさらに強化しながら，合併症を前提とした老年期，終末期管理が提供できる体制を整えていく必要があると思われます．

◆ 文　献

1）厚生労働省：平成26年患者調査の概況
http://www.mhlw.go.jp/toukei/saikin/hw/kanja/14/index.html

2）Olfson M, et al：Premature mortality among adults with schizophrenia in the United States. JAMA Psychiatry, 72：1172-1181, 2015

3）Kondo S, et al：Premature deaths among individuals with severe mental illness after discharge from long-term hospitalisation in Japan: a naturalistic observation during a 24-year period. BJPsych Open, 3：193-195, 2017

4）鈴木映二：疾患・病態別にみた医薬品の禁忌　精神疾患．月刊薬事，59：1657-1661, 2017

5）Ishikawa H, et al：Differences in cancer stage, treatment and in-hospital mortality between patients with and without schizophrenia: retrospective matched-pair cohort study. Br J Psychiatry, 208：239-244, 2016

6）浦野文博，他：がん告知における心身医学的アプローチ–アンケート調査に基づく考察．日本医事新報，3960：43-46, 2000

7）井藤佳恵，他：高齢者の気分障害．日本老年医学会雑誌，49：534-540, 2012

8）Crump C, et al：Comorbidities and Mortality in Bipolar Disorder A Swedish National Cohort Study JAMA Psychiatry, 70：931-939, 2013

9）荒井春生，他：精神科病院における終末期ケアの現状と課題．精神科看護，43：4-14, 2016

10）荒井春生，他：精神科臨床からの緩和ケアへの眼差し．精神科看護，41：50-61, 2014

11）堀川直史：精神障害における身体合併症：有病率と死亡率，およびスティグマとしての精神障害．Modern Physician, 32：1205-1210, 2012

中澤太郎　Taro Nakazawa

Profile

独立行政法人国立病院機構 九州医療センター 精神神経科 レジデント
日本内科学会認定内科医．2015年九州大学精神神経科に入局．わがままを言い1年間，飯塚病院総合診療科での後期研修を経て精神科後期研修中です．専門はまだ定まっていませんが，地域のなかで精神疾患を抱える方のプライマリ・ケアに幅広くかかわっていければと考えています．

第2章　疾患別の終末期　わかっていることvsいないこと

11　重症下肢虚血の終末期

井上健太郎

> **Point**
> - 重症下肢虚血はきわめて生命予後が悪い疾患である
> - 重症下肢虚血診療において，緩和ケア・終末期医療はまだ確立されていない
> - どのような重症下肢虚血患者でも，まずは一度，末梢血管を専門とする外科医が在籍する医療機関に紹介すべきである

Keyword　重症下肢虚血（CLI）　　血行再建術　　疼痛コントロール　　潰瘍の安定化

はじめに

　末梢動脈疾患（peripheral artery disease：PAD）のなかでも，重症下肢虚血（critical limb ischemia：CLI）とは，慢性虚血による安静時疼痛または潰瘍・壊死を伴い，血行再建なしでは組織の維持や疼痛の除去が行えないような肢の病態を指します[1]．PADとは冠動脈以外の末梢動脈（大動脈，四肢動脈など）の閉塞性疾患の総称です．

　CLIは苦痛を伴う疾患ですが，まだ**緩和ケアや終末期医療に対するガイドラインや一定のコンセンサスは存在しません**．そこで，本稿では，現存するCLIが関連する各種のガイドラインに沿って，CLIの終末期医療の必要性と，想定される診療内容について述べていきたいと思います．

症例

高橋さん（仮名），73歳男性．
既往歴：高血圧，糖尿病，慢性腎不全，陳旧性心筋梗塞，脳梗塞
　6年前に両下肢閉塞性動脈硬化症の診断を受け，血管内治療（両側浅大腿動脈ステント留置）を他院で施行されました．4カ月前，慢性腎不全に対する透析導入目的に前医に入院中に右下肢の安静時痛が出現しました．1カ月前に当院内科を受診し，右浅大腿動脈ステント閉塞の診断で，当科紹介となりました．当科入院時には足趾の壊疽を認め（図1左），右総大腿動脈-前脛骨動脈バイパス術および第3-5趾の中足骨切断術を施行されました（図1右）．高橋さんは，中足骨切断術を施行した当日の夜間より，「足がヘビにガジガジ食べられている」と強い疼痛を訴え，せん妄状態となりました．

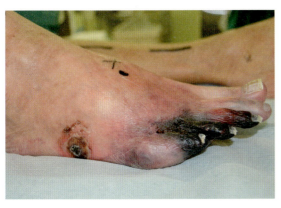
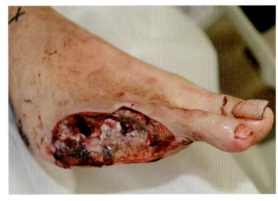

図1 ◆ 重症下肢虚血（CLI）の例
症例は73歳男性．
左）当科受診時，右第3-5趾の黒色壊死および周囲の発赤・疼痛を認めた．
右）バイパス術後，右第3-5趾を中足骨レベルで切断し，開放創とした．

1 一般的なクリニカルコースとそのポイントについて

● 一見「死に至らない病」だが，きわめて悪いCLIの生命予後

なぜ足という，一見，体の「主要臓器」ではない病気の終末期が問題になるのでしょうか．
それはCLIの症状が安静時痛や難治性潰瘍という非常に苦痛を伴うものであるだけでなく，その生命予後も非常に悪いからです．CLI患者の1年後の転帰は，死亡が30％にも及ぶと言われており，**CLIの5年生存率は40％程度**と言われています[1, 2]．

少し乱暴ですが，この5年生存率を「がんの統計'16」を用いて他のがんと比較してみます[3]（図2）．多くの限局性のがんのみならず，リンパ節転移を伴う一部のがん（胃がん・結腸がん・乳がん）よりも，生命予後が悪いことがイメージできるかと思います．さらに非常に興味深いことに，同じ動脈硬化性疾患である**急性心筋梗塞や脳梗塞の初回治療を生き延びたサバイバーと比較してもCLIの方が予後不良**です（5年生存率は急性心筋梗塞後で約80％，脳梗塞後で約60％と言われています[4, 5]）．ただし，CLIそのものが心筋梗塞や脳梗塞のように「発症時に致死的となる」ことはあまりなく，死因としては心血管イベント（心筋梗塞や脳梗塞など）が75％を占めると言われています[2]．

> **ここがポイント**
> 重症下肢虚血は苦痛を伴うだけでなく，生命予後がきわめて不良な疾患の1つである．

2 CLI特有の難しさ，他疾患との違い

CLIはこれほど生命予後が悪いにもかかわらず，がん診療のようにbest supportive careの概念は確立されていません（緩和ケアや終末期医療に対するガイドラインや一定のコンセンサ

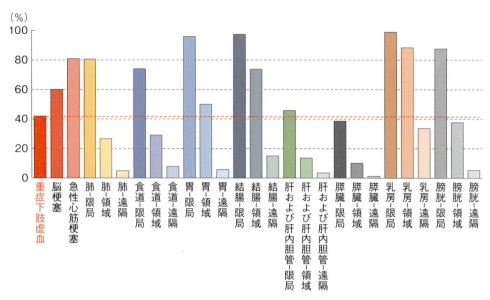

図2 ◆ 動脈硬化性疾患とがん（2006〜2008年）との5年相対生存率の比較
各がんの生存率は全国がん罹患モニタリング集計　2006〜2008年生存率報告を参考とした．
限局：原発臓器に限局している
領域：所属リンパ節転移（原発臓器の所属リンパ節への転移を伴うが，隣接臓器への浸潤なし）または隣接臓器浸潤
遠隔転移：遠隔臓器，遠隔リンパ節などに転移・浸潤あり
（文献3を参考に作成）

スはまだ存在しません）．そこで，CLIの標準診療を通じて，CLIの緩和ケア・終末期医療の必要性について検討したいと思います．

2016年のAHA/ACC（American Heart Association/American College of Cardiology：米国心臓学会/米国循環器学会）ガイドライン[6]，2017年のESC（European Society of Cardiology：欧州心臓病学会）ガイドライン[7]という欧米いずれのガイドラインにも明記されているCLIの治療の基本原則は，「**可能であれば，まずは外科的な血行再建術（バイパス術）もしくは血管内治療（カテーテル治療）を検討する**」ことです．そのため，バイパス手術などの外科的治療かカテーテルを用いた血管内治療による血行再建術が標準治療になります．加えて，潰瘍形成を伴うCLI患者の場合は，潰瘍の治癒のための治療が必要になります．この潰瘍治癒の達成までの間には，長期にわたり局所陰圧療法や外科的デブリドマンなどの多くの専門科による処置を要することも少なくありません（潰瘍の程度にもよりますが，通常，3〜4カ月を要します）．そのため，治療適応・選択の判断から虚血性潰瘍の治療の達成までの間，専門性の高い医療が必要となり続けます．これは非常に大事な点で，前述の欧米2つのガイドラインともに「**CLI患者を見つけたら，すみやかに専門チームに診せること**」を強く推奨しています．

では，認知症のために意思疎通困難な患者さんや，90代の寝たきりの患者さんに対しても，急性期病院に長期入院させ標準治療を実践し続ける，というのは果たして現実的でしょうか．

CLIの終末期医療・緩和ケアを検討するうえで厄介なのは，**CLIの標準治療そのもの**（血行

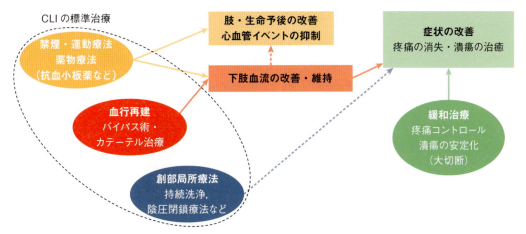

図3 ◆ CLI診療における緩和治療の位置付け（予想図）

再建）が症状緩和に大きく寄与することです．そのため，前述のCLIそのものが予後を規定する疾患ではないことと合わせると，「終末期・緩和医療の適応の判断基準」と「標準治療なしでの緩和治療の内容」の確立が非常に困難ということになります．これはがん診療と大きく異なる点であり，なかなかCLIのbest supportive careの在り方が検討されない要因かもしれません．

しかしながら，CLIの標準治療が血行再建という侵襲的治療を含む以上，全身状態が不良なため標準治療が困難という症例が出てくるのは必至であり，そのような症例に対する治療選択・治療内容の検討も必要と考えられます．

❸ 終末期を考慮したCLI診療 —誰でもできる対症療法の検討—

CLI患者の苦痛の原因は，「今現在，存在する安静時痛あるいは虚血性潰瘍」にあります．

これらの症状の緩和を直接の目的とした「どんな状態の患者に対しても，どこでも誰（非専門医）でも継続できる治療」がCLIの緩和ケア・終末期医療には必要なのではないでしょうか（図3）．

ここではあえて，血行再建も大切断もできない患者を想定して，多くの医療施設で実践できるであろう「CLIの症状緩和のための対症療法」を検討したいと思います．

1）疼痛コントロール

CLI関連のガイドラインのなかの記述は非常に限られていますが，まとめると以下の通りになります[1,2]．

① 患者の疼痛の程度，適切な疼痛の軽減を評価するべきである．

② まずはアセトアミノフェン，NSAIDsから開始すべきだが，NSAIDsは効果がないことが多く，オピオイドが必要になることが多い（NSAIDs使用は，高血圧，腎機能障害合併患者の際には注意が必要）．

③ 通常，鎮痛薬の頓用よりも定期使用の方がより効果的である．

④ 体位が患肢に影響することもあるため，ベッドを傾けることが疼痛軽減に有用な場合もある．

⑤ CLI患者はしばしば抑うつ状態にあるため，抗うつ薬が疼痛コントロールを改善する可能性がある．

実際の処方例

① アセトアミノフェン（200 mg） 1回2錠 1日3回

② トラマドール/アセトアミノフェン配合錠 1回1錠 1日4回

③ プレガバリン（25 mgもしくは75 mg） 1回1カプセル 1日1回眠前

④ デュロキセチン（40 mg） 1日1回 朝食後

虚血による疼痛は非常に強く，しばしばコントロールが困難です．疼痛そのものの改善には，末梢神経ブロックが痛みを強力に改善すると同時に随伴する交感神経をブロックすることによる血流改善効果が期待でき有用とも言われていますが[7]，侵襲的であり，またペインクリニックという専門科が必要になります[8]．

通常診療の範囲では，筆者は，CLI患者は腎機能障害例も多いことからNSAIDsを使用することはほとんどなく，上記の ① や ② の処方を基本としています．また，糖尿病の合併例などで神経障害性疼痛の関与も考えられる疼痛（「うずくような」「ビーンと走るような」「しびれたような」といった不快な痛みやアロディニア）の場合には，③ や ④ の処方を追加することもあります[9, 10]．

筆者は実際にモルヒネやフェンタニル貼付剤を使用に至った経験はありません（これは，標準診療のなかでは，本職の血行再建により疼痛の改善を得られることや，また疼痛コントロールが不能な場合は虚血や感染の程度がひどいことが多く，肢切断の実施に至っていることが背景にあると思われます）．

CLIの疼痛は，非がん性の慢性疼痛の1つでありオピオイドの使用も許容されるとは思いますが，個々の病状・疼痛の性状や心理的要因も加味した鎮痛法の選択が肝要と考えられます．

2) 潰瘍の安定化

血行再建を行わなかった場合の潰瘍の扱いに関しては，ガイドライン上の記述はさらに限られますが，まとめると以下の通りになります[1, 2]．

① （血行再建に先立ち）非接着性のガーゼで治療し，圧やズレの負荷を除去するべきである．

② 圧やズレの負荷からの除去は，靴の調整や，装具，採型技術で達成される．

③ 感染を避ける．

④ 十分な血流を確保できていなければ，むしろ乾燥させて感染を予防することも治療選択肢としてあげられる．

①，②に関しては，いわゆる**除圧**であり，褥瘡対策を実践している医療現場では可能です．虚血性潰瘍固有の問題点としては③，④になり，**治癒の見込みがないなかで「乾燥した」「感染を伴わない」潰瘍へと誘導する方法が必要**ということになります．この潰瘍の乾燥化は，auto–amputation（いわゆる「ミイラ化」させての自然脱落）にも用いられますが，**「意図的に乾燥させる」ための標準治療**というものはありません．しかしながら，治癒をめざす「湿潤」療法のための適切な外用薬や被覆材の選択に関する指針はあり，ここから逆説的に検討することはできます．

抗菌作用を有する外用薬としては，軽微な細菌感染を伴う糖尿病性潰瘍でも用いられるスルファジアジン銀，カデキソマー・ヨウ素軟膏・外用散，ポピドンヨードシュガーがあげられます[11]．スルファジアジン銀含有クリーム（ゲーベン®クリーム）は，感染には強いのですが，壊死組織を軟化させてしまうため，乾燥化には不向きです．カデキソマー・ヨウ素（カデックス®）軟膏・外用散，ポピドンヨードシュガー（ユーパスタ®）はいずれも含有するヨウ素により抗菌作用を示します．カデキソマーはポリマー粒子による滲出液の吸収により創部を乾燥させるのに有用ですが，洗浄時に古いポリマー粒子をよく洗い流す必要があり注意が必要です．ポピドンヨードシュガーは，基剤であるマクロゴール軟膏および白糖が滲出液を吸収してくれるため，一般に滲出液が多い深い創傷に用いられ，また比較的安価です．

被覆材は，「創が乾燥し湿潤環境を維持できない」とされる（創部の乾燥化にはうってつけの）ガーゼがあります．

これらのことから，**「感染に強くかつ創部を乾燥させる目的で簡便に継続できる処置」**としては**「ポピドンヨードシュガー塗布＋ガーゼ保護」**が理にかなった選択肢であると考えられます．逆に，虚血の改善を得ていない潰瘍に対する湿潤療法は，最適な湿潤状態を得られる保証がなく，**不適切な湿潤環境はかえって感染を誘発する可能性**があります[12]．

症例の経過・その後

「足がヘビにガジガジ食べられている」という喪失した足趾の疼痛の訴えは幻肢痛と判断し，もともと定期内服していたトラムセット配合剤に加え，プレガバリン（リリカ®カプセル）75 mg 1カプセル1日1回眠前の内服を開始しました．せん妄に対しては，リエゾンチームにコンサルトし，糖尿病の合併・維持透析中であることも考慮し，ペロスピロン（ルーラン®）4 mgを1日1回眠前の内服を開始しました．疼痛は消失し，夜間の入眠も良好となり，創部処置およびリハビリテーション継続目的に術後34日目に他院転院となりました．しかしながら，転院後14日目，昼食後の日中14時，心肺停止の状態で看護師に発見され，蘇生を試みられるも反応なく突然死となりました．

本症例は，術後疼痛・せん妄に対する治療の最適化を図り，その効果の確認ができた症例です．最終的には亡くなってしまいましたが，周術期からの肉体的・精神的苦痛に対する積極的な治療介入は，生命予後が不良であるCLI患者のQOLの改善に寄与し，緩和ケア・終末期医療の一端を担うのではないか，と筆者は考えます．

まとめ

本稿では，現行のガイドラインから逸脱しないよう消去法的にCLIの終末期医療の在り方を検討させていただきました．

高齢社会化が進行するなかで，CLI診療においても，血行再建という標準治療の適応が困難な症例は増加すると予想されます．しかしながら，動脈硬化性疾患を主に扱う循環器領域では，心不全を除くと終末期医療に関する議論はほとんどなされていないのが現状です．CLIは，生命予後不良であるがそれ自体が直接死に至る疾患でなく，標準治療が症状緩和に寄与するという，がんや心不全とは大きく趣の異なる疾患です．そのため，他の領域からの転用ではない，CLIに特化した緩和ケア・終末期医療のエビデンスとコンセンサスの構築が望まれます．

◆ 文 献

1）「末梢閉塞性動脈疾患の治療ガイドライン（2015年改訂版）」（日本循環器学会，他/編），2015
http://www.j-circ.or.jp/guideline/pdf/JCS2015_miyata_h.pdf

2）Norgren L, et al：Inter-Society Consensus for the Management of Peripheral Arterial Disease（TASC II）. J Vasc Surg, 45：S5-67, 2007

3）「全国がん罹患モニタリング集計 2006-2008年生存率報告」（国立研究開発法人国立がん研究センターがん対策情報センター），国立がん研究センター，2016
https://ganjoho.jp/data/reg_stat/statistics/brochure/mcij2006-2008_report.pdf

4）「虚血性心疾患の一次予防ガイドライン（2012年改訂版）」（日本循環器学会，他/編），2012
http://www.j-circ.or.jp/guideline/pdf/JCS2012_shimamoto_h.pdf

5）Benjamin EJ, et al：Heart disease and stroke statistics—2017 update: A report from the american heart association. Circulation, 135：e146-e603, 2017

6）Gerhard-Herman MD, et al：2016 AHA/ACC Guideline on the Management of Patients With Lower Extremity Peripheral Artery Disease: A Report of the American College of Cardiology/American Heart Association Task Force on Clinical Practice Guidelines. Circulation, 135：e726-e779, 2017

7）Aboyans V, et al：2017 ESC Guidelines on the Diagnosis and Treatment of Peripheral Arterial Diseases, in collaboration with the European Society for Vascular Surgery (ESVS)：Document covering atherosclerotic disease of extracranial carotid and vertebral, mesenteric, renal, upper and lower extremity arteriesEndorsed by: the European Stroke Organization (ESO) The Task Force for the Diagnosis and Treatment of Peripheral Arterial Diseases of the European Society of Cardiology (ESC) and of the European Society for Vascular Surgery (ESVS). Eur Heart J, 39：763-816, 2018

8）日本ペインクリニック学会ホームページ https://www.jspc.gr.jp

9）「非がん性慢性疼痛に対するオピオイド鎮痛薬処方ガイドライン改訂第2版」（日本ペインクリニック学会/編），2017

10）「神経障害性疼痛薬物療法ガイドライン改訂第2版」（日本ペインクリニック学会/編），2016

11）「創傷・褥瘡・熱傷ガイドライン3：糖尿病性潰瘍・壊疽ガイドライン」（日本皮膚科学会/編），2017
https://www.dermatol.or.jp/uploads/uploads/files/3.diabetic_ulcer_GL.pdf

12）「創傷・褥瘡・熱傷ガイドライン1：創傷一般ガイドライン」（日本皮膚科学会/編），2017
https://www.dermatol.or.jp/uploads/uploads/files/guideline/wound_guideline.pdf

Profile

井上健太郎　Kentaro Inoue

国際医療福祉大学病院 血管外科

専門：血管外科

「足は，人間工学上の傑作であり，最高の芸術作品である」．これはレオナルド・ダ・ヴィンチの言葉です．本稿が，そんな芸術とも称される「足」の診療の一助になれば幸いです．

第2章 疾患別の終末期 わかっていることvsいないこと

12 血液疾患の終末期

牧山純也

Point
- 血液疾患の終末期像は，多様な病態を反映してさまざまな臨床像を呈する
- 血液疾患では，支持療法（輸血，感染症対策など）が在宅療養やホスピス・緩和ケア病棟入院の障害となる
- 緩和的化学療法が有効な場合が多く，予後予測が困難である
- 早期から緩和ケアチームと密に連携し，苦痛症状の緩和と療養環境の調整を行う必要がある

Keyword 血液疾患　支持療法　予後予測

はじめに

　血液疾患はその多くが悪性腫瘍であり，終末期ケアを必要とする場面が多いです．しかしながら，他疾患に比べ，専門的緩和ケア施設への紹介が少なく，急性期病棟やICUでの死亡が多いことが報告されています[1]．本稿を読んで，血液疾患の終末期の特徴，その問題点などに関して理解を深め，適切な緩和ケアの提供につなげていただければ幸いです．

81歳女性．
主訴：特記なし．
家族構成：長女夫婦と6人で一戸建て同居．キーパーソンは長女，夫．
現病歴：X-3年発症の慢性骨髄単球性白血病に対してアザシチジン14サイクル施行するも不変であり，ヒドロキシカルバミドを用いた白血球数コントロールを行っていた．X-1年12月頃より発熱を認め，受診時の血液検査で白血球数71,800/μL（芽球14.5％）と増加を認めた．精査の結果，急性骨髄性白血病への進展と考えられた．同月中旬より，減量したイダルビシン＋シタラビンによる寛解導入療法を開始した．芽球はいったん減少したが，再び増加し，原疾患再燃の診断となった．患者本人・ご家族からは内服による加療と緩和ケアの希望があり，X年1月より，経口抗がん剤であるエトポシド50 mg/日内服を行いつつ，今後の方針検討のために，同月下旬に当院入院となった．

① 一般的なクリニカルコースとそのポイントについて

血液疾患の終末期はその疾患により多様な病態・症状を呈します．この項では代表的な血液疾患である急性白血病・骨髄異形成症候群，悪性リンパ腫，多発性骨髄腫に関して解説を行っていきます．

1) 急性白血病・骨髄異形成症候群

急性白血病とは，分化・成熟能が障害された幼若系細胞のクローナルな自律性増殖を特徴とする血液疾患です．一方，骨髄異形成症候群とは，造血細胞の異常な増殖とアポトーシスによる無効造血を特徴とした単クローン性の疾患で，急性骨髄性白血病へ移行しやすい前白血病状態の特徴も併せもちます．このため終末期では，**正常造血機能低下による症状**を呈することが多いです．すなわち，芽球（白血病細胞）の増加に伴う，**発熱，関節痛，倦怠感**だけでなく，好中球減少による**易感染性状態**，貧血による**呼吸困難感，倦怠感，動悸，頭痛**といった症状，そして血小板減少による**出血傾向**などです．

2) 悪性リンパ腫

悪性リンパ腫は，白血球の一種であるリンパ球が腫瘍化したものです．しかし，悪性リンパ腫と一概に言っても低悪性度から高悪性度のものまであり，またリンパ節病変だけではなく消化管や骨髄などの節外病変にまで及ぶこともあり，非常に多様な病態・症状を呈します．このため終末期では**局所病変における症状**や**細胞性免疫・液性免疫の低下に伴う感染症**などを呈することが多いです．すなわち，浸潤臓器の腫大による疼痛，消化管浸潤がある場合には潰瘍病変を形成することによる出血，腹腔内病変がある場合には腫瘍自体の壁外性圧迫による腸閉塞などを認めることがあります．また免疫不全に伴い，一般細菌感染症以外にも**真菌感染症，ニューモシスチス肺炎，サイトメガロウイルス感染症**，また**結核**などを呈することもあります．

3) 多発性骨髄腫

多発性骨髄腫とは，Bリンパ球から分化した形質細胞の単クローン性増殖と，その産物である単クローン性免疫グロブリン（M蛋白）の血清・尿中増加により特徴づけられる疾患であり，**高カルシウム血症，腎不全，貧血，骨病変，過粘稠症候群，液性免疫低下に伴う感染症**など非常に多様な病態・症状を呈します．終末期でも同様に，**貧血に伴う症状，骨病変による疼痛，免疫不全に伴う一般細菌感染症，真菌感染症，ニューモシスチス肺炎などの日和見感染症**，そして**M蛋白の増加に伴う血栓症**などを認めることがあります．

② 血液疾患特有の難しさ，他疾患との違い

これまでに述べてきたように，血液疾患は他疾患の場合よりも造血不全に伴う症状を認めることが多く，そのなかでも特に問題となるのが，**貧血・血小板減少に対する輸血適応**です．一般的に赤血球濃厚液輸血の適応としてはヘモグロビン値7 g/dL以下，血小板濃厚液輸血の適応としては血小板数1万/μL未満が1つの目安とされています（ただし経過や症状の有無などで

表1 ◆ 緩和ケアにおける非緊急性の輸血

適応
一般に，次の基準すべてに適合しているときに行うべきである
● 貧血に起因した症状，例えば，労作時に疲労感，無力感，息切れが起こり，
・それらが患者にとり煩わしい
・日常活動を制約する
・輸血により是正できる可能性がある
● 輸血の効果が得られ，その効果が少なくとも2週間持続すると期待できる
● 患者が輸血とそれに必要な血液検査を受け入れている

禁忌
● 既往の輸血で利益が得られていない
● 状態からみて，患者の死が差し迫っている（超終末期である）
● 患者の死を遅らせるだけという表現があてはまる輸血である
●「何かをしなくてはならない」と思う家族からの要求を根拠とした輸血

（文献4より引用）

考え方は異なります）[2,3]．しかしながら，終末期がん患者に対する輸血基準を明示したものは少なく（表1）[4]，ホスピス・緩和ケア病棟では輸血の継続自体が困難です．また，輸血依存であることから，希望しても在宅療養へ移行できず入院継続を余儀なくされることも多いです．輸血をいつまで行うか？はいつも議論に上がるところです．緩和ケア領域における赤血球濃厚液輸血は貧血に関連した症状緩和に有用と考えられてはいますが，輸血に関連した有害事象のリスクなども懸念されます[5]．輸血を行うことでの，頻回な血液検査，末梢静脈ルートの確保など患者に苦痛を強いることもあり，そのメリット・デメリットを評価して検討することが必要です．メリットが上回る場合には，輸血が継続できる環境を早期から準備する必要があります．最近では，在宅医療でも輸血の必要性が認識されつつあります[6]．

また，血液疾患は他疾患と比較して，緩和的化学療法が有効な場合が多い，敗血症や出血による急変が多いなど**予後予測が困難**であることが緩和ケア紹介率を低くしているのではないかと考えられています．予後予測に関しては，palliative prognostic score（PaP）[7,8]，palliative prognostic index（PPI）[9]などさまざまなツールが開発されています．これらはもともと固形腫瘍を対象にして作成されていましたが（2章2参照），最近の報告ではPaP，PPIは終末期血液疾患においても有用な予後予測ツールであることが確認されています[10,11]（表2, 3）．これらは単施設での後向きの検討ですが，血液疾患においても適切な予後予測が可能となれば，終末期ケアの質をより高いものにすることができると思われ，多数例での前向きの検討が必要と考えられます．

ここがポイント　感染症

　いずれの血液疾患に共通する合併症として感染症があります．原疾患や化学療法後による好中球減少以外にも，細胞性免疫や液性免疫の障害や治療強度の高い化学療法を施行された場合での皮膚や粘膜といった生理的バリアの障害もみられ，複雑な免疫不全下での感染症対策が求められます．すなわち，一般細菌感染症だけではなく，アスペルギルス属やカンジダ属などに代表される真菌感染症，さまざまなウイルス感染症，ニューモシスチス肺炎，また発熱性好中球減少症などに関する知識・対策が必須となります．

表2 ◆ palliative prognostic score（PaP）の予後予測精度

	予測生存期間（日）	PaPカットオフ値	感度（％）（95％信頼区間）	特異度（％）（95％信頼区間）	陽性的中率（％）（95％信頼区間）	陰性的中率（％）（95％信頼区間）	正診率（％）（95％信頼区間）
全血液悪性疾患	21	9.0	91.7 (76.3-97.7)	83.3 (52.6-95.3)	91.7 (76.3-97.7)	83.3 (52.6-95.3)	88.9 (68.4-96.9)
	30	5.5	72.7 (54.4-80.1)	85.7 (57.0-97.2)	88.9 (66.5-97.9)	66.7 (44.3-75.6)	77.8 (55.4-86.7)
白血病および多発性骨髄腫	21	9.0	80.0 (64.2-94.2)	50.0 (10.5-85.4)	80.0 (64.2-94.2)	50.0 (10.5-85.4)	71.4 (48.9-91.7)
	30	5.5	60.0 (37.0-60.0)	100.0 (42.5-100.0)	100.0 (61.7-100.0)	50.0 (21.2-50.0)	71.4 (38.6-71.4)
悪性リンパ腫	21	9.0	100.0 (80.2-100.0)	100.0 (65.4-100.0)	100.0 (80.2-100.0)	100.0 (65.4-100.0)	100.0 (74.8-100.0)
	30	5.5	83.3 (56.5-95.3)	80.0 (47.8-94.3)	83.3 (56.5-95.3)	80.0 (47.8-94.3)	81.8 (52.5-94.9)

（文献10より引用）

表3 ◆ palliative prognostic index（PPI）に基づいた生存と死亡割合

	症例数（％）	死亡数（％）	生存期間中央値（日）（95％信頼区間）	調整済みハザード比（95％信頼区間）	P値
全患者	217 (100)	204 (94.0)	16 (11.4-21.4)	−	−
PPI					
Good prognosis（score 0-4）	52 (24.0)	44 (84.6)	49 (38.4-59.6)	1	reference
Intermediate prognosis（score 4.5-6）	33 (15.2)	30 (90.9)	15 (9.3-20.6)	1.73 (1.07-2.80)	0.026
Poor prognosis（score＞6）	132 (60.8)	130 (98.5)	7 (4.7-9.3)	3.40 (2.31-4.98)	＜0.001

（文献11より引用）

症例の経過・その後

　患者本人・家族ともに内服による化学療法は希望されるが，点滴による化学療法の希望はなかった．エトポシド内服加療を継続しつつ，適宜赤血球濃厚液・血小板濃厚液輸血を行った．定期的な輸血療法が必要な状態ではあったが，病勢コントロールは比較的良好であったため，輸血対応ができれば退院可能と判断した．そこで輸血対応可能な在宅医・訪問看護を調整し，X年2月中旬に退院した．病勢悪化のために当院救急搬送となるまでの約1カ月間，家族とともに自宅で過ごすことができた．

まとめ

　血液疾患は一部で治癒を望めるものもありますが，その大半は依然として難治性です．その終末期は多様で，支持療法として輸血や感染症対策が特徴的です．特に在宅輸血はまだ一般的ではなく，輸血が必要な患者の在宅療養が実現しにくい一因となっていますが，その必要性も認識されつつあります．血液疾患の場合，予後予測が困難であることなどから，苦痛症状の緩

和だけでなく人生の最終段階の意思決定支援を含む適切な緩和ケアの提供が難しいことが多いです．このため，診断後早期から，緩和ケアチームと血液内科医とが密に連携していくことが重要であると考えます．

【謝辞】

　本稿を書くにあたり，東京大学医科学研究所附属病院緩和医療科 島田直樹先生，藤原紀子看護師には貴重なご意見をいただきました．この場を借りて心より感謝申し上げます．

◆ 文　献

1) Hui D, et al：Quality of end-of-life care in patients with hematologic malignancies: a retrospective cohort study. Cancer, 120：1572-1578, 2014

2) 厚生労働省医薬食品局血液対策課：「輸血療法の実施に関する指針（改定版）」，2014
http://www.mhlw.go.jp/new-info/kobetu/iyaku/kenketsugo/5tekisei3a.html

3) 厚生労働省医薬食品局血液対策課：「血液製剤の使用指針（改定版）」，2017
http://www.mhlw.go.jp/stf/seisakunitsuite/bunya/0000159893.html

4) 「トワイクロス先生のがん患者の症状マネジメント第2版」（Twycross R, et al著，武田文和/監訳），医学書院，2012

5) Chin-Yee N, et al：Red blood cell transfusion in adult palliative care: a systematic review. Transfusion, 58：233-241, 2018

6) 東京都輸血療法研究会，東京都福祉保健局：「小規模医療機関における輸血マニュアル」，2017
http://www.fukushihoken.metro.tokyo.jp/iryo/k_isyoku/yuketsu-manual.html

7) Maltoni M, et al：Successful validation of the palliative prognostic score in terminally ill cancer patients. Italian Multicenter Study Group on Palliative Care. J Pain Symptom Manage, 17：240-247, 1999

8) Glare PA, et al：Diagnostic accuracy of the palliative prognostic score in hospitalized patients with advanced cancer. J Clin Oncol, 22：4823-4828, 2004

9) Morita T, et al：The Palliative Prognostic Index: a scoring system for survival predictionof terminally ill cancer patients. Support Care Cancer, 7：128-133, 1999

10) 浦浜憲永，他：終末期血液悪性疾患患者に対してPalliative Prognostic Scoreを用いて予後を予測することの妥当性と有用性．Palliative Care Research, 11：321-325, 2016

11) Chou WC, et al：The application of the Palliative Prognostic Index, charlson comorbidity index, and Glasgow Prognostic Score in predicting the life expectancy of patients with hematologic malignancies under palliative care. BMC Palliat Care, 14：18, 2015

牧山純也　Junya Makiyama

Profile

東京大学医科学研究所附属病院 血液腫瘍内科
専門：臨床血液学，HTLV-1感染症，悪性リンパ腫，がん薬物療法，緩和医療
2006年長崎大学医学部卒業後，血液疾患の診療・研究・教育に従事してきました．2017年6月より縁あって，東京大学医科学研究所附属病院血液腫瘍内科で引き続き診療・研究・教育に従事させていただいています．シームレスな緩和ケアが提供できる血液内科医をめざし，日々尽力していきたいと思います．

第2章 疾患別の終末期 わかっていることvsいないこと

13 小児の終末期
①小児がんの場合

森 尚子

Point
- 小児がんは長期間の化学療法により，出血・感染・粘膜障害を合併しやすい
- 小児がんの治療医は，がん治療だけでなく終末期の意思決定支援を担う
- 希望とは死を否定することではない．思いやりと気遣いが真の希望となる

Keyword 小児がん　意思決定支援　寄り添い支えるケア

はじめに

　小児がんでは，治る・治らないにかかわらず，がん治療自体が成人のがんに比べて長く[1]，かつ初診〜終末期まで同じ主治医が担当するため，患児・家族と主治医の心理的距離が近くなりやすいのが特徴です．また，小児科医は基本的に子どもが好きなため，自分が担当する患児に対して，1人の患者としてだけではなく，まるで自分の弟や妹のような親近感を抱いている場合があります．そのため，自分の担当する児の治療が功を奏さず，終末期に向かっているとき，頭では理解できても心では受容できず，効果が低くてもぎりぎりまで抗がん剤を投与し続けてしまうことがあります．また，児のご両親も，終末期での十分な説明と話し合いがなければ，苦痛症状を緩和し，少しでもQOLの高い生活を提供しようとする医師よりも，何らかの抗がん治療をしてくれる医師の方を「この医師は諦めずに治療をしてくれる」と，より誠実だと思ってしまうこともあるのです．

　さらに，小児がんの場合，成人のがんとは異なり，再発しても，がん種によっては集学的治療が奏効し再寛解が得られることもあるため[2, 3]，根治目的の化学療法と緩和的化学療法との線引きが難しい場合があります．その一方で，小児がんは骨髄転移を起こすものが多いうえ，長期間の化学療法による強い骨髄抑制も加わって，出血や感染症，粘膜障害などQOLを損なう複数の問題を抱えていることが多く，**引き際の判断を誤ると，がんによる苦痛だけでなく化学療法による強い毒性にも苦しみながら死を迎えてしまいます．**

　こうした理由から，小児がんの治療医は，化学療法の専門家であるのみならず，緩和ケアに関する十分な知識・スキルと，終末期における患児・家族の意思決定支援の専門家であることが強く望まれます．本稿では，こうした医療現場における課題と向かうべき方向性について解説します．

事例①

　Aちゃんは，高校2年生の女の子です．腹壁にできた未分化肉腫という小児がんで，発病時にすでに腹膜播種がみられました．約1年間治療を行って，いったん寛解になりましたが再発し，直径約30 cmの巨大な腫瘤が横隔膜を上方へ押し上げ，呼吸困難感を訴えています．腹膜播種により小腸閉塞も起こしており，排液目的の胃チューブが留置されていますが，勢いよく嘔吐することが多くなってきました．喉がとても渇くので1日に5〜6 L飲水し，そのたびに嘔吐しています．これまでの治療の影響で，末梢血の白血球数は300/μL，週に2〜3回赤血球と血小板を輸血しています．粘膜は荒れ，歯磨きをしようとすると歯茎から出血し，舌にはたくさんの口内炎ができ，話すこともつらい様子です．この2カ月間，病室の外へ出たことはなく，毎晩お母さんが泊まって看病していますが，夜中も何度も起きては水を飲み，大量に嘔吐するAちゃんの姿に，お母さんはいたたまれない気持ちになってきました．「もう少し楽に過ごす方法はないのだろうか…．せめて夜だけでも眠れるようにしてあげたい．この体に抗がん剤を入れるのはもう可哀想…」と．一方，本人は「治るなら頑張る」と言っています．

　がん専門病院の主治医は，本人とご両親へ「去年認可されたばかりの新しい抗がん剤があります．これを使えばもう少し腫瘍を縮小できるかもしれません．さっそく今週からはじめましょう．がんを少しでも小さくすることが一番です」と話し，化学療法を継続する方針です．根治の可能性がないことは両親だけが聞いており，本人は知りません．

事例②

　Bくんは，中学1年生の男の子です．右上顎にできた横紋筋肉腫という小児がんで，約1年間，化学療法・手術・放射線治療を受けましたが効果がなく，約1カ月前から在宅で過ごしています．最近，腫瘍が口腔内から顔面，眼の周囲まで広がって，話すことも食べることもできなくなってしまいました．目は左目だけなんとか開けられます．聴覚と触覚は保たれていますが，腫瘍量が多いため体力は日に日に低下しています．

　顔面に広がる腫瘍からはじわじわと出血が続いています．痛みや吐き気などの苦痛症状は，薬でかなり和らげることができましたが，見えづらい・話せない・食べられない状況のなかで，児に満足してもらえるほどの安らかな時間を，悲しいかな，提供できていないと訪問医も感じています．しかし，児の内臓に大きな障害はないため，腫瘍からの出血による貧血を是正してさえいれば，もう1〜2カ月程度命を長らえさせることができるかもしれません．ただその場合，腫瘍は頭頸部や顔面を覆い尽くし，耳を覆えば聴力も失い，最終的には気道の完全閉塞に至り，窒息死してしまいます．しかし，愛する子どもを目の前にして，家族は「親にとって，子どもはどんな姿になっても可愛いんです．1日でも長く生きていてほしいんです．もう一度病院へ戻るので輸血をしてください」と訪問医に依頼しました．

❶ 小児がん患者の意思決定支援における医師の役割

　　事例①の主治医は，非常に優秀ながん治療医です．何回再発しても，そのたびに最善の化学療法を選択し行ってきました．主治医は，去年認可された抗がん剤を使用しても効果がなかったら化学療法を中止するつもりでいましたが，お母さんは「それを試せるほど娘に体力は残っていない．何人も抗がん剤治療中に急変して亡くなる子を見てきた．できれば家に連れて帰りたい．このまま家から遠い病院で，家族がバラバラになったままで終わらせたくない」と思いはじめていました．しかし主治医に気持ちを話すことができません．

　　もしあなたが研修医で，この主治医に指導を受けながらAちゃんを担当している医師だとしたら，この状況のなかでどう行動しますか？

　　患児や家族が求めているのは，厳しい状況のなかで，残された人生をよりよく生きるために，判断に必要な医学的情報を自分たちにわかる言葉で説明してくれ，一緒に悩み，おのおのがおのおのの役割において最善を尽くし，1日1日の大切な時間を，ともに創りあげていってくれる医師です．事例①の主治医は，「自分は化学療法の専門家であって，緩和ケアの専門家ではない」と思っていました．そのため，Aちゃんのためにできる最善のこと＝可能な限り有効な化学療法を施すこと，と捉えており，未使用の抗がん剤を残したままで化学療法を中止することは，自分の責任を途中で放棄することだと感じていたのです．しかし，本当にそうでしょうか？大切なことは，**主治医が「自分は精一杯やった」と自己満足することではなく，Aちゃんとその家族が「よかった」と感じられることではないでしょうか．**

　　Aちゃんを中心に考えた場合のやりとりは，例えば「まだ使用していない抗がん剤としては，去年認可されたばかりのXがあります．Xを使うことでお腹の腫瘍が一回り小さくなる可能性があり，そうすれば，今は完全な腸閉塞になっている小腸が，一時的に水分くらいは通るようになるかもしれません．ただ，副作用として血液を造る力が低下するので，今よりも輸血の回数は増えます．口内炎もなかなか治らない可能性が高いです」というように，必要な情報を提供します．これに対し，両親が「一回り小さくなっても，また大きくなりますよね？水分が摂れるようになる期間はどれくらいですか？すぐに元通りになってしまうなら，もうこれ以上つらい思いはさせたくないんですが…」と質問するかもしれません．Aちゃんも，「その薬をやれば治るの？」と核心に触れる質問をするかもしれません．こうして，必要な情報を提供しながら，一緒に最善の道を探っていく姿勢が大切です．

❷ 患児にとっての利益と，家族にとっての利益が衝突したとき

　　そしてさらに重要なこととして，主治医は，心理的に受け入れ難くても，やがて訪れる患児の死を考えることから逃げ出さず，「死を受容」し，その死から時間を逆算して，「今この子に提供できる最善の時間の過ごし方は何だろうか？」と考え，患児・家族に寄り添い，意思決定を支援していかねばなりません．また，成人と違い小児の場合には，**親がこう在りたいと思う在り方と，子どもがこう在りたいと思う在り方が一致しているのかどうかも考える必要があり**

ます.

　例えば事例②のような状況のとき，あなたが訪問医ならどうするでしょうか？わが子と少しでも長く一緒にいたいという親御さんの思いはとてもよく理解できるでしょう．しかし，いずれ窒息死というきわめて苦痛の大きい最期が訪れることを医師として知っていながら，そして日に日に児の苦痛が増していくなかで，輸血による延命治療を思慮なくいつまでも行うことは，本当にその子のためになるのでしょうか．さらに，「もう1回病院に戻って輸血をしたい」というのはBくん自身の希望なのでしょうか？

　ここで重要な概念として，child and family-centered care（CFCC）に触れたいと思います．CFCCは，意思決定を求められるさまざまな場面で，子どもと家族を中心として，その価値観や希望を尊重し，子どもと家族ができるだけ「自分らしく」いられるよう，医療者とともに考え実践していくケアのことです．注意点として，子どもだけでなく子どもを支える家族も包括してケアの対象としますが，最も中心に考えるのは子ども自身の価値観や希望です．そのため，子どもと家族の間で齟齬が生じる場合は，医療者が架け橋となり，これから行おうとしているケアや治療方針が本当に本人の希望に沿っているものか，家族や医療者の思いが優先されていないか，よく検討し，状況によっては医療者が子どもの立場に立って，家族の思いが本人の希望に沿うように支えていく必要があります．

　事例②では，Bくんは輸血を希望していませんでした．自分の顔を毎日手で触って涙ぐんでいたため，お母さんは家中の鏡を片付けてしまいました．

事例①のその後

　お母さんは悩みましたが，化学療法が根治目的ではないことをAちゃんに伝え，どうしたいか尋ねました．Aちゃんは薄々気づいていたようで，大泣きしましたが，「それなら家に帰りたい．家でもっと楽に過ごしたい」と話し，退院しました．訪問医の苦痛緩和を受け，嘔気が軽減した数日の間に友人とも会い，約2週間後に穏やかに亡くなりました．

事例②のその後

　腫瘍がどんどん顔面を覆いはじめたある日，Bくんがホワイトボードに書いた「もうつらい」という言葉にご両親はハッとしました．そして「先生のおっしゃっている意味がようやくわかりました…．この子のつらさよりも，無意識に自分のつらさを優先してしまっていたんですね」と泣きながら話され，輸血を控え，病気の自然な経過として緩徐に貧血が進むことを受け入れ，できるだけ穏やかに過ごせるよう，精一杯Bくんを支え続けることとなりました．その後，かろうじて片目を開けられている間に，BくんはTVの料理番組を何度も見て，ご両親にグラタンをつくりました．自分は食べることができないけれど，親に恩返しがしたかったそうです．お母さんはお父さんが帰ってくるまで待ち，2人で泣きながらグラタンを食べました．Bくんは最期まで自宅で家族と過ごしました．

ロゴセラピー※の創始者であるフランクル（Frankl）がその著書「死と愛（原題：医療における魂（精神）のケア）」[4]のなかで述べているように，まことに相手を愛しているのなら，「どんな姿になってもそばにいてほしい」という自分の望みよりも，そしてそれが報われないという苦痛に耐えてでも，愛する者にとっての利益を優先させることができるはずなのです．つらい・悲しいのは自分なのか，それとも患児なのか，主治医も家族も常に立ち止まって考える必要があります．

❸ 子どもは死をどこまで理解できるか

実は，6歳前後の子どもでも，自分の罹っている白血病の深刻さ・予後を理解できるとされています．そして，子どもが死について話そうとしないのは，死を理解できないからではなく，親の苦痛を察し気遣っているためなのです[5]．

筆者は，7歳の小児がんの子どもが，近づきつつある自分の死についての質問（「ねぇ，○○（児の名）はね，もうすぐ天国に行くんだよ．天国ってどんなところかなぁ．先に向こうに行ってる○○くんにも会えるかなぁ…？」）を，両親に聴こえる位置で，ペットに向かって語りかけていたというエピソードを児の母から聞いたことがあります．母は，「私がその話題を避けていたからでしょうか…．でも，どうしてもその話はしたくなかったんです．その話をすることは，治ることを諦めたことになる気がして…」と話されました．

子どもは，大人が考える以上に直観力や理解力に優れており，大人の嘘や言い訳をいとも簡単に見抜いてしまいます．そして，自分に本心を語ってくれないと悟ると，子どもはその大人に質問すらしなくなってしまうこともあります．その結果，自分の周りに本心を話せる人が誰もいなくなり，子どもは自分の病状や死に対する不安・恐怖を誰とも分かち合えず，独りでその苦痛を背負わざるを得なくなってしまうのです．ここでもまた，死の話をするのがつらいのは児なのか，それともその話を受け止める自分（主治医や家族）がつらいのかをよく考える必要があります．

❹ ともに在るということ

希望を最後までもつということは死を否定することではありません．死について考えることは，生きることの諦めではなく，むしろ今の生を最も輝かせるために必要なことなのです．

死生学の研究で有名な清水哲郎氏は，「希望を最後までもつ」とは，「現実への肯定的な姿勢を最後まで保つ」ということであり，死を肯定するとしても，それが生きつつある生を一歩踏み出した先が死であろうともよいのだという前向きな姿勢のことである，と述べています[6]．そしてこの肯定的な姿勢の源は，「自分は独りではなく，一緒に今の自分の生を生きてくれる人がいる」という思いから生まれるとし，死に直面している患者と，医療者が，家族が，友人が，どこまでともに在るかが鍵なのだと述べています．

※ ロゴセラピー（意味による癒やし）：人が，自らの「生の意味」を見出すことを援助することで心の病を癒やす心理療法で，心理学・哲学・人間学の3領域にまたがる理論体系

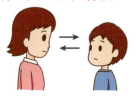
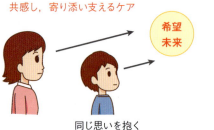

図 ◆ コミュニケーションの在り方

　そして，このような在り方を考えるとき，互いに向き合った閉じられた関係（図A）ではなく，同じ思いを共有し，相手が見ているものを見ようとする，同じ方向に向かう在り方（図B）が，「寄り添い支えるケア」の究極の形であるとしました．

まとめ

　私たち医療者は，根治が難しいなかで，ともすれば生きる意味を見失いそうになる児とその家族を，思いやりと気遣いの心をもって支え，たとえ病気が治らなくても最期までその子らしく生きる援助をするという，かけがえのない役割があることを決して忘れてはなりません．

◆ 文　献

1)「子どもと家族のための小児がんガイドブック」（東京都立小児総合医療センター血液腫瘍科），永井書店，2012
2)「小児白血病・リンパ腫の診療ガイドライン 2016年版」（日本小児血液・がん学会/編），金原出版，2016
3)「小児がん診療ガイドライン 2016年版」（日本小児血液・がん学会/編），金原出版，2016
4)「死と愛 – 実存分析入門」（V.E.フランクル/著，霜山徳爾/訳），みすず書房，1983
5) Sourkes BM：死にゆく子どもの精神療法．「緩和医療における精神医学ハンドブック」（Chochinov HM & Breitbart W/著，内富庸介/監訳），pp285-293，星和書店，2002
6) 東京大学大学院人文社会系研究科 死生学・応用倫理センター：《医療・介護従事者のための死生学》基礎コース・セミナー – 資料と記録 –，pp26-28，2012年度

森　尚子　Naoko Mori

Profile

公立阿伎留医療センター 緩和治療科／赤羽在宅クリニック
専門：小児がん，緩和医療
今興味ある事柄：日本だけでなく世界の子どもたちにも貢献すること
子どもたちは，病気が治ろうと治るまいとかけがえのない宝です．つらくても周りの人々を信頼し，笑顔で前向きに生きようとする姿は，人として大切なものを教えてくれます．ぜひ大人だけでなく，子どもたちにも，先生の情熱と力を注いてあげてください！よろしくお願いします．

第2章 疾患別の終末期 わかっていることvsいないこと

14 小児の終末期
②非がん疾患の場合

雨宮 馨

> **Point**
> - 医療技術の進歩により，さまざまな機能障害をもち医療依存度が高く慢性疾患をもった重篤な子ども（children with medical complexity：CMC）が増えている
> - 小児の非がん疾患では終末期と意識することが難しく，医療者と患者家族の予後の意識のずれが生じやすい
> - 急変事象を予測し，患者家族へ状態について，できる限り情報をわかりやすく説明し共有することが大切である
> - 治癒が望めない疾患の場合には，家族を含む関係者で「子どもの最善の利益」を考え，治療方針を検討し，医療・教育（楽しみ）を含むadvance care planningを行うことが重要である

Keyword CMC　子どもの最善の利益　ACP　説明と同意　協働意思決定

はじめに ～小児非がん疾患特有の難しさ

　周産期医学・小児医学の進歩とともに，**生命を脅かす疾患**（重症脳性麻痺，先天性代謝異常症，染色体異常症，筋疾患，心疾患，腎疾患など：図）をもつ子どもたちが救命され，重篤なまま医療的ケアを在宅に導入し，家族の介護による在宅生活を送っている子どもの数が年々増えています[1]．さまざまな機能障害をもち医療依存度が高く慢性疾患をもった重篤な子ども（children with medical complexity：CMC）[3]の予後は，環境や患児の障害の程度・成長の程度・ケアのしかた・医療機器の問題といった複合的な要因が関係するため，がんの予後のように予測がつかないとも言えます．そのような方々に予後について説明することや終末期という概念を共有することは難しいことです．たとえ予後の説明があっても，親は「できる限り生きていてほしい」という思いが当然強く，わが子の急変をなかなか考えられないものです．そのような背景もあり，小児の非がん疾患の子どもたちは穏やかな最期とはいかないことも多いのが現状です．十分に急変が予測されたであろう重症児が，救急外来に運び込まれた際に，親が最後までやれることをやってほしいと心肺蘇生や集中治療を希望したという経験がある先生方もいらっしゃるかと思います．そのような際，救命が困難な場合の治療については「本人がこれ以上やるとつらい思いをするから」といった子どもの尊厳という観点から親にお話ししていただければと思います．本稿では，そのようなことを具体的に述べたいと思います．

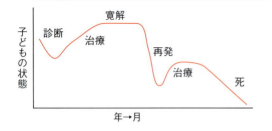
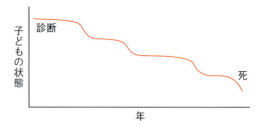
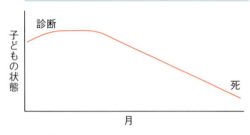
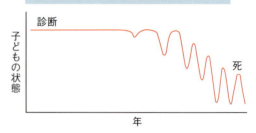

図◆小児の生命を脅かす疾患の死亡までの臨床経過の多様性
(文献8より引用)

症例① 脳性麻痺の成人

　Aさん，30代男性．新生児仮死となり，後遺症で寝たきりの状態となった．重度の知的障害の合併があるが，声や態度で意志を多少伝えられた．嚥下障害はあったが，20歳までなんとか経口摂取できており，誤嚥性肺炎の合併もなかった．窒息のリスクから経管栄養の話が小児科医の主治医からされたが，両親は実感がなく経管栄養の希望はなかった．20歳を過ぎると筋緊張も強かったので，四肢体幹の変形や硬縮が目立ち，活気が低下し嚥下機能の低下からむせこみが増え，肺炎に罹患するようになった．両親は経管栄養に抵抗感があったが，本人が苦しい現状と経管栄養により年単位で予後が改善する可能性を説明されると，経管栄養を選択した．その後は活気もとり戻し，体重増加し肺炎も起こさず，穏やかな数年を過ごしていましたが，寝ている間に心肺停止状態となり，救急車で病院搬送された．

症例② 致死的な染色体異常症の児

　Bちゃん，1歳女児．出生前より胎児エコーにて発育不良を指摘されていた．出生時，新生児仮死を認め蘇生された．特異的顔貌，上気道狭窄，先天性心疾患を認め，致死的な染色体異常症が考えられた．呼吸の問題と心不全がひどく，侵襲的治療なしでは予後は非常に短いことを説明されると，両親はなんとかこの子ともう少し時間を過ごしたいと積極的治療を希望された．気管切開の手術を受け，24時間人工呼吸器を装着し，経管栄養等が行われ，数カ月後少し安定したところで退院した．数カ月自宅で家族と過ごしていた．

❶ 小児非がん疾患のクリニカルコース

1) 神経筋疾患などの場合（重度の身体障害を合併した場合）

　　脳性麻痺のAさんのように，出生直後に脳に重篤なダメージを受けた場合は，嚥下障害や呼吸障害を合併しているため，急変は呼吸器感染や誤嚥性肺炎によるものが多いです．最重症で誤嚥がひどい場合は，誤嚥防止の目的に喉頭気管分離術といった緩和的手術が行われています．ただ，緩和的手術では合併症により生命の危機に瀕する場合もありうるので，選択的医療としてやる場合やらない場合のどちらも予後や対応を説明する必要があります．Aさんのように，小児期には医療的ケアは必要でなかった場合も，成長による身体の変形や感染症の合併，加齢に伴う機能低下によって，肺炎を起こし，医療的ケアを導入せざるをえない場合もあります．成人の神経疾患と同様，感染症予防や無理させないことが大切なポイントであり，そこも親に説明することが重要です．

2) 心疾患・腎疾患・肝疾患など内臓疾患が主な場合

　　Bちゃんのように，重篤な内臓疾患を合併している場合，予後がある程度短いと予測され，その疾患自体の進行で亡くなるというものもあります．予後は内臓疾患に起因するため，看取りの経験の多い成人の医師にもかかわっていただくことがメリットになります．自宅での急変に備えるには，24時間対応の訪問診療の導入が必要です．Bちゃんのように染色体異常がありもともとの脆弱性を抱える場合，予後をお伝えしたうえで，治療の選択肢を提示しましょう．侵襲的治療を提案する場合は，何を治療の目標とするのかと治療そのもののメリットとデメリットをきちんと整理してわかりやすくお伝えすることが重要です．残念ながら治癒が難しい場合には，進行に伴い出現してくるであろう症状とその対処法を具体的に伝えましょう．徐々に衰弱が進む疾患の場合は穏やかな最期が想定できますが，家族が動揺する症状（けいれんや大量出血など）が予測される場合は，子どもに起こりうる変化と対処法を事前に共有しておきましょう．

❷ 予後の説明

1) 予後予測の説明

　　事前に予後の話や急変の話をするのはなかなか難しいことです．話すタイミングは，何かの急変に至ったかもしれなかった事象を乗り越えた後に行った方がよいでしょう．親に状態を理解してもらいやすくなります．① 子どもの急変の可能性，② 実際に急変につながったらどうしたいか，といった「状態や予後の説明」を具体的に行い，③ わが子に最期までどう過ごしてほしいか，④ 親自身は自分が同じ状況ならどうしたいかなど，ACP（1章3参照）となるよう，親の気持ちを聞き出しています．急変の話だけでなく今後の対応や日々をどう過ごしていくのがよいかといった話も伝えられるといいでしょう．このようにお話することで親の病状理解が進み，ケアが安定するといった効果もあります．

　　子どもの尊厳やこの子にとって生きることとはどういうことかということを親と話し合うこ

とが，親・医療者・福祉・教育関係の方々ともに同じ方向性を見出すことができる大切なポイントです．

子どもにとっては，終末期であっても，医療だけでなく教育（遊ぶ・学ぶ）という視点も大切です．医療者は，患者の疾患が重篤であればあるほど，医学的視点に偏り，活動を制限する傾向にありますが，"遊び，学び"を提供することは，子ども自身の生きる支えとなります．どんな疾患であっても最期まで病状に合わせ，子どもに楽しみをどう提供できるか，地域の教師や保育士などと連携し，親に事前に提示していくことも支援として重要です．

2）急変時の対応

突然急変して救急外来に搬送された場合，介護していた親には，急変の可能性がもともとの主治医から告げられていなければ想定外のことであり，たとえ話がされていても症状が落ち着いていたならば，混乱していることでしょう．また，医療依存度が高い患者の場合，介護者は急変事象を自分の責任のように捉えてしまうこともあり，冷静に説明を聞けないかもしれません．はじめて会った患者さんでも，その場のことのみ情報提供し，究極の選択を迫るのではなく，できる限り今までどのように懸命に生きてきたのか，といったことを紐解き，本人にとって最善とは何かを医療者としての意見を踏まえて説明していただければと思います．患者にとって侵襲的になる治療は差し控えると決定する際には，「これ以上治療はありません」と伝えるのではなく，「これ以上病気を劇的に改善させるような治療はありませんが，本人ができる限り穏やかに過ごしてもらえるような治療を提供したいと思います」といったように，つらい状況のなかでも命が続く限り，本人にどのように過ごしてもらいたいかを家族と話し合い，そのために必要な緩和医療・ケアを医療側が提供することが大切です．親には侵襲的治療は選ばず，この子にとって生きることを少しでも楽にできる最善の医療を選んだと理解してもらうことにつながります．

症例①の経過・その後

救急外来にて蘇生され，心拍は再開したが，自発呼吸はなく人工呼吸器装着状態となった．両親は混乱していたが，病院医師からの説明後に，今までかかわってきた外来の主治医と通所施設看護師から改めて病状の説明を受け，情報確認し同意をするなかで，延命治療を希望されないことを病院主治医に伝えることができた．余分な補液や薬剤を中止し，本人が嫌がったであろう抑制具を外し，Aさんは数日後に穏やかな最期を迎えた．両親は急変に納得はできていなかったものの，以前に主治医から誤嚥などで急変するかもしれない話を聞いていたため，ある程度経過を受け入れ穏やかな最期を迎える方針に転換することができた．

症例②の経過・その後

ある日発熱し，病院に入院した．翌日ショックに陥り蘇生を試みられたが，死亡した．急変する話は以前よりされていたが，両親はできる限り頑張ってほしいという思いで積極的治療を最期まで希望した．亡くなった後は児を抱っこし「よく頑張ったね」と声をかけていた．

症例②のように，蘇生を最期まで希望される場合には，現実として親にとって自宅でわが子を看取るということが心情的に厳しいことが多く，かかりつけ医は家族に，急変に至る可能性がある症状の出現時には病院を受診していただくよう，あらかじめ指示しておいた方がよいでしょう．

❸ 医師間の連携

意思表示がきちんとできない疾患の患者さんでは，終末期に今までかかわってきた医療者や福祉関係者のかかわりがより重要になります．いろいろなケースがあるとは思いますが，病院の医師の方々はこのような急変した患者を引き受けられた場合に一度もとの主治医に連絡いただき，医療情報提供の役割分担をされることをお勧めします．

実際の急変事例でも，救急病院の集中治療科医師と今までの経過を相談し，予測された病死であることが証明できた場合，こちら（外来医・在宅医）が病院にて死亡診断を書かせていただき，自宅に連れて帰った例があります．

> **ここがポイント　心肺蘇生について**
>
> 病院退院前に情報提供で心肺蘇生まで希望されるといったことを決断された家族の場合，在宅移行後にその決断について再考いただくようにするまでには，医師と家族との関係づくりが重要です．ただ，心肺蘇生については説明医師の情報提供のしかたによって捉え方が異なる場合があるため，「以前に蘇生のことを聞かれていらっしゃいますが，どのように理解されていますか」と情報確認し，家での心肺停止を想定した場合侵襲的なことを行ってこの子は蘇生が可能かどうかといった観点で再度話し合うとよいでしょう．

❹ 倫理的問題

小児で取り上げられる代表的な倫理的問題として以下があげられます．① 子どもの意思決定能力が未熟であること，② ゆえに，代理意思決定者である親やその関係者，さらに医療者自身の葛藤から延命治療が選択されるケースがあること，③ 国や宗教背景により命・QOLの考え方が一般論と異なり，治療選択に影響を及ぼす場合があること，④ ネグレクトや虐待が疑われる場合もあること，などです[6,7]．子どもの最善の利益は成人と同様に「人間の尊厳」を基本

に，かかわる家族や多職種にて話し合われるべきとされています．2012年には「**重篤な疾患を持つ子どもの医療をめぐる話し合いのガイドライン**」が日本小児科学会から出され[6]，最近では小児の看取りについても話し合える場が増えてきました．ガイドラインでは，家族を含め関係者全員でともに考える「協働意思決定」ということに重点が置かれています．ただ，症例①のように一見安定していても，突然急変する場合もありえるため，いかに日々の診療のなかで情報提供し，事前に親の意志を確認し，治療方針に同意を得ておくことが大切です．核となる親族がいない場合はガイドラインに沿って，関係者が集まり事前に相談しておくことが理想です．

まとめ

最近の見地や筆者の経験から，家族への情報提供の方法やタイミングなどをお話ししました．普段は小児科医が対応し，状態悪化時に総合診療医や救急救命医や訪問診療医といった先生方にお願いするキャリーオーバーの症例も増えています．終末期となると小児科医だけでは支援できない場合も多く，重篤な子どもたちを支えるためには今後ますます他科の医師との連携が必要となってきます．他科の医師に重篤な疾患をもつ子どもたちや成人期に至った方々の現状を理解していただくことが，選択肢の幅を広げ，終末期を支援していくことにつながります．

◆ 文 献

1）「多職種連携による小児在宅医療人材育成プログラムテキスト」平成25年度厚生労働省科学研究費補助金，平成26年3月
   ▶ 文献2〜5は総説なので，本稿でとり上げた内容全般を扱っている．
2）「新生児・小児医療にかかわる人のための看取りの医療 改訂第2版」（船戸正久，鍋谷まこと／編），診断と治療社，2016
3）Cohen E, et al：Children with medical complexity：An Emerging Population for Clinical and Research Initiatives. Pediatrics, 127：529-538, 2011
4）「特集：小児緩和医療―包括医療としての取り組み」，小児科診療，75：診断と治療社，2012
5）「小児緩和ケアガイド」（大阪府立母子保健総合医療センター QOLサポートチーム／編），医学書院，2015
6）日本小児科学会：「重篤な疾患を持つ子どもの医療をめぐる話し合いのガイドライン」，2012
   https://www.jpeds.or.jp/uploads/files/saisin_120808.pdf
7）田中恭子：子どもの権利と療養〜小児における臨床倫理〜．日本小児科学会雑誌，122：584-593, 2018
8）「Oxford Textbook of Palliative Care for Children」（Goldman A, et al eds），Oxford Univ Pr, 2012

Profile

雨宮 馨　Kaoru Amemiya
さいわい子どもクリニック 在宅診療部
小児科専門医
大学病院と総合病院・小児専門病院・障害児施設などを経て，重篤な小児患者さんと出会い，在宅医療の道に進むことになりました．今回のテーマでは小児科では特に難しい問題で一例一例悩む日々ですが 皆さんと共有できる機会をいただいたことに感謝です．

第2章 疾患別の終末期 わかっていることvsいないこと

15 老　衰

河口謙二郎，関口健二

> **Point**
> - 老衰死は増加傾向にあり，今後診断する機会の増加が予測される
> - 老衰は，フレイル，failure to thrive，終末期という3段階を経て進行する
> - 老衰死の判断は，本人とその関係者の間で時間をかけて形成された合意に基づいて行われる

Keyword　老衰　フレイル　failure to thrive

症例

慢性閉塞性肺疾患，高血圧の既往がある，もともとは屋内歩行自立した96歳男性．1カ月前より食欲とADLの低下を認め入院精査となった．非侵襲的な検査では明らかな原因を同定できず，本人や家族と相談のうえ，それ以上の精査は行わない方針となった．その後，全身状態は徐々に衰弱し，入院3週間後に永眠された．担当医は死亡診定を行った後，死亡診断書の死因欄を記載する段になって「老衰」と記載すべきか悩んでしまった．

1 「老衰」の定義

　　皆さんは「老衰」という言葉を聞いて，どのようなイメージをもちますか．多少の違いはあると思いますが，「徐々に枯れるように衰弱し，経口摂取量が低下して傾眠時間が長くなり，最後は自宅の布団のうえで眠るように息を引き取る」といった様子を思い浮かべるのではないでしょうか．

　　高齢社会の成熟により日本での死亡者数は右肩上がりに増加し，連動して老衰死も増加しています．人口動態統計によると，老衰死は2000年前後より増加傾向に転じ，2016年には9万人を超えて死因の第5位となっています．

　　老衰死が増加の一途をたどる一方で，実は，**十分な医学的コンセンサスがないまま老衰という言葉が使用**されています．死亡診断書作成の際に参照する死亡診断書記入マニュアルでは，老衰を「高齢者で他に記載すべき死亡の原因がない，いわゆる自然死」と定めていますが，実用的とは言えません．

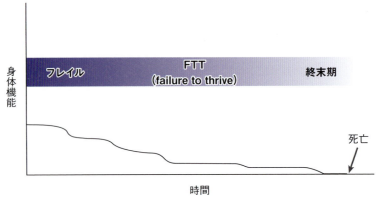

図◆老衰の過程

　老衰の定義が曖昧なために臨床現場ではいささか混乱があるようです．日本老年医学会所属の医師を対象にしたアンケート調査では，「老衰死と診断することに対して，難しさや不安・葛藤を感じたことはあるか」という質問に対して46％の医師が「ある」と答えており，「老衰死の定義が不明確」が理由の1つとしてあげられています[1]．

　多死社会のなかで，今後「老衰」が考慮される状況に遭遇する機会は必然的に増えてくるでしょう．来るべきそのときに備え，本稿では，老衰をどのように考えたらよいか私見を交えて解説したいと思います．

2 老衰の臨床経過

　ここでは一般に老衰がどのように進行するか，その臨床経過について解説したいと思います．身体機能の経時的変化を図示して衰弱の過程を可視化したものをillness trajectoryと呼びます．病態に応じて，① 突然死パターン，② がんパターン，③ 臓器不全（心不全，COPD，肝硬変など）パターン，④ 認知症/老衰パターンの4つに類型化されます[2]（2章1参照）．

　④の認知症/老衰パターンは，認知症や身体の全般的な機能低下を背景とし，**長い経過を経て緩徐に衰弱し死に至るのが特徴**[3]です．例えば，進行期の認知症患者では経口摂取量が低下し，誤嚥性肺炎や尿路感染症をくり返してゆっくりと状態が悪化していきます．

　このillness trajectoryをもとに，死に至るまでの過程を，① フレイル，② failure to thrive，③ 終末期という3つの段階に分けることで老衰が捉えやすくなります（図）．

1）フレイル

　フレイルとは，加齢とともにさまざまな臓器や生理システムの機能が低下した結果，軽度のストレスでも健康状態が著しく悪化し，急性期を脱してももともとの身体機能への回復が困難な状態[4]をいいます．フレイルの状態にあると，新しい薬剤の開始，軽症の感染症，小外科手技，環境の変化などの些細なイベントであっても，全身倦怠感，体動困難や転倒，せん妄といっ

表 ◆ simple FRAIL scale（3項目以上満たせばフレイル）

Fatigue（疲労）	疲労を感じる
Resistance（運動耐容能）	約10段の階段を上ることができない
Ambulation（歩行）	約100 mの歩行ができない
Illness（疾患）	5つ以上の疾患がある
Loss of weight（体重減少）	半年で5%以上の体重減少がある

（文献5より引用）

た症状を引き起こします．表に示すsimple FRAIL scale[5] などを用いて診断します．

フレイルで重要なことは，**早期の段階では可逆的であり，適切な介入によって進行は抑制され改善が期待できる**点にあります[4]．したがって，いかにこの段階を早期に認識し介入できるかが，臨床上重要になります．

2）failure to thrive

Failure to thrive（FTT）は，「栄養状態や認知機能，精神状態，日常生活機能が何らかの原因で低下することにより他人や社会への依存状態が高まり，それまでの環境や社会サポート量ではthrive（生存）できなくなった虚弱進行状態」[6] を指します．より具体的には，ベースラインから5%の体重減少，食欲低下，低栄養，低活動があり，しばしば脱水，抑うつ，免疫能低下，低コレステロール血症を伴う症候群[7] と定義されます．

さまざまな見解はありますが，フレイルとFTTは連続的な病態であり，フレイルが進行して他者への依存度がより高まった状態をFTT，つまりフレイルが一歩進んだ状態として捉えることができます．しかしながら，**フレイルもFTTも何かしらの可逆的要素を併せもっている**点が，後述する終末期とは決定的に異なります．

> 🔥 **ここがポイント　フレイル・FTTの可逆的要素を見逃さない**
>
> フレイルやFTTは，"a midpoint between independence and pre-death"[8] と表されるように，健康状態を維持できるか死へ近づくか，どちらにも振れうる状態です．したがって，フレイルやFTTが疑われた際には，**包括的な評価に基づき介入可能な要素を同定することが大切**です．また，虚弱な高齢者は軽微な因子でも影響を受けやすいため，**わずかな変化も丁寧に拾い上げていくことが重要**です．

3）終末期[※1, 2]

日本老年医学会では，終末期を「病状が不可逆的かつ進行性で，その時代に可能な限りの治療によっても病状の好転や進行の阻止が期待できなくなり，近い将来の死が不可避」な状態と定義しています[9]．**「病状が不可逆的」**であり**「死が不可避」**である点で，フレイルやFTTとは一線を画します．

このように，老衰というのは，**軽微なストレスで容易に健康状態が悪化する虚弱な状態から**
はじまり，全般的な機能の低下によって自立が困難となり，最終的には不可逆的な状態に至り
死を迎える，というプロセスをゆっくりとたどっていくものと考えられます．より狭義には，
このプロセスの終末期を「老衰」と言ってよいのかもしれません．

では，前述の老衰の典型的な経過を謎って終末期に差しかかった高齢者は，一律に「老衰」
と判断してよいのでしょうか．

❸ 「老衰」診断におけるジレンマ

前述の通り，終末期の判断には「病状が不可逆的」であることが前提となります．しかし，
その確定に過剰な精査が行われ，本人に必要以上の負担が強いられる可能性があります．

一方，"QOLの重視"を盾にして十分な評価なく「老衰」と判断してしまうと，治療可能な
病態を見逃してしまう恐れがあります．実際，海外の報告ですが，死因に"old age"と記載さ
れた症例を顧みると，別の死因があったと推測される症例も少なくないとの指摘があり[11]，**年**
齢や急性期の印象などを根拠にした安易な「老衰」診断は避けなければなりません．

くり返しになりますが，フレイル・FTTをみたら介入可能な要素を探索すべきです．「歳の
せいだから」と決めつけて改善の機会を放棄してはいけません．しかし，実際にどこまで追求
するかの線引きは非常に難しい問題です．例えば体重減少があったとして，FTTの状態にある
高齢者に上・下部内視鏡を実施すべきか否か，頭を悩ませてしまいます．

また，死因としての老衰を否定する意見もあります．100歳で亡くなった42症例の剖検結果
を臨床経過や検査結果を十分に考慮して検討すると，すべてに妥当な死因が見出され，「『老衰
死』なる言葉に科学的根拠があると考え難い」と結論づけています[12]．つまり，**純粋な医学的**
見地からは「老衰死」は存在せず，ある意味では主治医の匙加減1つで診断されうるものと捉
えることができます．

このような難しい状況のなかで，実際にどのようにして「老衰」を判断すればよいのでしょ
うか．

❹ 「老衰」を判断するプロセス

「高齢者の意思決定プロセスに関するガイドライン」では，一般論として「医療・介護・福祉
従事者は，患者本人およびその家族や代理人とのコミュニケーションを通して，皆がともに納
得できる合意形成とそれに基づく選択・決定を目指す」[13]としており，本人のみならず家族や

※1 厚生労働省では，平成27年に「終末期」を「人生の最終段階」という表現に変更しています．「最期まで尊厳を尊重した人間
の生き方に着目した医療を目指すことが重要」という考え方に基づくもので，筆者としてもその思想を支持しています．しか
し，「終末期」という用語の汎用性，普遍性から，本稿ではあえて「終末期」を使用しています．

※2 米国のメディケア（医療保険）では，余命6カ月以下がホスピスプログラムの登録要件とされ，終末期と同義に考えられてい
ます．各疾患に応じて具体的かつ客観的な基準が設定されており，認知症であれば，アルツハイマー型認知症FASTスケール
で7c以上であることに加えて，12カ月以内に，誤嚥性肺炎，尿路感染症，多発する褥瘡（stage3，4），くり返す発熱，6カ月
間での10％以上の体重減少，これらのいずれかを満たす場合に終末期と認定されます[10]．

関係者とともに考え一緒に決める，というあり方を推奨しています．これの実現には**関係者の相互信頼関係が不可欠**であり，適切な関係を構築しながら意思決定プロセスを進める倫理的あり方も示唆されています[14]．

また，訪問診療に従事する医師を対象に，「どのように終末期診断を行っているのか」をインタビュー調査した研究[15] でも，「長い時間軸のなかで蓄積された情報の総和」あるいは「本人や家族，介護や看護・医療でかかわる者の総和」として終末期を判断することの重要性が強調されています．

以上から見えてくるのは，**「老衰」と判断するまでの過程の重要性**です．長い時間をかけて築かれた，本人と家族，医療・介護・福祉に携わるスタッフとの関係を基礎に，かかわりのなかで見えてきた本人の嗜好や価値観を尊重しながら，**皆が納得して「老衰」といえる，その一連のプロセスが大事**だと考えられます．

❺「老衰」の診断に必要な要件

ここまでの内容をまとめると，「老衰」と診断する際には以下のような条件を考慮するのがよいと考えます．

> ① 認知機能，精神機能，日常生活機能など全般的な機能の低下が，加齢に伴ってゆっくりと確実に進行している
> ② 患者や家族と継続的なかかわりをもち，良好な関係が築けている
> ③ 健康状態改善のために介入できる要素を十分に吟味したうえで，どこまで精査して治療するのか，本人をはじめとした家族，スタッフ全員が考え納得して結論に至っている
> ④ 本人の健康状態が終末期の定義を満たしている

在宅医療に従事する医師に実施したインタビュー調査では，「80〜85歳というような『年齢的な目安』をもちながら，『患者との継続的なかかわり』のなかで，『緩徐な状態低下』をきたしており，『他に致死的な診断がついていない』患者」が臨床医の抱く老衰像[16] として提示されており，前述の条件は現場での感覚とおおむね一致していると言ってよいでしょう．

● まとめ

筆者は急性期病院に所属し高齢者の診療に日々携わっていますが，言葉も発せられない寝たきりの認知症高齢者の誤嚥性肺炎など担当し，「老衰」の診断で看取る方が本人にとって幸せではないか，という気持ちになることも少なくありません．

一方，他院で「老衰」と言われた食思不振の高齢者が，一部の薬剤を中止しただけで元気になった経験もあり，その際は「老衰」が思考放棄の方便として用いられたように思えてなりませんでした．

私たちが「老衰」と言うときに何よりも大切なのは，人生の最終段階にある高齢者への敬意でしょう．紡いできた人生に思いを馳せその重みを感じながら，本人と真摯に向き合って尊厳を守りつつ，医師として果たすべき役割を全うしてはじめて，「老衰」と言えるのだと思います．

◆ 文 献

1) 「老衰死 大切な身内の穏やかな最期のために」(NHK スペシャル取材班／著)，講談社，2016
2) Lunney JR, et al：Patterns of Functional Decline at the End of Life. JAMA, 289：2387-2392, 2003
3) Murray SA, et al：Illness trajectories and palliative care. BMJ, 330：1007-1011, 2005
4) Clegg A, et al：Frailty in elderly people. Lancet, 381：752-762, 2013
5) Morley JE, et al：Frailty consensus：a call to action. J Am Med Dir Assoc, 14：392-397, 2013
6) 大蔵 暢：高齢者を包括的に診る：老年医学のエッセンスその1. 病気としての老衰— Failure to Thrive. 医学界新聞，第2912号 (2011年1月17日)
7) 「Extending Life, Enhancing Life：A National Research Agenda on Aging」(Institute of Medicine (US) Committee on a National Research Agenda on Aging)，National Academies Press，1991
8) Hamerman D：Toward an understanding of frailty. Ann Intern Med, 130：945, 1999
9) 「高齢者の終末期の医療およびケア」に関する日本老年医学会の「立場表明」2012
http://www.jpn-geriat-soc.or.jp/tachiba/jgs-tachiba2012.pdf
10) Schonwetter RS, et al：Predictors of six-month survival among patients with dementia: an evaluation of hospice Medicare guidelines. Am J Hosp Palliat Care, 20：105-113, 2003
11) Chare LH：Is it ever enough to die of old age. Age and Ageing, 32：484-486, 2003
12) 江崎行芳，他：「百寿者」の死因—病理解剖の立場から．日本老年医学会雑誌36：116-121, 1999
13) 日本老年医学会：「高齢者ケアの意思決定プロセスに関するガイドライン−人工的水分・栄養補給の導入を中心として」，2012
http://www.jpn-geriat-soc.or.jp/info/topics/pdf/jgs_ahn_gl_2012.pdf
14) 清水哲郎：本人・家族の意思決定を支える：治療方針選択から将来に向けての心積りまで 医療と社会，25：35-48, 2015
15) 山口鶴子，他：在宅療養支援診療所の医師は，高齢者の終末期をどのように診断しているのか 医師へのインタビューによる質的研究．公益財団法人 在宅医療助成 勇美記念財団による研究助成報告書，2012.8.12.
16) 今永光彦：在宅医療において，医師が死因として「老衰」と診断する思考過程に関する探索．公益財団法人 在宅医療助成．勇美記念財団による研究助成完了報告書，2014.9.1

河口謙二郎　Kenjiro Kawaguchi

Profile

独立行政法人国立病院機構東京医療センター 総合内科
老年内科をサブスペシャリティとした総合内科医をめざしています．短期研修を通じて関口先生の下で老年内科を学ぶ機会をいただきました．現在はそこで得た知識や経験を日常診療で実践しています．付け焼き刃でなかなか思い通りにいきませんが，せん妄介入などがうまくいくと，急性期治療とは異なった充実感を得られます．

関口健二　Kenji Sekiguchi

信州大学医学部附属病院 総合診療科／市立大町総合病院 総合診療科

第2章　疾患別の終末期　わかっていることvsいないこと

16 予期せぬ急死
～救急外来の現場から

熊城伶己

Point
- 救急医療の現場では，予期せぬ事態（急性発症・急性増悪）のため，患者の意思表示がない，もしくは意思表示ができる状態ではない場合が多い
- 患者本人の終末期に関する意思を尊重するためにも，今後，地域の救命センター・嘱託医・施設・消防も含めた連携が必要である

Keyword　高齢者の救急搬送　　心肺停止　　DNAR　　救急医療

症例

　○月×日，午前3時．救急車受け入れ要請のホットラインが鳴る．「患者は89歳男性，施設入所中，CPA症例です．初期波形はAsystole．あと10分で到着です．受け入れお願いいたします」
　当院着後，救命センタースタッフでACLSを継続，気管挿管の際，口腔内に多量の吐物を認めたが挿管は成功，10分後にROSCしたが自発呼吸はなし，JCS Ⅲ-300，瞳孔は両側6mm，対光反射なし．救急車に同乗してきた施設職員の話では，既往は全身転移を伴う肺がん，高血圧症，脳梗塞（後遺症で右片麻痺）がありADLは全介助．嘱託医からは**「状態が悪くなったら○○救命センターに運ぶようにしてください」**とのみ指示を受けていたとのこと．それ以上の治療方針は不明であり，家族に電話連絡するが一向に連絡はとれない状態であった….

はじめに

　救命センターで働くなかで，このような経験をしたことのある方は多いのではないでしょうか？医療が進歩していく一方で，悪性腫瘍などの慢性疾患の進行により寝たきりとなり，本人と意思疎通がとれないまま高齢者福祉施設に入居，となっているケースも多々あります．救急隊は救急要請があれば（明らかな死亡例でない限り）一生懸命CPR（心肺蘇生）を継続しながら搬送してくれます．しかしそういった搬送のなかには，**家族から心肺蘇生の希望がないことがすぐに発覚し，搬送後に直ちに蘇生を中止するようなこともあります**．筆者の経験では，救急隊到着よりもかなり早くに家族が到着し，「心臓が止まったらその時点で楽にさせてあげたかった，どうして救急搬送や心臓マッサージをされているのか」と悔しそうに泣く家族と出会っ

たこともあります．本稿では，普段救急の勉強をするうえではあまり触れることのない，「終末期患者の救急搬送」に関して，CPA（心肺停止）の場合を中心に概観してみることにします．

① そもそもDNARとは？

本誌読者の大半の方が正しく理解されているとは思うのですが，やはり稀に誤解している研修医の方などもいるようですので，まずはDNARから触れたいと思います．

Do Not Attempt Resuscitation（DNAR）指示というのは，本来は悪性腫瘍やALSなど，末期・進行性の患者に対して，本人の尊厳を保ちながら最期を迎える権利を守るために，「**心停止時にはCPRを行わないように**」という指示のことです．しかし，このDNAR指示が曲解され，「**この患者さん，DNARだからお看取りだね**」などといった**誤解**は現在でもみられるようです（事実，筆者も研修医として救急科ローテーションするまでは誤解していたように思います）．この曲解により，社会復帰まで回復可能である患者を見過ごしている可能性があるとして，日本集中治療医学会から「**DNAR指示は心停止時のみに有効である．心肺蘇生不開始以外は集中治療室入室を含めて通常の医療・看護については別に議論すべきである**」との勧告も出されました[1]．Codeが事前に確認できている場合の院内CPA症例に関しては言うまでもないと思いますが，院外発生のCPA症例，またDNAR指示はあるがCPAではない場合に関しても個別に確認していく必要があることも明らかです．

> 🔥 **ここがポイント**
> DNAR指示は心停止時のみに有効，心停止時以外に乱用しない！

② 救急現場での葛藤

救命センターで働くなかで，難しいと思うことの1つは，**ほぼすべての患者家族と初対面であるということです**（もちろん，薬物中毒などでくり返しお会いする方々もいらっしゃいますが…）．重症で搬送されてきた場合，必要な救命処置を行いつつ情報を収集し，結果的に家族への説明が後回しになってしまうということはしばしば起こります．「救急要請されたということは，救命処置を患者が望んでいることと同義であり，すべての救命処置を行うべきだ」という意見もありますが，例えば誤嚥性肺炎で数回では足りないほどの入院歴のある方が，いよいよ重症呼吸不全で搬送されてきた場合に，何も考えずに気管挿管→人工呼吸器管理としてよいかは，議論の分かれるケースだと思います．①でも述べた通り，0か1かの議論で語るべきではなく，個別の議論が必要になることは間違いないのですが，いわゆる「どこまでするか？」という話を初対面の患者家族とお話するのは大変なことであり（と同時に，初対面の方々と関係性を形成するのは救急の魅力の1つでもあると思いますが），治療に関して患者・家族の理解と医療者の理解に大きな隔たりがあることがしばしばあります．ある調査では，**ICUで終末期と**

154 (982)　**Gノート**　Vol.5　No.6（増刊）2018

なった患者家族の半数以上は，患者の診断，予後，治療に関して十分に理解ができていなかったという報告もあります[2]．

❸ 介護施設からのCPA搬送の現状

話をCPAケースに戻します．

厚生労働省の人口動態調査[3]では，平成27年の死亡場所は多い順に病院（74.6％），自宅（12.7％）となっており，介護老人保健施設に関しては年々増加傾向にはありますが，**わずか2.0％**となっています．

「死ぬときは自宅で」や「今いる施設で亡くなりたい」とおっしゃる患者さんは多数いらっしゃいますが，現状それはあまり叶っていないようです．原因にはいくつかありますが，1つには死亡診断のために往診をしてくれる医師が少ないことがあげられます．事前指示書（advanced directive）により延命拒否を表明していたり，DNAR指示があったとしても，「何かあったら救急車を」という医療者側の指示や，看取り体制がないために，施設職員側も困り果ててやむなく救急搬送されているケースはしばしば見受けられます．ある報告では，急変時に積極的な治療を望まず病院搬送を希望しないという意思表示が本人から事前に確認できていたとしても，**7割以上の施設で急変時に病院搬送が行われていた**という結果もあるようです[4]．また，DNARの意思表示があっても施設が把握していない場合や，CPAの際にDNAR有無を確認していない，などの問題もあります[5]．

また，仮にDNARではなかったとしても，介護施設では十分な応急処置ができないというのも現状の1つです．例えば特別養護老人ホーム等では，法令で「入所者を診療するための必要な医薬品および医療器具を備える」とされていますが，**心電図やAEDなどの医療器具があるのは2割程度**であるとされています[6]．

現時点では，入所している施設で看取りを行うというのは，いろいろなハードルがありなかなか難しいのかもしれません（3章9参照）．

 ここがポイント
DNAR指示があったとしても，CPRされながら救急搬送される患者さんはたくさんいる．

❹ 「フレイル」と心肺蘇生

老年医学分野には，「**フレイル**」という言葉があります（2章15参照）．例えば新しい薬が開始となったり，軽い感染症を起こしただけでも高齢者にとっては医学的ストレスとなり，ADL低下などの著しい健康状態の変化を呈しやすくなる脆弱性のことを指します[7]．その指標としては，**表**のようなスケールなどが提唱されています．フレイルは可逆的ではなく基本的には進

表 ◆ 臨床フレイルスケール（clinical frailty scale）

1. 壮健（very fit）	頑強で活動的であり，精力的で意欲的．一般に定期的に運動し，同世代のなかでは最も健康状態がよい．
2. 健常（well）	疾患の活動的な症状を有してはいないが，上記のカテゴリ1に比べれば頑強ではない．運動の習慣を有している場合もあり，機会があればかなり活発に運動する場合も少なくない．
3. 健康管理しつつ元気な状態を維持（managing well）	医学的な問題はよく管理されているが，運動は習慣的なウォーキング程度で，それ以上の運動はあまりしない．
4. 脆弱（vulnerable）	日常生活においては支援を要しないが，症状によって活動が制限されることがある．「動作が遅くなった」とか「日中に疲れやすい」などと訴えることが多い．
5. 軽度のフレイル（mildly frail）	より明らかに動作が緩慢になり，IADLのうち難易度の高い動作（金銭管理，交通機関の利用，負担の重い家事，服薬管理）に支援を要する．典型的には，次第に買い物や単独での外出，食事の準備や家事にも支援を要するようになる．
6. 中等度のフレイル（moderately frail）	屋外での活動全般および家事において支援を要する．階段の昇降が困難になり，入浴に介助を要する．更衣に関して見守り程度の支援を要する場合もある．
7. 重度のフレイル（severely frail）	身体面であれ認知面であれ，生活全般において介助を要する．しかし，身体状態は安定していて，（半年以内の）死亡リスクは高くない．
8. 非常に重度のフレイル（very severely frail）	全介助であり，死期が近づいている．典型的には，軽度の疾患でも回復しない．
9. 疾患の終末期（terminally ill）	死期が近づいている．生命予後は半年未満だが，それ以外では明らかにフレイルとはいえない．

（文献8より引用）

行性ですので，「7. 重度」以上のフレイルとなった場合，症状緩和に焦点を当てるべきであり，仮にCPAとなったとしてもCPRを行うことは有害無益にしかならないとの指摘もあります[8]．
　いろいろな場面で治療方針を決めていく際に，絶対の指標はもちろんありませんが，単純に「高齢だから…」と方針を決めてしまうのではなく，「フレイル」を踏まえたうえで患者家族と話をすることで，少し話はスムーズになるのかもしれません．

ここがポイント
高齢者の脆弱性のスケールとしての「フレイル」を知っておく！

まとめ 〜終末期患者搬送の今後

　ここまでに触れたように，現状の高齢者救急搬送には多くの問題点が存在しています．救命センターは基本的にどのような患者さんでもあっても受け入れる，という姿勢のもとに成り立っていますが，「**CPAなので搬送，全例救命センターへ**」というあり方は，患者本人・家族・施設職員・救急隊員・病院スタッフ全員が納得する結果が得られることは少ないのではないでしょうか．DNARが確認された場合などに，CPRを行わず搬送する取り組みが行われている地域もありますが，それらはごくわずかです．

このことは到底救急の現場だけで解決できることではありません．普段から，突然死しうる（例：重度のフレイル）患者に関しては，本人・家族とかかりつけ医・介護施設で，急変時の具体的な対応に関して話し合っておくことが大前提で，「救急車を呼んでください」だけにとどまらない方がよいものと思われます．そのうえで，地域救命センターと嘱託医，消防，介護施設での連携を図ることが，今後より一層重要視されてくることと思います．

　自分が担当している患者さんが，退院後にもし急変したら，救急搬送されることになったら─．そのことに少し思いを馳せるだけでも，変わってくるものがあると思います．

◆ **文　献**

1）西村匡司，丸藤 哲：一般社団法人日本集中治療医学会 委員会報告 Do Not Attempt Resuscitation (DNAR) 指示のあり方についての勧告．日本集中治療医学会雑誌，24：208-209，2017

2）Curtis JR：The family conference as a focus to improve communication about end-of-life care in the intensive care unit：opportunities for improvement. Crit Care Med, 29 (2 Suppl)：N26-33, 2001

3）厚生労働省：厚生統計要覧（平成29年度）第1編 人口・世帯　第2章 人口動態 死亡数・構成割合，死亡場所×年次別
http://www.mhlw.go.jp/toukei/youran/indexyk_1_2.html

4）北出直子：急変加療とその後の再入所の現状と問題点．医療，62：89-92，2008

5）真弓俊彦：終末期類似状態傷病者のCPA搬送の現状．日本臨床救急医学会雑誌，20：10-17，2017

6）金子直之：救命救急センターからみた高齢者救急搬送の現状と問題点．日本老年医学会雑誌，48：478-481，2011

7）Olde Rikkert MG：Geriatric syndromes：medical misnomer or progress in geriatrics？Neth J Med, 61：83-87, 2003

8）会田薫子：超高齢者社会のエンドオブライフ・ケアの動向．─フレイルとエンドオブライフ・ケア─．Geriat Med, 53：73-76, 2015

熊城伶己　Reiki Kumashiro **Profile**

飯塚病院 救急部

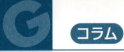

コラム　終末期を考えるさまざまな取り組み②

九州心不全緩和ケア深論プロジェクト

柴田龍宏

はじめに

　高齢化社会の進展や疾病構造の変化に伴う心不全患者の爆発的な増加（心不全パンデミック）を背景に，近年心不全に対する緩和ケアの整備が喫緊の課題として取り扱われるようになりました．しかし，一体誰が心不全緩和ケアの担い手になるべきなのでしょうか？　本コラムでは，私たちの取り組みを紹介しながらその疑問について考えてみたいと思います．

循環器，プライマリ・ケア，緩和ケアの協働

　心不全の苦痛症状は適切な治療によって改善することが多く，これは循環器の専門家が心不全緩和ケアに携わらなければならない大きな理由の1つです．しかし，循環器の専門家は緩和ケアの知識や経験が大きく不足しています．一方で，質の高い緩和ケアを提供するためには緩和ケアの専門家によるバックアップが望ましいものの，爆発的に増え続ける緩和ケア需要に応えるには，本邦の緩和ケアの専門家数は圧倒的に不足しています．非がん疾患にも幅広く緩和ケアを提供するためには，この限られたリソースをいかに有効活用するかが問われています．

　その1つの答えになり得るのが，循環器，プライマリ・ケア，緩和ケア（以下，3領域）の専門家の強力なタッグの構築です[1]（図）．もともと循環器疾患はがんと比較して，よりプライマリ・ケアの場で管理される割合が高いと言われています．超高齢社会において心不全はcommon diseaseであり，心不全緩和ケアを普及させるためには問題を共有する人の裾野を広げることが重要です．そして，心不全診療に携わるすべての医療従事者が，それぞれの環境で利用できる緩和ケアのリソースを把握し，自らも**基本的緩和ケア**[2, 3]のスキルを身につけることも求められます．

２ 九州心不全緩和ケア深論プロジェクト

　私たちは3領域の強力なタッグ構築をめざし，2016年3月に「九州心不全緩和ケア深論プロジェクト（以下，深論プロジェクト）」という研究会を立ち上げました（http://shinpro.main.jp/）．深論プロジェクトでは，心不全の緩和ケアを地域医療における共通の課題と認識し，3領域に携わるさまざまな職種が，垣根を超えて地域包括的心不全緩和ケア実現に向けて話し合う場の創出を目標に掲げています．年2回の研究会（表）では，症例検討による多職種グループワークを重視し，職種や施設が分散するようなグループ配置や，メディカルスタッフが発言しやすい環境をつくるための看護師司会制など，多職種チーム医療をその場で体感できるような工夫を行っています．全員参加型のグループワークを通して，3領域の活発な職種間・施設間交流とさまざまな視点の共有がなされ，各地域における心不全緩和ケア提

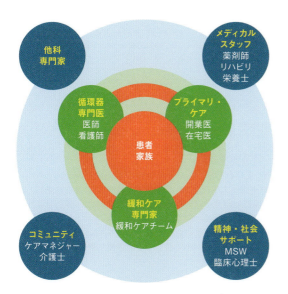

図 ◆ 地域を巻き込んだ多職種による心不全緩和ケアモデル（文献1より引用）

表 ◆ これまで開催された九州心不全緩和ケア深論プロジェクトの概要

開催回	テーマ	内容
第1回 2016/7/16 (飯塚市)	症例検討	高齢心不全患者に対するオピオイドの使用
	講演	心不全緩和ケアの実際と普及戦略 植込型補助人工心臓時代の心不全緩和ケア
第2回 2017/2/11 (久留米市)	症例検討	心不全緩和ケアにおいて在宅医療とどう連携するか 補助循環装置を外せない患者をどう看取るか
	講演	重症心不全患者に対する在宅医療
第3回 2017/7/22 (福岡市)	症例検討	ICDの除細動機能停止をどう考えるか 心不全緩和ケアにおける臨床倫理をどう考えるか
	講演	7年間の心不全緩和ケアの実践を通して想うこと
第4回 2018/2/17 (福岡市)	症例検討	苦痛緩和のための鎮静をどう考えるか 心不全緩和ケアを慢性期看護の視点で考える
	講演	緩和ケア専門家が心不全緩和ケアに期待すること
第5回 2018/7/7 (福岡市)	症例検討	医師・患者・家族のコミュニケーション不全について
	講演	循環器専門医が臨床倫理を学んでみて思うこと

供システムの芽生えもみられはじめています．また，3領域の専門学会でのセッション開催やweb媒体などでの情報発信など，心不全緩和ケアの普及に向けた啓蒙活動も積極的に行っています．

❸ 基本的心不全緩和ケアトレーニングコース：HEPT

前述のように，心不全診療に携わるすべての医療従事者に対する基本的緩和ケアの普及も大きな課題です．がんの領域では，緩和ケアを専門としない医師や看護師等も基本的緩和ケアを学ぶことが重視され，代表的な教育プログラムとして，医師を対象としたPEACE，看護師に対するELENEC-Jなどが知られています．これらの内容は一部心不全にも応用可能ですが，十分とは言えません．そこで深論プロジェクトでは，兵庫県立姫路循環器病センターの大石醒悟先生や聖路加国際病院の水野 篤先生らとともに，心不全の疾患特性を踏まえた新たな基本的緩和ケアトレーニングプログラムであるHEPT（**HE**art

failure **P**alliative care **T**raining program for comprehensive care provider）の作成に取り組んでいます．2018年2月に第1回，5月に第2回のHEPTトライアルコースをそれぞれ開催しました．今後は，さらに複数回のトライアルコースを経て正式コースとしてのリリースをめざしています．

おわりに

2018年度から**末期心不全に対する緩和ケア診療加算の算定が認められる**ようになり，心不全緩和ケアは新時代を迎えています．深論プロジェクトでは「3領域の視点の共有」と「基本的心不全緩和ケアの普

及」を重視し，いかに質を担保しながら心不全緩和ケアの普及をめざすかという課題に取り組んでいきます．

◆ 文 献

1）Fendler TJ, et al：Team-based Palliative and End-of-life Care for Heart Failure. Heart Fail Clin, 11：479-498, 2015
2）Gelfman LP, et al：Primary palliative care for heart failure: what is it？ How do we implement it？ Heart Fail Rev, 22：611-620, 2017
3）Kavalieratos D, et al：Palliative Care in Heart Failure: Rationale, Evidence, and Future Priorities. J Am Coll Cardiol, 70：1919-1930, 2017

Profile

柴田龍宏　Tatsuhiro Shibata

久留米大学医学部 内科学講座 心臓・血管内科部門／久留米大学 心不全支援チーム

専門：重症心不全，心不全緩和ケア，Cardio-Oncology

2009年熊本大学医学部医学科卒業．飯塚病院 総合診療科，国立循環器病研究センター 心臓血管内科を経て，2015年より現職．循環器専門医，緩和医療認定医．

心不全診療は循環器の専門性とジェネラリズムが求められる非常に奥深い領域です．多くの方に心不全診療へ興味をもっていただけると嬉しいです．

第 3 章

終末期において，
できること&やるべきこと

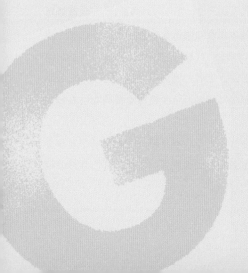

第3章 終末期において,できること&やるべきこと

1 終末期の代理意思決定について

田中雅之

Point
- 意思決定能力はさまざまな要素で構成され,全か無かの法則のように評価されるべきではない
- 今行われている代理意思決定が抱えるさまざまな問題や実態を認識する
- 代理意思決定を医療者が支えるために心がけておくべき提案を理解する

Keyword 意思決定能力　代理意思決定　選好・患者だったらどう考えるか・最善
患者の意向の推定　価値観　家族の意向　ACP

はじめに

　代理意思決定という言葉は,あまり聞き慣れない言葉かもしれません.しかし,実際の日本の医療現場では多くの代理意思決定が日々なされていると思われます.特に終末期においては,患者が意思決定能力を失い,患者の代わりに意思決定を行う人が必要になってきます(日本では多くの場合が家族となっています).彼らを代理意思決定者と呼び,彼らが行う意思決定を代理意思決定と呼んでいます.英語では,「surrogate」「surrogate decision maker」などと呼ばれています.

　20年以上前から,生命倫理学者は代理意思決定者がどのように代理意思決定を行うべきなのか分析を行っています.そのなかで,現在では次にあげる医療倫理規範としての3原則を軸にしながら代理意思決定を行うことを勧めています[1].1つめは,**選好原則**です.患者の明確な事前指示が利用できる場合,それに従うものとするというものです.2つめの基準は,「**代理意思決定者は,仮に患者に決定能力がある場合に,患者が選ぶような選択をする**」ということを求めています.3つめの基準は,**最善原則**と呼ばれていますが,「代理意思決定は患者の利益が最大になるように選択をする」ということです.この基準は,患者の価値観についてほとんど知られてない場合,あるいは,患者が年齢や知的障害などのために自らの希望を育めないものであるとみなした場合に考えられるものです.

　生命倫理学という学問のなかでは前述のように提示されている代理意思決定の原則がありますが,一方で実際の臨床現場においては,代理意思決定者たちや医療者がしばしばこれらの規

範的理論とは矛盾のある意思決定を行っている現状があります.

　本稿は，現状行われている代理意思決定について考え，医療者がどのように支えていけばよいのかに対して少しでも役に立てるように綴っています.

症例

山田さん（仮名），89歳女性.

主訴：呼吸困難

現病歴：3日前から体調不良を夫に訴えていた．痰や咳が増え，夜間睡眠をとることができないでいた．呼吸困難が強くなり，意識が朦朧としていることから夫により救急要請となった.

バイタルサイン：JCS 1〜2，体温39.5℃，血圧123/67 mmHg，心拍数121回/分，呼吸数24回/分，SpO₂ 93％（マスク6 L投与下）

身体所見：胸部聴診は左背側にcoarse crackles聴取

胸部X線：左下肺野浸潤影，胸水貯留

尿中肺炎球菌抗原検査結果：陽性

診断：肺炎球菌性肺炎

治療：酸素投与，セフトリアキソン2 gを24時間ごとに静注

【入院後経過】

　抗菌薬投与開始後も酸素投与量が増えていった．第3病日，主治医との面談に夫が参加した．面談の内容は，治療が奏効しておらず，状態が悪化している．このまま呼吸状態が悪化した場合に，人工呼吸器を使用した治療を受けることを希望するかどうかという点についてであった．山田さんは過去に肺炎に対して人工呼吸器の治療を受けたことがあり，そのときの発言を夫は面談後に思い出していた．本人にとってかなり苦痛であったようで，本人は「次に同じような状態になった場合にはあまり人工呼吸器をつけて治療を受けたくないなー」と話していたようであった．ただし，その発言を書面に記述したことやその他の家族に情報を共有したことはなかった．翌日，夫は妻の意向を尊重し，人工呼吸器の装着を控えてもらうように主治医に伝えに行こうとした．病院に着くと，遠方に住む長女がすでに来院しており，「人工呼吸器をつけてでも肺炎に対する治療を行ってほしい」と主治医へお願いをしているところであった.

　長女は患者の救命を望み，夫は患者の意向を尊重しようとし，医師は家族内で意見が割れていることに混乱する事態となった.

---

❶ 代理意思決定者が必要となる状況 〜意思決定能力の臨床基準〜

　私たちの医療現場では，患者の治療方針を決める際に，その都度患者本人に意思決定能力があるのかどうかを評価しなければなりません．「この患者には意思決定能力があるので患者本人の意思を尊重しよう」あるいは「この患者は意思決定能力が不十分であるので本人の言うことは無効でしょう」という二者択一の選択をしなければならないのが医療の現実と言われてきました[2].

表1 ◆ 意思決定能力の臨床基準

- 選択する能力とその内容を相手に伝える能力があること
- 次の情報を十分に理解できる能力があること
  ・医学的に見た現状と予後
  ・薦められている治療のもつ意味
  ・治療の他の選択肢
  ・選択肢それぞれの危険性，利点，もたらされる結果
- 決定内容が患者の価値観や治療目標と一致していること
- 決定内容が妄想や幻覚の影響を受けていないこと
- 合理的な選択であること

　しかし，意思決定能力にはさまざまな能力が必要であると考えられます（表1）．意思決定能力とはこれらの能力の総和と考えるとよいでしょう．したがって，医療者は，意思決定に必要な能力のなかで欠けている部分を支援したり，代理意思決定者へ相談することで，患者の意思決定を支援することができます．

　医療現場では「この患者に意思決定能力がある」か「この患者には意思決定能力がない」かという二者択一の前提のなかで，医療者はふるまいがちです．意思決定能力の有無は程度の問題であって，その能力の有無を決める明確な基準やスコアが存在するわけではありません．意思決定能力を多角的に評価する技量を備えておく必要が，高齢者医療を支えていく医療者には必要であり，それに基づき患者の意思決定や代理意思決定を支援していく存在であるべきです．

> **ここがピットフォール**
>
> 　患者の意思決定能力は，全か無かの法則のように，「この患者は意思決定能力がある」や「この人は重度の認知症だから意思決定能力がない」と判断しがちです．前述のように意思決定能力はさまざまな構成要素をもち，どの部分の意思決定能力がないのでそこを支えよう，あるいは，そのあたりを代理意思決定者に支援してもらおうという形で医療者もサポートできるとよいでしょう．もちろん，どの要素においても意思決定能力が低下しており，全面的に意思決定を代理意思決定者に委ねることが必要になってしまうこともしばしばありますが．

どの程度代理意思決定がなされているのか？

　では一体どの程度，医療現場で患者は意思決定能力を失い，代理意思決定者が必要になっているのでしょうか．

　まず高齢者の増加は，代理意思決定者の増加に影響があることは容易に想像できると思います．高齢者の特徴として，自らの意思が表明できない場合が多いこと[3]や自己決定の脆弱性が指摘されています[4]．本邦において，2016年の年間死亡者数は130万人と戦後最も高く，その

72％は75歳以上です．さらに，2030年には，死亡者数は160万人を越えると推定されており，今後終末期患者また高齢者のどちらもが増加すると見込まれています[5]．したがって，医療現場においてさらに代理意思決定者の数が増加すると言えるでしょう．

　この問題は日本のみならず米国でも大きくとり上げられている問題になってきているようです．米国においても，高齢者の増加とともに，代理意思決定者が増えていくと言われています．高齢者の42.5％は終末期に，治療に関する意思決定が必要となっていますが，そのうち70.3％が必要なときには判断能力がないと言われています[6]．つまり，終末期であっても意思決定が4割の患者で必要であるが，そのうち7割の患者は自らの意思決定に携われていないということです．

❸ 代理意思決定の実態や諸問題

1）誰が代理意思決定者の役割を担っているのか？　担うべきなのか？

　患者が，意思決定能力が失われる前から代理意思決定者を指名されているようなケースは，本邦では少ないというのが現状です．代理意思決定者が指名されていない場合は，一般に家族と話すことが適切であるとされています[7]．しかし，患者の意向を推し測ることは家族にとっても医療者[8]にとっても難しいことです．実際の患者−代理意思決定者のペアを対象とした研究では，仮設シナリオに対する代理意思決定者の推定が正しかったケースは66％にすぎなかったです[9]．患者と代理意思決定者が要望を話し合っていたケースでさえ，両者の意見の一致は限定的であることが多いです[10, 11]．

　家族が遠方に住んでいる場合やスケジュール調整がうまくいかず話し合いができないようなことが臨床現場ではよく経験されます．また，遠方に住んでおり，普段患者との関係性が希薄である家族が，代理意思決定の場で強い主張などをしてくることも経験します．電子メールやウェブによる連絡システムは，家族内で最新情報を共有するための方法として有用ですが，リアルタイムのやりとりができないために家族の意思決定に対する有用性には一般に限界があるとされています．このあたりも今後の課題になってくると考えられます．

2）代理意思決定者の負担になる要素

　代理意思決定を行うタイミングの問題があります．米国の報告ですが，入院後48時間以内に65歳以上の患者の生命維持治療に関する重大な判断を48％の代理意思決定者が行わなければならなかったという報告もあります[12]．代理意思決定のタイミングは突然やってくることがしばしばあり，代理意思決定者にとって負担となる要因になっているかもしれません．

　次に示すのは，代理意思決定の状況に関する問題です．実際の代理意思決定の現場では，患者の病状が大きく変わったなかで代理意思決定を行わなければならないことがあります．また，その代理意思決定が患者に対して大きな影響を与えることもあります．「延命することはできたが，経口摂取ができない」「痛みを激しく訴えることはなかったが，代理意思決定後数日で亡くなった」などさまざまな状況が想定されますが，代理意思決定者は代理意思決定後も後悔など

さまざまな心理的影響を受けることが報告されています[13]．

3) 本人の意向が尊重されていない代理意思決定

代理意思決定者はしばしば，患者が選ぶであろう選択と異なる意思決定をしていること[14]があります．また，代理意思決定者の意思決定はときどき患者の選好よりも代理意思決定者たち自身の選好とより一致していることがあるようです[15, 16]．

しかし，これらの背景には代理意思決定者に対して医療者が代理意思決定者としての役割を説明してない，あるいは，倫理原則とは異なるようなふるまいを提案しているという現状があるようです[17]．そのため代理意思決定者は倫理原則に基づいて代理意思決定ができていないということも考えられています．

さらに，代理意思決定においては患者の自律，つまり，患者の希望を推定し尊重することが倫理的には大事であると考えられている一方で，患者の家族としては患者の希望とは異なる希望をもっている場合があります．例えば，患者は「一切の生命維持治療を受けず，できるだけ苦痛なく天寿を全うしたい」と思う一方で，家族としては「1日でも1分でも長く生きていてほしい」という思いをもっていることはよく見受けられます．もちろん患者の自律を尊重しようとしても，家族の気持ちや意向がこれほどまでに相反する場合に，家族としての希望を切り分けて，代理意思決定を行うことにはとても負担がかかることが予想されます．実際どのように切り分けたり，調整しているのかはまだ研究されていない部分だと思います．このような場面も代理意思決定が困難であると考えられるのではないでしょうか．

4) 意見の対立

代理意思決定者が代理意思決定を行う際に，医師と家族の対立が生じることがあります．患者が望んでいることを家族が伝える能力はとても低く[18]，代理意思決定者の感情に影響を受けると言われています．患者家族はしばしば，医療従事者が介護者としての自分たちの役割を尊重してくれない[19]，必要な情報が得られない[20]，自分たちの文化的な価値観が無視されている[21]といった不満を抱いていることがあり，そのことが状況を複雑にする一因となっています．

その結果，医師が家族との対立を解決しようと家族の説得を試みる前に，まずは家族が特定の意見をもつ理由を理解する努力が必要となる場合が多いです[22]．医学的事実に関する家族の誤解は，不十分または無効なコミュニケーションに起因する可能性が最も高いです．「○○さん（患者）がもし明瞭に考えることができたなら，彼・彼女は何を望むでしょうか？」というような家族への問いかけにより，代理意思決定者が患者の希望をより正確に表現することができるようになることが多いと言われています[23]．

ほかにも代理意思決定者である家族内，医師同士，医療者間で生じる対立などさまざまな対立が生じることがあります．

ここがピットフォール

　代理意思決定者である家族と医療者が対立するような場合には，いきなり説得を試みようとしてはいけません．家族が意見をもつ理由を認識するための努力をするべきです．対話によっていかにその理由や物語を湧き上がらせるかもポイントになるかもしれません．

5）医療者からの説明

　代理意思決定を行う際に，それを支援する立場にある医療者から行われる説明に問題があるケースも考えられます．医療者は説明の際に，選択肢／その選択における利点・欠点・転機／推奨案を十分に提示していないことがしばしばあります．

　進行した認知症患者における経管栄養を行うかどうかの意思決定において，医療者と代理決定者との議論なく行われてしまっていることがあるとカナダで報告されています．また，議論があったとしても15分以内の短時間の議論や治療の利点や欠点・転機の共有がなされていないなど，代理意思決定者と医療者間での良好な共同意思決定ができていない現状が明らかになっています[24]．おそらく日本の医療現場でも同様の事例が生じていることがあるでしょう．

6）事前指示・advance care planningとの関係

　多くの人が，人生の最期を自分らしく生きたいという気持ちをもっていると言われているにもかかわらず，わが国には終末期医療における意思決定は，医学的知識をもつ医療者主導で進められてきたという批判があります．現状は，高齢者自身が事前指示書作成や家族と話し合うことに対して70％は賛成していますが，実際に事前指示書を作成している人は5％以下と少ないです[25]．

　また，各個人が多様な価値観をもつようになったことで，終末期医療において「延命治療するか否か」や「人工呼吸器をつけるか否か」という医療処置に関する希望を事前に示しておくだけでは，本人の希望に沿った代理意思決定を行うことが困難となっています[26]．そこで，「患者本人の気がかりや意向」・「患者の価値観や目標」・「病状や予後の理解」・「治療や療養に関する意向や選好，その提供体制」など広範囲にわたって話し合うことが，人生の最終段階における意思決定の場において有用と考えられるようになっています．そして，「将来，意思決定能力を失った場合の意思決定に備えた，患者によるあらゆる計画」を意味するadvance care planning（ACP：1章3参照）という考え方が生まれています．これに則り，今後医療機関で患者と医療者が人生の最終段階について事前に話し合うことが増えるでしょう．このような動きによって，代理意思決定がどのように変化するのかは不明ですが，適切な代理意思決定が増えることを期待したいところです．

ここがピットフォール

　代理意思決定者が，ACPをどのように参考に利用していくべきかや実際にどのように扱っているかはまだまだわかっていない領域です．

表2 ◆ 代理意思決定改善のための提言

1） 代理人の心配事・関心事を引き出してそれに応じる
2） 意思決定過程について話し合う
3） 推奨案を提示する
4） 多職種から助言を受ける

④ 代理意思決定を医療者が支えるための4つの提言

代理意思決定改善のための提言として表2に示す4項目があげられています[27]．

1） 代理人の心配事・関心事を引き出してそれに応じる

自由質問法を用いて代理意思決定者自身が考えていることなどを自ら発言してもらうように配慮することが大事であると言われています[28]．事態を理解して受け入れるためにも決定に際して可能な範囲で時間をかけてみましょう．医療者が相談に乗り，対話していくなかでうまく患者の希望や価値などを推定するための要素を引き出せていけることもあるでしょう．

2） 意思決定過程について話し合う

代理意思決定をするということは難しいこと，そして，良心的な人同士であっても意見の対立が生じてしまうことを医療者は熟知しておくべきです．医師が代理意思決定者の役割を説明し，家族の深い悲しみに共感することで家族は救いを感じています[29]．自分たちのためではなく，あくまでも患者の優先基準や価値観に基づいて選択しなければならないことを代理意思決定に携わる関係者は確認すべきです．

3） 推奨案を提示する

医師は単に選択肢を列挙し，後はすべて代理意思決定者まかせということをすべきではありません．医師は，知らされている患者の選択と価値観に基づいて提案をすべきです．それは代理意思決定者が意見の一致を見出せなかったり，自責の念や悲嘆に暮れているときには特に重要になると考えられます．

ここがピットフォール

選択肢を提示し，後は代理意思決定者が決めなさいという姿勢は好ましくありません．医療の専門家である医療者は，できる範囲で知り得た情報（患者の価値観など）からともに考えながら患者の意向を推定し，状況を十分認識したうえで推奨案を提示できるとよいでしょう．

4） 多職種から助言を受ける

医療現場において看護師やソーシャルワーカーなどのさまざまな職種の存在は，代理意思決

定の際に生じた対立を乗り越える際に大きな助けとなります．職種が異なることで全く異なる視点や価値観をもっています．代理意思決定の場で，家族と医師のみで結論を見出そうとするなかで，問題が生じるケースが散見されます．そのような場合は，多職種から助言を受けてみるという選択肢が大きな助けとなることもあるでしょう．

また，近年，倫理カンファレンスや倫理コンサルテーションというサービスが存在する医療機関も増えています．これらの存在の広がりは，多職種の視点を通すことができ，代理意思決定がよりよいものとなる一助となっていくのではないでしょうか．

まとめ

医療現場での代理意思決定の増加は明らかな状況です．一方で，代理意思決定に関する研究はまだ少なく，わかっていないこともたくさんあるのが現状です．さらに，これから人生の最終段階に向けた話し合いを患者自身が行うようなことが増え，終末期の意思決定に変化が生まれてくる可能性もあるでしょう．医療者がどのように代理意思決定者の決断を支えていくのかはまだまだ考え続けなければならない課題でしょう．

◆ 文 献

1）「Principles of Biomedical Ethics. 7edition」(Beauchamp TL, Childress JF/ 著) Oxford University Press, 2012

2）「Life and death」(Brock DW/ 著), Cambridge University Press, 1993

3）三浦久幸，他：施設別にみた終末期 ケアの現状と課題．Geriatric Medicine, 44：1533-1538, 2006

4）井口昭久：高齢者のターミナルケアのあり方は？「高齢者を知る事典 気づいてわかるケアの根拠」(介護・医療・予防研究会/編), pp404-405, 厚生科学研究所, 2000

5）厚生労働省：平成27年人口動態統計月報年計 (概数) の概況
http://www.mhlw.go.jp/toukei/saikin/hw/jinkou/geppo/nengai15/dl/gaikyou27.pdf

6）Silveira MJ, et al：Advance directives and outcomes of surrogate decision making before death. N Engl J Med, 2362：1211-1218, 2010

7）Karlawish JH, et al：A consensus-based approach to providing palliative care to patients who lack decision-making capacity. ACP-ASIM End-of-Life Care Consensus Panel. American College of Physicians-American Society of Internal Medicine. Ann Intern Med, 130：835-840, 1999

8）Morris BA, et al：Health care professionals' accuracy in predicting patients' preferred code status. J Fam Pract, 40：41-44, 1995

9）Sulmasy DP, et al：The accuracy of substituted judgments in patients with terminal diagnoses. Ann Intern Med, 128：621-629, 1998

10）Hare J, et al：Agreement between patients and their self-selected surrogates on difficult medical decisions. Arch Intern Med, 152：1049-1054, 1992

11）Fried TR, et al：Valuing the outcomes of treatment: do patients and their caregivers agree? Arch Intern Med, 163：2073-2078, 2003

12）Torke AM, et al：Scope and outcomes of surrogate decision making among hospitalized older adults. JAMA Internal Med, 174：370-377, 2014

13）荒牧敦子：認知症の人への医療における意思決定について〜介護家族からのメッセージ〜．日本老年医学会雑誌, 50：633-634, 2013

14）Shalowitz DI, et al：The accuracy of surrogate decision makers：a systematic review. Arch Intern Med, 166：493-497, 2006

15) Chambers-Evans J & Carnevale FA：Dawning of awareness: the experience of surrogate decision making at the end of life. J Clin Ethics, 16：28-45, 2005

16) Fagerlin AI, et al：Projection in surrogate decisions about life-sustaining medical treatments. Health Psychol, 20：166-175, 2001

17) Cunningham TV, et al：How do clinicians prepare family members for the role of surrogate decision-maker? J Med Ethics, 44：21-26, 2018

18) Emanuel EJ, et al：Assistance from family members, friends, paid care givers, and volunteers in the care of terminally ill patients. N Engl J Med, 341：956-963, 1999

19) Levine C：Family caregivers：hospitals' most vulnerable partners. Trustee, 52 (2) ：24-25, 1999

20) Kristjanson LJ, et al：Family members' care expectations, care perceptions, and satisfaction with advanced cancer care：results of a multi-site pilot study. J Palliat Care, 13 (4) ：5-13, 1997

21) McDonagh JR, et al：Family satisfaction with family conferences about end-of-life care in the intensive care unit：increased proportion of family speech is associated with increased satisfaction. Crit Care Med, 32：1484-1488, 2004

22) White DB, et al：Prognostication during physician-family discussions about limiting life support in intensive care units. Crit Care Med, 35：442-448, 2007

23) Tomlinson T, et al：An empirical study of proxy consent for elderly persons. Gerontologist, 30：54-64, 1990

24) Mitchell SL, et al：A cross-national survey of tube-feeding decisions in cognitively impaired older persons. J Am Geriatr Soc, 48：391-397, 2000

25) 厚生労働省：第5回人生の最終段階における医療の普及・啓発の在り方に関する検討会　平成29年度人生の最終段階における医療に関する意識調査報告書
http://www.mhlw.go.jp/toukei/list/dl/saisyuiryo_a_h29.pdf

26) A controlled trial to improve care for seriously ill hospitalized patients. The study to understand prognoses and preferences for outcomes and risks of treatments (SUPPORT). The SUPPORT Principal Investigators. JAMA, 274：1591-1598, 1995

27) 「Resolving Ethical Dilemmas 4th Edition」(Lo B/著), p79, Wolters Kluwer, 2012
　▶ 訳書あり．：「医療の倫理ジレンマ解決への手引き」(北野喜良，他/監訳)，西村書店，2003

28) Lo B, et al：Discussing palliative care with patients. ACP-ASIM End-of-Life Care Consensus Panel. American College of Physicians-American Society of Internal Medicine. Ann Intern Med, 130：744-749, 1999

29) Tilden VP, et al：Decisions about life-sustaining treatment. Impact of physicians' behaviors on the family. Arch Intern Med, 155：633-638, 1995

田中雅之　Masashi Tanaka

Profile

東北大学大学院医学系研究科 医療倫理学分野 博士課程／独立行政法人国立病院機構東京医療センター 総合内科
内科医9年目です．大学院では，内科医として働くなかで感じた倫理的な問題の研究に取り組んでいます．結果を臨床現場に還元できるように努めます．

第3章 終末期において，できること&やるべきこと

2 治療中止のタイミングはいつか？ ①総合内科編

小杉俊介

Point
- 「医学的無益性」の検討が重要だが，その検討は慎重に行う必要がある
- "Time-limited trial" という考え方もある
- 方針決定は，医師だけでなく多職種および家族「皆で」行う

Keyword 医療の無益性　本人の意思　Time-limited trial　倫理コンサルテーションチーム

はじめに

　読者の皆さんはどのようなときに「治療中止（差し控え）」を検討するでしょうか．医療を行っているなかで，治療の差し控えや治療中止という選択肢を選ぶのは容易ではなく，最も慎重な判断が必要となる場面です．
　ここでは，総合内科（病院総合医）的視点から，どのようなケースでどのように「治療中止」や「治療の差し控え」などを検討し，どのように意思決定を支援していくかを共有したいと思います．

症例

　87歳男性．脳梗塞後でくり返す誤嚥性肺炎の既往があり自宅療養している．要介護4．主介護者は同居している長女夫婦であり，本人の妻は数年前に他界している．本人は脳梗塞後で簡単なコミュニケーションのみ可能である．今回は数日前からの発熱と喀痰の増加にて来院した．諸検査から誤嚥性肺炎と診断され入院加療が開始された．抗菌薬による加療を行い誤嚥性肺炎自体は改善傾向となったが，嚥下機能は廃絶しており安全な食事・飲水の再開は困難と判断され今後の方針を検討していた．そんななか，誤嚥性肺炎が再燃した．抗菌薬治療の再開を検討するなかで家族から「治療しないといけないのですか？本人はもともと延命になるような治療は望んでいなかったんです．その治療は延命にはならないのですか？」という言葉が聞かれた．

① どのようなケースで治療中止・差し控えを検討するか

上記のケースでは治療中止を検討する必要があるでしょうか．治療中止や差し控えを検討するケースを，以下の3つに分けて検討します．

1) 事前に予期され共有できていた事象が起きたケース

起きうる事象が医療者・本人・家族皆で共有できており，advance care planning（ACP：1章3参照）を行えていたケースでは，起こりうる事象が事前に想定できているため治療中止や差し控えに関して落ち着いた状況で時間をかけて検討できていることがあります．ただし考えてきてはいても実際にその状況になれば医療者・本人・家族ともにその方針で正しいのかを検討し直すこともあり，それは当然の反応と考えられます．

2) 予期されるべき状況であったがされずに，予期できた事象が起きてしまったケース

この場合医療者は予期できているけれども，本人・家族にとっては突然の出来事と感じることが多く，医療者サイドと本人・家族サイドの間でギャップが生じやすいケースです．治療方針に関して家族にとっては次の3) のケースと同様「急な変化」であり，差し控えなどは検討しづらいことが多いケースです．

> **ここがポイント**
>
> 1) 2) のケースでは，illness trajectory（病の軌跡：55ページ，図1参照）[1]を共有できているかが鍵となり，かつ終末像を共有すべき時期の判断が重要となります．非がん疾患で余命が6カ月以内の可能性が高いと思われる所見のsystematic reviewがあります[2]．そこに記載されている所見のような場合には，本人・家族との起きうることに対する考え方や価値観などの共有をできるとよいと思います．Surprise question（医師自身が「目の前の患者さんが1年以内に亡くなったとしたら，自分は驚くだろうか？」と自問自答する）という方法もあり，その質問で驚かない場合にはACPなどをはじめるという考え方もありますが，非がん疾患は悪性腫瘍に比べsurprise questionの精度が劣るとの研究もあり[3]，予後予測の1つのツールとしては知っておくべきですが，有用性は自分自身で判断する必要があります．特に私たち総合内科医が担当することの多い高度認知症の予後予測に関してもいくつか研究はありますが，結局正確な予後予測は困難と結論づけられており[4]，より患者の状態の把握とその共有が重要だと考えます．

3) 全く予期できないケース

敗血症性ショックや脳卒中などいわゆる突然死パターンがこのケースであり，この場合は誰も起こることを事前に予期できず，また，治療を行った場合それが奏効するかどうかもわかりづらく，さらに治療方針を決定するための時間にも制限があり治療方針の検討が最も難しいケースです．このケースでは2) よりもやはり治療の差し控えの判断はかなり難しいケースです．

表1 ◆ 治療の差し控えや中止を検討するときに判断材料とするポイント

A：医療の無益性	治療を試みたとしても治癒が期待できないケースや救命できたとしても以前のような状態までの回復が見込めないケースでは「**医療の無益性**」という観点から治療の差し控え・中止を検討する
B：患者の意思	本人の意思（事前意思やその場での意思）が確認できない場合でも家族など代理意思決定者による推定意思により患者が希望したまたは希望するであろうと推定された場合には「**患者の意思**」という観点から治療の差し控え・中止を検討する

　もちろんどんなケースでも，起きた事象が「治癒可能」と予測される場合には，治療を検討すべきです．その際には① どの程度治癒可能と想定されるかと，② 治癒可能という言葉の意味合いと③ その治癒に必要な医療の侵襲度の3点の共有が必要です．「この人どういう治療方針なの？」「DNAR（Do Not Attempt to Resuscitate）なので何もしません」という会話を耳にすることがあります．この会話は正しい会話として成立しておらず，心肺停止時オーダーと治療の差し控えに関しては分けて考える必要があり，日本集中治療医学会の勧告でも，DNAR指示と終末期医療は同義ではなく，DNAR指示は心停止時のみに有効な指示であり集中治療室入室や終末期医療の実践の合意形成などは個別に行うべきとしています[5]．そのためDNARであれば，必ずしも治療の差し控えや中止も許容されるわけではありません．

　そのうえで表1のような観点から治療中止や差し控えを検討します．

　表1のAのケースで重要なものは，医療者としての臨床能力（その疾患のたどりやすい転帰や疫学的なその疾患の死亡率，どの程度まで改善が見込めるかなど）が重要な因子となります．さらにそれを家族と共有するためのコミュニケーションスキルも必要とされます．急な変化〔**3**〕のようなケース〕であった場合には本人・家族がすぐにすべてを理解し納得することは困難なこともあり，その正しい情報伝達と意思決定支援には高度なスキルが求められます．

　表1のBのケースでは，意思決定が妥当であったかどうかなどの事前意思の信頼性や代理意思決定者の決定などの要素があります．また，家族等が推定できないケースや代理意思決定者がいないケースもあり，その場合の治療方針決定には慎重さが求められます．

❷「治療中止」と「差し控え」の違いは？どちらが難しい？

　そもそも，「治療の中止」と「差し控え」の違いはあるのでしょうか．日本語的には，「一度はじめた後に中止する」のか，「そもそもはじめない」かの違いです．英国や米国では，倫理的には治療の中止と差し控えとの間には違いはないとされていますが，日本では治療の中止の方が倫理的に一層難しいと考えている方が多いという報告があります[6, 7]．個人的な印象としても中止を提案することの方が難しいような印象があります．中止を検討するが困難な場合に参考にしているのが，「Time-limited trial」[8]という手法です．特に ❶ の3）のようなケースで，治療奏効する可能性が低いことが見積もられた場合で治療を差し控えることも検討したが決めきれないケースなどで一定の期間（罹患している疾患により違う）集中治療を含む治療を行ってみてうまくいくかを検討するという手法です．治療奏効する可能性の推定は重要ですが，患者側がどの程度の可能性を高い・低いと考えるかは個々人でかなり差がある（例えば「治療が

難しい」という言葉を「50％程度」と感じる人もいれば，「ほぼ0％」と思う人もいる）ため正確な情報共有が必要です．

❸ どのように方針決定・意思決定のサポートを行っていくか

　くり返しになりますが，人生の最終段階における治療方針の決定は医療を提供する側・受ける側ともに難しいものです．厚生労働省は「人生の最終段階における医療の決定プロセスに関するガイドライン」を2015年に改定しており，そのなかで「適切な情報提供」を行ったうえで，「医師だけでなく多専門職種で構成される医療・ケアチームと十分話し合いを行うこと」がポイントとなっています．治療内容の決定が困難な場合や医療者−家族間で意見の相違があり妥当と考えられる医療内容についての合意が得られない場合などは倫理委員会での検討や倫理コンサルテーションチームが存在する施設ではコンサルトを行うことが重要です．

　もちろん倫理コンサルテーションチームなんてないよ！と言われる施設も多いと思います．そのようなときには1章6で紹介した**臨床倫理の4分割表**（49ページ，図2）を使用して検討していくとよいと思います．この考え方は前述したとおり「医師だけでなく多専門職種で構成される医療・ケアチームと十分話し合いを行うこと」と示されており多職種カンファレンスでも使用しやすいことが特徴です．

　本症例を実際に分析すると**表2**のようになります．

表2◆「誤嚥性肺炎をくり返している男性へ抗菌薬加療および経管栄養を行うこと・また差し控えることは倫理的に妥当か」について臨床倫理の4分割表の考え方を用いて検討した例

医学的適応	患者の意向
誤嚥性肺炎をくり返している（医学的問題）．その都度加療を行っており現状では抗菌薬を使用することにより肺炎自体は軽快しているが，その原因となっている嚥下機能の低下は改善が望めない状況である．経管栄養を行うことの目的は嚥下機能が廃絶している状況であり栄養補給の主たる投与経路となる．	現時点では判断能力・意思決定能力には乏しいことが推察される．ただし，Yes/Noで答えられる質問などの単純なものであれば解答可能な可能性が考えられた．事前意思として家族に「延命は望まない」という意思表示があったが，本人がどのようなことを延命と定義していたかは不明である．妻が亡くなった際の自分に置き換えての発言（自分の際はこうしてくれ）などはみられず，代理意思決定者の事前の指名はなかった．状況からは長女が代理意思決定者と考えられるが，単純化した質問であれば意思の推定が可能とも考えられ，本人の意向をより探ることが必要と考えられた．
周囲の状況	QOL
長女と同居しており，要介護4で訪問看護・ヘルパーなどを利用していた．これまでも在宅で過ごしてきており家族の介護疲れも現状はみられない．長女はもともと専業主婦であり，孫たちはすでに独立している．治療の差し控えに関する疑問は家族側から出てきており医療者の意見が中心となっている可能性は低く，誤嚥性肺炎をくり返す患者に対して経管栄養などを投与しないといった治療の差し控えを行うことは施設としてもこれまでも行ってきたことである．費用の問題などは現時点ではない．	そもそも食事を中止すること自体でもスピリチュアルペインなどが出現する可能性がある．また経管栄養を行うことで，喀痰が増加しその結果肺炎を起こし倦怠感などの症状が出現する可能性がある．患者の状態と今後の予測からは経管栄養は延命措置となりえず，状態からは延命処置は望ましくない可能性があり，経管栄養は行わず症状緩和をメインとした終末期ケアを検討してもよいとも考えられる．

4分割を使用して検討しても，やはり経管栄養を継続することの意義は医学的な適応および本人の推定意思，周囲の状況，QOLの視点から考えても乏しい可能性が示唆されます．この場合のnext stepとしては，本人の体調が許せば単純化した質問でできる限り本人の意向を確認する作業を，他職種および家族も含めて行うことが必要であると思われます．

特に患者の意向や周囲の状況などは医師だけではやはりわからず，他職種での検討が必要であり，さらにチームの一員として家族を巻き込むことも情報が増え有用なことが多いです．

症例の経過・その後

家族と，抗菌薬による肺炎自体の治癒確率は高いこと・ただし治癒したとしても嚥下機能は戻ることはなく肺炎を今後もくり返すことが予想されること・食事摂取再開は困難であること，という医学的な情報を共有した．家族とのライフレビューのなかで延命を望んでいなかったこと，さらには「美味しいものを食べることが生きがい．食べられなくなったらそれが寿命．家でおとなしく死にたい」と語っていたことが判明した．本人の推定意思として経管栄養などの栄養方法は希望しないと想定されたため経管栄養などは差し控えることとした．肺炎を治療するためだけの入院も本人の意思とは異なると考えられた．医療者・家族で共有のもと，本人にわかる範囲での情報提供を行った．看護師に対して「早く家に帰りたい」とくり返し言われており，脳梗塞や認知症の影響で自身・周囲の状況の完全な理解は困難なものの最低限の欲求表出はできているものと判断し，その意思を尊重し在宅復帰する方針とした．抗菌薬は在宅で使用可能なものに変更し規定の治療期間使用した．1日に必要量の水分を補液することは喀痰を増加させる可能性も考えられ，QOLの低下に寄与する可能性を考え投与量は控える方針とし1日500 mL程度の皮下注射での補液を行った．その後は家族と最期まで自宅にて過ごした．食事摂取は困難であったがもともと好きだった果物を食べ，その際には笑顔がみられた．

まとめ

治療の差し控えや中止に関する決定は難しいものです．そのため事前に準備できうることであれば医療者・本人・家族ともに準備をしておくに越したことはありません．なかでも本人の意向は確認できるうちに確認しておく方がよいと思います．急な変化が起きた場合には驚くのは当然なので，1人で抱え込まずに「皆で」どうすればいいか，本人ならどういうふうに考えるかを検討することが重要と思います．

◆ 文　献

1）Murray SA, et al：Illness trajectories and palliative care. BMJ, 330：1007–1010, 2005
2）Salpeter SR, et al：Systematic review of noncancer presentations with a median survival of 6 months or less. Am J Med, 125：512, 2012
3）Downar J, et al：The "surprise question" for predicting death in seriously ill patients：a systematic review and meta–analysis. CMAJ, 189：E484–E493, 2017

4）Mitchell SL：CLINICAL PRACTICE. Advanced Dementia. N Engl J Med, 372：2533-2540, 2015

5）日本集中治療医学会倫理委員会：DNAR（Do Not Attempt Resuscitation）の考え方．日本集中治療医学会雑誌，24：210-215，2017

6）水野俊誠，横野 恵：日本における生命維持治療の中止と差控え．生命倫理，16：84-90，2006

7）Asai A, et al：Attitudes of Japanese and Japanese-American physicians towards life-sustaining treatment. Lancet, 346：356-359, 1995

8）Quill TE & Holloway R：Time-limited trials near the end of life. JAMA, 306：1483-1484, 2011

Profile

小杉俊介　Shunsuke Kosugi

飯塚病院 総合診療科
専門：総合内科・医学教育
飯塚病院の内科後期研修を終え現在総合診療科スタッフとして働いています．後期研修医時代に当院の緩和ケア科をローテーションしたことで視点が広がりました．診断や治療などの医療面だけでなく本人の意思や環境面などに同時に配慮することの大事さ，コミュニケーションの難しさ・楽しさを日々痛感しています．ITやAIが進歩しても無益性の判断や難しい意思決定支援などは医療職の仕事として残ると思い精進しています．

第3章 終末期において，できること&やるべきこと

3 治療中止のタイミングはいつか？②腫瘍内科編

宮本信吾

Point
- 積極的治療を中止し，best supportive care にいつ移行すべきかという判断の目安やガイドラインはない
- end of life discussion を十分に行うことが，終末期の quality of life (QOL) の改善や家族の抑うつを軽減する可能性がある
- 他の専門職の協力を得ながら，shared decision making を進めることが大切である

Keyword end of life discussion　shared decision making

はじめに

　悪性新生物による死亡数は1981年以降死因の第1位となり，その数は年々増加傾向です．約2人に1人が何らかのがんに罹患し，約3人に1人ががんにより死亡すると言われ，2025年にはがんによる死亡数は男性約23万人，女性約16万人と予想されています[1]．

　一方，がんに対する治療もめまぐるしく進歩しており，たとえ進行・再発がんであっても予後は飛躍的に延長しています．もっぱら最近のがん治療のトピックといえば，「precision medicine」と「免疫療法」で，標準治療が毎年のように変更されているのが現状です．これらの中心となる薬剤が分子標的薬と免疫チェックポイント阻害薬（immuno-checkpoint inhibitor：ICI）であり，奏効する患者には劇的な効果を示します．

　さらにこれら薬剤の有害事象は元来使用されていた殺細胞性抗がん剤と異なり，吐き気や嘔吐などの消化器毒性や全身倦怠感，脱毛などは軽微であり，QOLは維持されることが特徴の一つです．しかし，有害事象が軽微なことから，終末期にこれらの薬剤をいつ中止するのか難渋する症例を経験するようになりました．

　治療中止理由には，①病状の悪化，②毒性中止，③患者の希望と，時にICIで経験する④有効中止があげられますが，本稿では①について腫瘍内科医の基準や取り組みを述べます．

症例①
50歳代男性．進行小細胞肺がん．患者は常に完治を求め，「治療中止＝死」と考えていました．当初，抗がん剤は効果を示していましたが，効果は一時的であり，徐々に病状は増悪しました．患

者の希望により，民間のクリニックで適応外使用としてICIを試すも奏効しませんでした．PS4となり，主治医が積極的な治療中止を提案しましたが，患者は同意せずに「死んでもいいから抗がん剤をしてくれ」と伝えました．主治医は患者の希望だからと亡くなる直前まで低用量の抗がん剤を続け，一般病棟で亡くなりました．

❶ いつまで抗がん剤治療を続けるか

　進行・再発がんの患者はたとえ抗がん剤が一時的に効果を示したとしても，いずれは病勢の進行とともに徐々にPSや臓器機能が低下し，次治療が困難となり，最終的にbest supportive care（BSC）となります．

　米国の研究では，終末期に無理をして抗がん剤治療を受ける（216人）ことにより，受けない患者（170人）と比べ自らが望む場所で死を迎えることが少なく（68 % vs 80 %，p = 0.03），より侵襲的な医療措置を受ける傾向にあり（12 % vs 2 %，p < 0.001），ホスピスへの紹介が遅れ（52 % vs 38 %，p = 0.008），さらには生存期間も延長しない（HR = 1.11 95 % CI：0.90-1.38）という結果が報告されました[2]．研究対象が2000年代中頃の症例と古く，終末期に行われていた抗がん剤治療の多くが殺細胞性抗がん剤と推察されるため，妥当な結果と考えられます．

　また，非小細胞肺がん患者を対象としたTemelらの研究においても，早期緩和ケア介入群で終末期における点滴化学療法（多くは殺細胞性抗がん剤）を有意に減少し（60日以内 46 % vs 24 %，30日以内 24 % vs 11 %），生存期間の延長に寄与した可能性が示唆されました[3]．

　米国臨床腫瘍学会（American Society of Clinical Oncology）も2012年にがん診療の質と評価を改善させるためのTOP5の1つとして，利益が得られそうにない進行固形がん患者への不必要な抗がん剤治療を避け，その代わりに症状緩和や緩和ケアに注力することを推奨しています[4]．

　抗がん剤治療の目的は生存期間の延長とQOLの改善であることから，有害事象が強く，奏効が期待できない殺細胞性抗がん剤を終末期にぎりぎりまで続ける意義は非常に乏しいといえます．しかし，これらのエビデンスや推奨は，分子標的薬やICIなど最近の抗がん剤治療も含めた見解ではなく，また，海外と日本の医療保険制度の違い（日本ではsalvage lineに対する抗がん剤の保険の縛りが緩い）もあり，必ずしもすべての抗がん剤治療や患者に当てはまるとは言えません．実際，Temelらの研究でも，経口抗がん剤（多くが分子標的薬と推定される）の終末期使用に関して，早期緩和ケア介入を行っても差はありませんでした[3]．また，最近の患者遺族へのアンケート調査でも，何らかの抗がん剤治療を亡くなる3カ月前までに受けていた人が79 %，1カ月前まで受けていた人が65 %と非常に高率に終末期まで受けていました[5]．

症例②

60歳代男性．進行大腸がん（RAS陽性）（ガイドラインでは4次治療までが明記）．2次治療の効果がなくなり，抗がん剤の治療開始から2年半経過している．主治医は患者・家族に3次治療以降の奏効割合は一般的に数%であり，腫瘍を縮小させる効果は乏しいことを伝えたうえで，専門看護師・臨床心理士も交えて終末期の治療の目標や過ごし方に関する話し合いを開始しました．3次治療の抗がん剤治療を行っている過程で，患者は①娘の結婚式に元気に参加したい，②やっぱり家でなるべく過ごしたい，などいくつかの希望を提示してきました．結果として3次治療の効果はなく，4次治療に移行するかどうか話し合いのときに，患者より家族に迷惑をかけるのも嫌なので緩和ケア病棟を見学したいと要望がありました．さっそく，緩和ケア医に紹介し，見学され，最終的には亡くなる1カ月前に緩和ケア病棟に入院され，穏やかな時間を過ごされました．

❷ 治療中止の話し合いで注意すること

前述のようにがん治療が急速に進歩すると，患者・家族も治療を中止することをすぐに受け入れることが困難となり，最期の時間を有意義に過ごせないケースが存在します．しかし，一般のがん相談窓口やがん治療が専門でない医療従事者ではこのように複雑に進歩した抗がん剤治療の継続や止め時・副作用対応・症状緩和などに関し，総合的に対応することは難しくなってきています．

当科ではがんのプランニングサポート外来と称して，がんに悩んでいる患者・家族の最初の窓口となっています（図1）．本邦でも早期からの緩和医療が推奨されていますが，緩和医療は

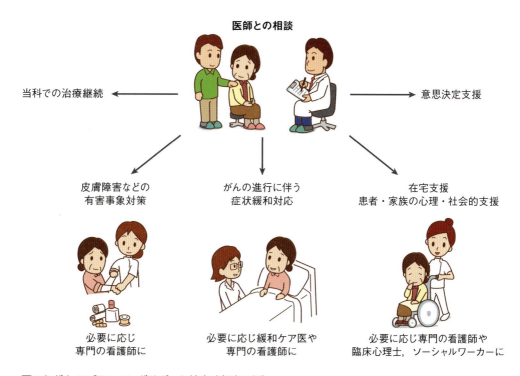

図1◆がんのプランニングサポート外来（当院の例）

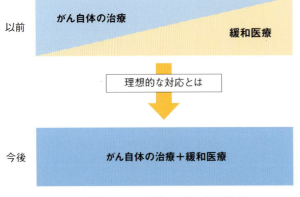

図2 ◆ がんの終末期における緩和医療の位置付け
(日本赤十字社医療センター化学療法科のホームページより引用)

　そもそもがん治療の一部であることから，腫瘍内科医はがん治療に関する知識だけでなく，身体的な症状や精神的な苦痛に対応する緩和医療にも精通が求められています（図2）．特に地域病院ではエビデンス通りに対応できる患者の割合は少なく（年齢・合併症など），緩和腫瘍医（palliative oncologist）としての側面が必要です[6]．医師はまず現在の患者・家族の状況や悩みを聞き，問題点を整理します．そのうえで，誰と協力して進めていくのが適切かを判断し，コンサルテーションを出します．つまり，腫瘍内科医が司令塔的役割を果たします．

　例えば，抗がん剤治療の継続・中止に関しては，① メリット（エビデンスレベルの有効性，患者個人レベルの有効性），② デメリット（抗がん剤の副作用，療養場所の問題），③ 予後予測，④ 終末期に患者が希望すること，などを十分に話し合い検討する必要性があります．これらの話し合いのときには，患者の家族を必ず巻き込むこと，看護師（できれば専門看護師が望ましい）を同席することが大切です[7]．近年，終末期の話し合い（end of life discussion：EOLd）を十分に行うことが，患者・家族のアウトカムに大きく影響すると言われています[8]．しかし，海外の実証研究によるとEOLdの障害になっていることは「医師の話しにくさ」だけでなく，それ以上に「患者家族に理解してもらうことが難しいこと」があげられています[9]．そのため，早期からEOLdを行うことは現実的には難しく，おおむね予後が6カ月程度または2次治療，3次治療頃から開始するのが現実的と思われます．

　また，あくまで治療の中止は，患者・家族と医療者側との共同作業であり，**shared decision making（SDM）**が大切です．SDMとは協力して治療選択を行うために，患者と医療専門職の間で交わす対話であり，患者と医療者が協働して，不確実性に向き合おうとする行為と言われています．治療の中止によるメリット・デメリットは不確実性を伴います．これに対して，医療者側のエビデンスや推奨のみまたは患者・家族の気持ちだけを優先するのではなく，一緒に治療方針を決定していくことが大切です．この，SDMを適切に行うことが，結果として医師と患者・家族間の適切な関係，終末期の両者のストレス軽減につながる可能性があります．

　症例①も②も患者の希望に沿っているという意味では同じですが，①の場合は医師から終末

期を過ごすための十分な情報が提供されていない可能性は否定できません．また，①の場合，患者の希望が常に優先されており適切なSDMがなされているとは言えません．

● まとめ

進化する抗がん治療をいつまで継続するのかという難題は一人の医師のみで解決できるものではありません．他の専門職と協力してがん治療とその生活への影響，患者がどのような終末期を望むのかを患者本人や家族と定期的に話し合い（EOLd），終末期の対応を共有することが大切です（SDM）．さらに，これらの話し合いにはコーピング対応に長けている緩和ケア医や看護師と協同することで，より円滑に進む可能性は高く，主治医がチーム医療を適切に築くことが大切になると考えます．

◆ 文 献

1）「がん・統計白書2012」（祖父江友孝/監修），篠原出版新社，2012
2）Wright AA, et al：Associations between palliative chemotherapy and adult cancer patients' end of life care and place of death: prospective cohort study. BMJ, 348：g1219, 2014
3）Greer JA, et al：Effect of early palliative care on chemotherapy use and end-of-life care in patients with metastatic non-small-cell lung cancer. J Clin Oncol, 30：394-400, 2012
4）Schnipper LE, et al：American Society of Clinical Oncology identifies five key opportunities to improve care and reduce costs: the top five list for oncology. J Clin Oncol, 30：1715-1724, 2012
5）桜井なおみ：「がん患者白書2016（遺族調査編）がん遺族200人の声『人生の最終段階における緩和ケア』調査結果報告書」
http://kibou.jp/images/20160114L.pdf
6）Hui D, et al：Indicators of integration of oncology and palliative care programs: an international consensus. Ann Oncol, 26：1953-1959, 2015
7）Yoong J, et al：Early palliative care in advanced lung cancer: a qualitative study. JAMA Intern Med, 173：283-290, 2013
8）Mori M, et al：In-advance end-of-life discussions and the quality of inpatient end-of-life care: a pilot study in bereaved primary caregivers of advanced cancer patients. Support Care Cancer, 21：629-636, 2013
9）You JJ, et al：Barriers to goals of care discussions with seriously ill hospitalized patients and their families: a multicenter survey of clinicians. JAMA Intern Med, 175：549-556, 2015

宮本信吾 Shingo Miyamoto

Profile

日本赤十字社医療センター 化学療法科

第3章 終末期において，できること&やるべきこと

第3章 終末期において，できること&やるべきこと

4 本当に家に帰れないのか？

橋本法修

| Point | ● 「帰りたい」気持ちのある患者さんは皆自宅に帰ることができます |
| | ● 家に帰れないと考えている医療者・患者・家族のそれぞれの「誤解」を理解しましょう |

| Keyword | 在宅医療　医療者・患者・家族の誤解 |

はじめに

高齢社会が進むのと同時に年間死亡者数も増加しています．患者さんの「最期」を考える機会に立ち会う機会も多くなるでしょう．死亡場所の割合は1951年には病院9.1％，自宅82.5％だったのが，2013年には病院75.2％，自宅12.8％と変化しました[1]（1章5参照）．しかし，患者さんの55％は「自宅」で最期を迎えたいと考えています（図）[2]．患者さんは，元気になれば家に帰りたいし，入院環境によりストレスゲージが蓄積されると家に帰りたいと思われるのは当然です．私は，基本的に**患者さんは「家に帰りたい」と思っている**と感じています．本稿では，「家に帰りたい」思いを実現するために，生じやすい「誤解」について記述します．

> **症例**
>
> 症例はA市内で1人暮らしをしている，もともとADL自立した70歳男性です．（X-1）年にB病院で胃がんcstage IVの診断を受け，化学療法を開始しました．徐々にふらつきや嘔気嘔吐がみられ精査の末，髄膜癌腫症がわかりました．X年1月，同院に入院し全脳照射を開始しました．化学療法の効果は乏しい状況で，PS低下もみられ積極的治療は困難と判断されました．本人家族へ説明の末，本人は緩和医療を希望され，A市内の自宅で過ごしたいと話しました．前医は「アパート3階の自宅に退院することはできない．家にどうやって入るのか．キーパーソン（KP）である姉の住んでいるC市の病院に転院して過ごすことを勧める」と言い，X年2月末当科転科となりました．転院時，JCS I-1，意思疎通は可能で，意思決定も可能でした．経口摂取量は1日で1食分摂取できるかできないか程度で，倦怠感著明のためPS3～4の状況でした．本人家族面談時，本人は「まだ病院にいなければならないのですか？」と語り，家族は「本当は自分の住んでいた自宅に帰らせればよかったんだけど，B病院の先生も自宅に帰るのは難しいだろうって言うもんだから…」と話されていました．

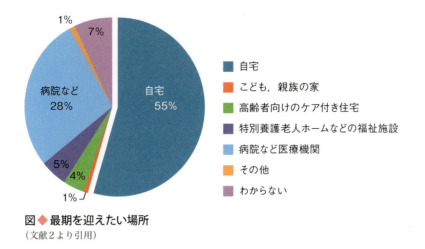

図 ◆ 最期を迎えたい場所
（文献2より引用）

1 自宅に帰るときの「誤解」を知ろう

　自宅に帰るときに考慮する，① 医学的要因，② 患者要因，③ 家族要因，④ 周辺状況の確認，の4点に分けて考えましょう．

1）医学的要因：医療側の誤解はありませんか？

　まず，**医療依存度を確認**しましょう．医療依存度が小さい場合とは，1日1回補液する，月1〜2回腹腔穿刺する，などがあげられます．医療依存度が高い場合とは，ADL全介助で介護力が必要である，1日4回抗菌薬投与している，1時間に1回吸引が必要である，などがあげられます．家族の協力のもと，自宅でできる医療は多く，在宅医療導入により自宅で過ごす環境もつくることが可能です．

　医師は患者さんの病態を理解し，現行治療で問題解決可能なのか，予後予測はどれくらいか，を含め医療行為が適切か否かを見直す必要があります．抗菌薬を1日1回点滴に変更可能，もしくは内服変更可能であれば実行に移す余地があります．点滴量を見直すことで吸引回数を減らすことも可能です．場合によっては家族へ吸引指導を行うことで自宅でも吸引を行うことができます．

2）患者要因：患者さんの誤解はありませんか？

　次いで，**患者さんの思いを確認**しましょう．患者さんが「家に帰ることはできません」と言う場合もあります．患者さんが「家に帰れない」と思っている理由を尋ねてみましょう．厚生労働省「終末期医療に関する調査」によれば，介護する家族に負担がかかる（79.5％），症状が急変したときの対応に不安がある（54.1％），経済的に負担がある（33.1％），などがあげられています[3]．特に経済的なことや家族間の問題などは患者さん自ら話すことはほとんどなく，医療側から尋ねられてはじめて話すことが多いでしょう．**患者さんの言葉の裏側にある「本当の思い」**を知ることで問題解決の糸口が見つかることでしょう．

ちょっとしたコツ

患者さんに「家に帰れない理由は何ですか？」と直接的に聞く以外に，「どのような状態であれば家に帰れそうですか？」，「家に帰ったときの気がかりはどんなことですか？」と尋ねる方法もあります．

3）家族要因：家族の誤解はありませんか？

自宅に帰った後，患者さんのケアの中心となるのは家族〔特に主介護者やヘルスエキスパート（家族の健康管理を担っている人）〕です．患者さんが「家に帰りたい」と言うけど，家族が「こんな状態じゃ帰れない」，「もっと元気になってから帰らないと」と主張する場面もあります．なぜ，家族はそのようなことを言うのでしょうか．このときも同じで**家族の思いを確認し**ましょう．患者さんの「家に帰りたい」気持ちを理解したうえで，家族が反対するにも理由があります．例えば，医学的には治療困難な状況であるにもかかわらず，家族の「こんなに病気が悪いのに家に帰れるわけがない」というような，病状認識のずれがあるかもしれません．病状説明を通じて家族の意見が変わるかもしれません．

このほかにも，家族には「私が看ていけるのか」，「病院にいた方が安心じゃないか」，「自分自身の家庭や仕事のこともあるし…」，「24時間つきっきりじゃないといけない？」などの思いがあります．これらの家族の「不安」は理解できるものには共感を示しながら，軽減できる手段を模索しましょう．

ここがポイント

医師が患者さん家族の思いを確認する行動は必要です．さらに看護師や理学療法士らとも連携し，患者さん家族の心境を確認し共有することで，多職種連携モデルが形成されていきます．

ちょっとしたコツ

患者さんやその家族は先行きが見えない状況で不安になっており，医療従事者が「家で過ごす」という話を「脅威」として感じる方もいます．過ごす場所の話をする際に，事前に，「在宅医療のようなサポート体制をもっと早く知りたかったという方もいますので，お話しています」という言葉かけや，実際に在宅医療を受けておられる方の状況をお伝えする，という方法も患者さんやその家族の安心につながります．

4）周辺状況の確認：在宅医療を提供する医療機関は？

患者さんや家族は，「家に帰りたい，でも不安」という感情のなかで意思決定をします．在宅療養が可能になる要因に，必要な在宅医療・介護サービスの確保があります[4]．在宅医療・介護サービスは患者さん家族の不安感の軽減につながります．地域によって医療リソースが限ら

れていることもあるため，医療ソーシャルワーカー（MSW）にどのような医療機関があるのか相談しましょう．

 ちょっとしたコツ

　自宅に帰るかどうかを話し合っている間にも，リハビリテーションは実施しましょう．安静臥床の状態で1週間過ごすと筋力が15〜20％低下すると言われており，意思決定中の時間を日常動作の訓練や工夫などに活用しましょう．

症例の経過・その後

　医学的予後1〜2カ月と予測している状態で，「落ち着く場所は家である」という患者さんの思い，それを支えたい家族の思いを看護師とともに確認しました．患者さんの唯一の家族はKPである姉であり，介護力を考えると長年過ごしていたA市内の自宅に帰るよりは，姉の家に一時的に帰ることで「病院よりも落ち着く環境で過ごせる」のではないかと考え，姉の自宅に帰る計画を立案しました．姉より「急に悪くなることも不安です」という言葉もあり，24時間対応の訪問診療を行っている医療機関に在宅医療提供を依頼し，バックアップベッドを準備することで不安軽減を図ったうえで，家に帰ることになりました．

 ## まとめ

　患者さんは少なからず「家に帰りたい」という思いがあります．「よくわからないけどこんな状況で家に帰れないんじゃ？」と思った場合は再度考えを見直してください．医療側の懸念事項は何ですか？患者さん家族の不安なことは何ですか？それらを解決する工夫はできますし，不安を軽減し在宅医療を支える医療リソースもあります．本稿を通じて視野が広がり考えが一歩でも先に進んだと感じていただければと思います．

◆ **文　献**

1）総務省統計局：「日本の統計2018　第2章　人口・世帯」，2018
　http://www.stat.go.jp/data/nihon/02.htm
2）厚生労働省：第1回全国在宅医療会議　参考資料2 在宅医療の現状，2016
　http://www.mhlw.go.jp/file/05-Shingikai-10801000-Iseikyoku-Soumuka/0000129546.pdf
3）厚生労働省：「終末期医療に関する調査」，平成20年調査結果
　http://www.mhlw.go.jp/shingi/2008/10/dl/s1027-12e.pdf
4）医療経済研究機構：医療施設・介護施設の利用者に関する横断調査，平成23年報告書
　https://www.ihep.jp/publications/report/search.php?dl=157&i=2

橋本法修　Hoshu Hashimoto
飯塚病院 緩和ケア科
専門：総合内科，緩和ケア科
これまで学んできたことを地域医療に還元できるように日々研鑽中です．自分が提供できる社会的価値は何か？を考え，実践していきたいと思います．

第3章 終末期において，できること&やるべきこと

5 終末期の栄養・水分摂取

大屋清文

> **Point**
> - 徐々に経口摂取が低下し，さまざまな介入でも改善が見込めない状態が，「栄養面での終末期」にあたる
> - 終末期における人工栄養・輸液が生存期間延長・QOL改善に寄与するとは言い難い
> - 患者・家族の思いを汲みとったうえで，適切な情報提供をもとにした意思決定支援が重要である

Keyword 悪液質　ONS　人工栄養　ANH　経管栄養　胃瘻　経静脈栄養

症例① 終末期がん患者の栄養

56歳男性，胃がんstage Ⅳで肺や肝臓への遠隔転移がある方．抗がん化学療法を継続してきたが，PS 3となり倦怠感が強まったため緩和ケア科へ転科した．体重はここ2カ月で6 kg減少していた．筋力低下のため立ち上がりが遅くなり，現在は短い距離しか歩くことはできない．これまで食事はなんとかとれていたが，ここ数日は摂取量が低下してきている．臨床的な予後予測は週単位と考えられた．本人は食事が食べられないことへの憤りを訴えている．今後どのようにかかわっていけばよいだろうか？

---

1 悪液質について

　まず，終末期の栄養評価と強く関連する悪液質（cachexia）という概念について理解しておく必要がありますのでここで紹介します．

　悪液質とは，基礎疾患によってもたらされる複合的な代謝異常症候群で（脂肪喪失の有無にかかわらず），筋肉の減少によって特徴づけられます．主な臨床的特徴として体重減少があり，食思不振，炎症，インスリン抵抗性，筋タンパクの異化亢進などが付随して起こります．また，飢餓や加齢による筋量の喪失，うつ，低栄養とは区別した概念と考えられています[1]．

　悪液質のなかでもがん悪液質（cancer cachexia）は「前悪液質（pre-cachexia）」「悪液質（cachexia）」「不可逆的悪液質（refractory cachexia）」の3つの段階に分けて考えましょう，というのが現在の世界的なコンセンサスになってきています（図）[2]．3つの段階は明確に線引

悪液質なし	前悪液質	悪液質	不可逆的悪液質	死
	体重減少＜5％ 食思不振 代謝異常	体重減少＞5％または BMI＜20＋体重減少＞2％または サルコペニア＋体重減少＞2％ 経口摂取量の低下 全身性の炎症	悪液質でみられるさまざまな 身体変化 異化の亢進 治療抵抗性 PSの低下 予後3カ月未満	

図 ◆ がん悪液質の3つの段階
（文献2より引用）

きできるわけではありませんが，なかでも不可逆的悪液質は「栄養面での終末期」として考えてよい段階であると思います．

不可逆的悪液質かどうかの判断基準には「予後が3カ月未満である」ということが含まれます．生命予後を完璧に言い当てる術はありませんから，実臨床に即していると言い難い面もあるのですが，この基準を1つの目安にして，目の前にいる患者が不可逆的悪液質の段階か否か，という視点で考えることが重要です．なぜなら，不可逆的悪液質の段階は（不可逆的，なわけですから）あらゆる栄養面での介入の効果が乏しく，むしろ害になりえる段階と言えるからです．

進行がん患者では，侵襲的治療に起因する食思不振，抑うつ，電解質異常など，体重減少やサルコペニアに関連するさまざまな疾患を合併することがあります．悪液質が不可逆的かどうかを判断するには，まず治療介入可能な疾患の検索，食事形態の工夫，ONS（経口栄養補助食品）の併用を考慮します．1～2週間程度十分な介入を行っても栄養状態を改善できない段階で不可逆的悪液質に至っていると判断するのが現実的なアプローチです．

 ここがポイント

進行がん患者が終末期に差しかかってきたかの判断には，不可逆的悪液質の段階に入ったかどうかが重要．

心不全やCOPDなど，がんとは違って可逆性をもった臨床経過をたどる疾患では悪液質の考え方も変わると考えられますが，明確なコンセンサスがあるわけではありません．ただ，介入可能なポイントを探しながら栄養状態・身体機能が改善するかどうか評価する，というプロセスは変わりません．

通常の食事だけでは必要栄養量を充足できないときにONSを利用することが推奨されます．ONSの利用により栄養状態の改善[3]，QOL向上[4]，合併症の減少のほか，入院日数や再入院も減る効果が示されています．近年では各疾患に合わせたONS製剤も数多くあります．

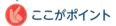
ここがポイント

ONS（経口栄養補助食品）を上手に利用しましょう．病状に合わせてONSを利用し栄養状態を改善させられるか検討しましょう．

加齢や慢性疾患を背景に徐々に経口摂取が低下し，さまざまな介入を行っても改善が見込めない状態が，「栄養面での終末期」にあたると考えて話を進めます．

症例② 進行認知症患者の栄養

86歳女性，15年来のアルツハイマー型認知症の既存がある方．数カ月前から徐々に経口摂取不良となり，総合病院で精査を依頼された．家族と相談のうえ，比較的侵襲が少ない範囲で器質的な疾患の検索を行ったが，治療介入可能な病態は指摘できず，主に認知症の進行に伴う経口摂取低下と考えられた．食事摂取はムラがあるものの十分な栄養量を確保できていない．どうすればいいだろうか？

❷ 経管栄養

平成26年の診療報酬改定で胃瘻造設に対する制約が厳しくなったことを受けて，胃瘻造設を積極的に実施する医療機関も少なくなりましたし，「胃瘻をつくらないと転院できない」といった状況も少なくなりました．また，日本人は延命処置＝胃瘻造設というイメージをもつ人が割と多いせいか，近年では胃瘻造設を希望する患者家族も比較的少なくなってきたと感じています．一方で，経口摂取ができなくなったとき半永久的な人工栄養を開始するか悩む患者家族や医療者が一定数いるのも事実です．

経管栄養は，急性期治療の間の使用に関しては一定のエビデンスがありますが，進行性疾患の終末像のなかでは肯定的なデータはそれほどありません．人工栄養に一定のメリットがあるのはせいぜい筋萎縮性側索硬化症（ALS）や植物状態の患者ぐらいで，多くの進行性疾患において，**人工栄養は生存期間や機能予後の延長をもたらさない**ことがわかってきています[5]．特に認知症で経口摂取が困難となった場合，経管栄養を併用することで生存期間や誤嚥性肺炎の発症率を改善するという質の高いエビデンスはありません．むしろ経管栄養は不穏や身体的・化学的抑制の頻度を高めるとともに，経管栄養に伴う合併症により医療リソースをより多く必要とすることがわかっています[6,7]．

したがって，「栄養面での終末期」と想定される段階では，積極的な経管栄養は通常の場合推奨されません．また，慢性疾患を背景に経口摂取が難しくなってきた患者とその家族に，経管栄養を積極的勧めることは基本的に控えるべきだと筆者は考えます．

ただ，患者家族と共有するadvance care planning（ACP：1章3参照）の場面では，「経管栄養をさせないように無理やり誘導するような」パターナリスティックなコミュニケーション

は好ましくありません．私が以前，在宅診療の現場で出会ったご遺族のなかには，「医師から胃瘻造設はできないといろいろな理由をつけて言われ，結局胃瘻はつくらなかったけど，今でもそのことを後悔しているし，そのときの医者を許せないと思う」とおっしゃっていた方もいました．

通常，経管栄養をするかどうか悩む家族の思いの背景には「長生きしてもらいたい」「元気でいてもらいたい」という思いと「苦しいことはなるべく避けたい」といった思いのなかで揺れ動く葛藤があります．大切なことは，経管栄養をするかしないか，という方法論で患者家族に迫るのではなく，「どうして経管栄養をしたいと思うのか（あるいはしたくないと思うのか）」と，その思いや価値観を探り，その気持ちを尊重したい，サポートしたいという姿勢を表すことが意思決定の場において何より重要だと思います．

> **ここがポイント**
>
> 終末期の経管栄養はNG．だけどそれを患者家族が希望したら，「なぜそう思うのか」を探ることが大事．

③ 終末期の輸液

1）高カロリー輸液

高カロリー輸液は，終末期の患者では基本的に推奨されないと考えてください．

高カロリー輸液を行う場合，中心静脈路の確保が必要となりますが，穿刺による合併症のほか，中長期で留置するとカテーテル関連血流感染のリスクを高めます．また悪液質が進行した終末期の段階では，すでに栄養を摂取しても十分に代謝できない状態です．さらに，高カロリー輸液ですべての栄養を賄う場合，どうしても身体に入る水分量は多くなりますので，体液過剰に伴う合併症（肺水腫や腹水貯留など）のリスクが高まります．したがって，終末像を呈する患者では基本的に高カロリー輸液は差し控えた方がよいと考えます．

2）末梢輸液・皮下輸液

末梢輸液は予想される予後や病態によって実施を検討していただいて構いません．

例えば，がんの終末期のなかでも，予後1カ月と予測された癌性腹膜炎による消化管閉塞の患者でPSが1，2の場合，10％以下の糖質濃度の維持液を使用することでQOLの改善につながることが示唆されており終末期の輸液に関するガイドラインでも推奨されています[8]．つまり「全身状態が悪くて食べられない」のではなく「腸がつまっているから食べられない」のであれば，ある程度輸液による恩恵があることが予想されます．

一方，予後が短い週単位（2〜3週）を切った患者の場合，輸液の効果はほとんどありません．全身状態が悪化している終末期のがん患者を対象に行われた無作為比較試験では，1,000 mL/日の輸液を行った群とプラセボ群（100 mL/日）の輸液を行った群ではせん妄の頻度や脱

水に伴う症状（倦怠感，ミオクローヌス，傾眠，幻覚といった一連の症状）の頻度に差はなく，生存期間も変わりませんでした[9]．そのほか，いくつか同様の研究でも生存期間やQOLなどに差は示されていません．

したがって，**少なくともがんの死亡直前期では積極的な輸液は差し控えた方がよい**と考えます．がん以外の終末期患者に関する輸液については明確なエビデンスはありませんが，多くの病像の終末期では循環動態が破綻し3rd spaceに体液が貯留しやすくなるので，基本的に体液過剰にしないようなマネジメントをすることが筆者は多いです．なお終末期には静脈路がなかなかとりにくくなることが多く，頻回の穿刺自体が患者の苦痛につながりますので，皮下輸液を上手に利用してください．

口渇感の緩和に関してもここで述べておきます．終末期の患者さんは（疾患にかかわらず）よく口渇を訴えます．口渇に対して「点滴をしてあげる」ことで症状緩和につながるのではないかと考える人は少なくないかもしれませんが，実は輸液によって終末期の口渇が改善するというデータは乏しく[10]，直接的な口腔ケアが症状緩和に最も有効であるということがわかっています[8]．したがって，口渇の対応について患者家族から相談を受けたときは，口腔ケアのしかたを指導してあげることが，患者満足度を高めますし，家族からも（死亡直前期まで直接かかわれるケアなので）喜ばれることが多いです．

 ここがポイント

終末期の口渇に対する症状緩和は輸液ではなく，口腔ケアが大事．

終末期の末梢輸液に関しては患者家族とのコミュニケーションも重要です．「ご飯が食べられなくなったら点滴してもらえればいいのではないか」と思っている患者家族は多いので，輸液が経口摂取を補完するものではないこと，ときには有害になりえることを情報提供していく必要があります．また「輸液を行わなければ死期を早めるのではないか」とか「水分もなかなかとれないのに点滴もなければ辛いのではないか」といった懸念を家族が表出されることが少なくありません[11]．病状が許容できる範囲で輸液を行うことが，患者の苦痛緩和や残された家族へのグリーフケアにつながります．

症例①の経過・その後

食事がなかなか食べられない，という本人の思いに寄り添いながら，食事形態の工夫を行った．多職種で介入方法を検討したが，経口摂取は回復せず，ADLの低下が進行したことから，不可逆的悪液質の段階に入ったと考えた．腫瘍の影響で食事をとっても十分に栄養に変えられない時期になったこと，現在食べられる量が今の身体にとってちょうどよい量であることを本人家族と共有した．不可逆的な悪液質になったと判断した段階から約3週間の経過で死亡した．

症例②の経過・その後

認知症に伴う経口摂取低下と考えられることを家族へ説明した．本人の事前意志は確認できなかったものの，家族との話し合いのなかで，本人の推定意志として侵襲的な処置や延命行為はおそらく望んでいないのではないかという結論に至った．経口摂取は本人が無理なく摂取できる範囲に留める形とした．徐々に経口摂取は低下し，永眠された．

◆ **文　献**

1）Evans WJ, et al：Cachexia: a new definition. Clin Nutr, 27：793-799, 2008

2）Fearon K, et al：Definition and classification of cancer cachexia: an international consensus. Lancet Oncol, 12：489-495, 2011

3）Cawood AL, et al：Systematic review and meta-analysis of the effects of high protein oral nutritional supplements. Ageing Res Rev, 11：278-296, 2012

4）Starke J, et al：Short-term individual nutritional care as part of routine clinical setting improves outcome and quality of life in malnourished medical patients. Clin Nutr, 30：194-201, 2011

5）Borum ML, et al：The effect of nutritional supplementation on survival in seriously ill hospitalized adults: an evaluation of the SUPPORT data. Study to Understand Prognoses and Preferences for Outcomes and Risks of Treatments. J Am Geriatr Soc, 48：S33-38, 2000

6）Milne AC, et al：Protein and energy supplementation in elderly people at risk from malnutrition. Cochrane Database Syst Rev, CD003288, 2009

7）American Geriatrics Society Ethics Committee and Clinical Practice and Models of Care Committee：American Geriatrics Society feeding tubes in advanced dementia position statement. J Am Geriatr Soc, 62：1590-1593, 2014

8）「終末期がん患者の輸液療法に関するガイドライン　2013年度版」（日本緩和医療学会 緩和医療ガイドライン作成委員会／編），金原出版，2013

9）Bruera E, et al：Parenteral hydration in patients with advanced cancer: a multicenter, double-blind, placebo-controlled randomized trial. J Clin Oncol, 31：111-118, 2013

10）Huang ZB & Ahronheim JC：Nutrition and hydration in terminally ill patients: an update. Clin Geriatr Med, 16：313-325, 2000

11）Cohen MZ, et al：The meaning of parenteral hydration to family caregivers and patients with advanced cancer receiving hospice care. J Pain Symptom Manage, 43：855-865, 2012

大屋清文　Kiyofumi Oya

飯塚病院 緩和ケア科
臨床研究に関心があり，飯塚病院緩和ケア科のなかではリサーチ部門の責任者をやっています．科内の協力もあって，週1回研究だけに専念できる研究日をもらうことができました．今後，飯塚病院からもどんどん臨床のエビデンスが発信できるよう日々取り組んでいます．

第3章　終末期において，できること&やるべきこと

6 終末期において噴出する問題，その社会的背景を考える

吉武順一

Point
- 対処困難な問題の概要を知り，その社会的背景を考える
- 状況を知り，何が問題なのかを見極める
- 「できないこと」と「できること」を分けて考える
- 「最悪を避け」「最悪に備える」マネジメントを行うためには，多職種＋地域で問題を共有するのも有効である

Keyword　人間尊重　人間の社会性　人間の変化の可能性

はじめに

　目の前の患者さんから「お金がないから，これ以上治療が受けられません」「手術の同意書にサインをしてくれる人がいません」と告げられ，ドキッとしたことはありませんか．

　多くの医療関係者は，そのような場面に遭遇したとき，なんとか力になりたいと思う一方で，どうすればよいかわからずに戸惑ってしまいます．

　社会サービスや社会保障制度などをうまく活用することで，解決に至ることも多いのですが，深刻で複雑な問題が絡み合っている場合は困難をきわめます．

　ソーシャルワーカーは，平静を装いつつ状況や困りごとを確認するとともに，主治医をはじめとする院内スタッフ，地域と協働しながら支援を展開していきます．

　本稿では，特に終末期場面で表出しやすい問題の社会的背景を知り，対応策を考察することで，本人・家族・医療者・地域の疲弊が少しでも和らげば幸いです．

対処困難な問題の概要を知り，その社会的背景を考える

　何ごとも問題の特徴がわからないと，対処のしようがありません．まず，対処困難な問題にはどのようなものがあるかを整理してみましょう（表1）．

　これらの問題は長い年月をかけて，家族やその周囲へも影響を及ぼし，身近な地域社会から孤立するような形で深刻化していく傾向があります．

表1 ◆ 終末期における対処困難な問題

経済的問題	借金, 保険料滞納, 無保険, ホームレス, 貧困, など
反社会的問題	暴力, 犯罪, 触法行為, など
個人的な要因	こだわりが強い, 修正困難, 論理的な思考が苦手, 感情抑制できずに粗暴な言動, ルールを守れない, 知的・認知機能, 周囲を巻き込む人格障害, アルコールや薬物依存, 自殺企図をくり返している, など
家族関係の問題	行方不明, 家族が遠方, 疎遠, 支援が得られない, 家族連絡の拒否, 身寄りがない, 亡くなった後のサポートがない, 別居, 内縁, 独居（孤独死リスク）, DV, 虐待, 経済的な共依存や搾取, など

特に終末期の場面では（本人自らの対処が困難となるため）突然家族が関係を拒絶するなど, 対応している医療者は突如問題が噴出したように感じるかもしれません.

これらは終末期に限った問題ではありませんが, そもそも解決が難しいからこそ「終末期」の「今ここ」に立ち塞がっています.

残された時間が迫っている終末期だからこそ, 絡み合った問題をすばやく整理し, 優先して対処すべき課題かを明らかにする必要があります.

 ここがピットフォール

解決の見えにくい大きな問題を目の前にすると, 過度な感情移入や, 陰性感情を引き起こし, 支援の妨げになってしまうことがあります.

支援がうまくいかないと感じたとき, 自身や周囲のスタッフが, 問題や状況をどのように捉えているかを, 確認することも大切です.

症例

70歳代男性. 独居, 生活保護受給中.

肺がん術後再発, 脳転移のため手術後, 糖尿病で外来通院中. これまでにも予定外の受診や入退院をくり返してきた. 今回, 高血糖で自宅にて倒れているところをヘルパーに発見され緊急入院となった. 入院治療にて状態は安定してきたが, 急な状態変化が懸念される病態.

内服や食事, 売店での買い物時など注意を促すと, 大声で「がんで長くないから好きにさせろ. 今から退院する」と抑制が効かない言動もたび々みられる状況. 過去に転倒やエスケイプしてしまったこともあり, 現場のスタッフたちは疲弊し, 不全感や陰性感情を抱いてしまうようになった.

❷ 状況を知り, 何が問題なのかを見極める

対処困難な問題の背景には, さまざまな人やそれぞれの都合が複雑に絡み合い, それを支援する関係者が板挟みになってしまい, 本質的な問題が見えづらくなっている傾向があるように思います.

表2 ◆ 本症例における関係者のニーズ，困っていること

1）本人のニーズ，困っていること
● これまで自由気ままに過ごしてきて，心配してくれていることはわかるが，食事や薬の飲み忘れなど，嫌なことを注意されるとカッとなってしまい大声を出してしまう．
● 通院は待ち時間が長く，受診することで余計に身体がきつくなるから，あまり行く気にならない．
● ヘルパーさんが掃除や洗濯などしてくれ助かっている．デイサービスに行くことを楽しみにしている．
● 病気が悪いから施設に入ることを薦められたが，そんなところには入りたくない．がんで長く生きられないからどうなってもよいと思う一方で，急な病状変化への不安や焦りがある．

2）訪問看護，ケアマネジャー，ヘルパーのニーズ，困っていること
● 家族（息子さん）の協力が得られにくい．「亡くなったら連絡してほしい」と先日告げられた．
● 自宅で亡くなっているかもしれない不安から，提供可能な支援の枠を越えて，ボランティアで受診支援や見守りを行っていたが限界．入院もしくは施設へ入所してほしい．

3）息子のニーズ，困っていること
● この数年，病院やいろいろな関係機関から何度も連絡があった．
● 最初の頃はなんとかしなければと頑張ってきたが，父親は全く言うことを聞いてくれない．
● 心配はしているが，自分も生活があるのでたびたび対応することはできない．

それぞれのニーズや困っていることを分けて整理してみましょう（表2）．

❸ 「できないこと」と「できること」を分けて考える

複雑な問題だからこそ，できるだけシンプルに考えることが大切です．
「できないこと」「できること」に分けて整理をしてみましょう．

1）「できないこと」

- 提供可能な支援の枠を越えて，24時間常に誰かが見守ることはできない
- 本人の同意が得られない入院継続や施設入所はできない（職員への暴言・暴力，エスケイプや事故の恐れ）

2）「できること」

- がん末期の診断で，医療保険による訪問診療・訪問看護導入が可能
- 24時間の電話対応や緊急訪問が可能，サポートの頻度や対応の幅が広がる
- 行政職員とも状況を共有し，地域の見守り体制を活用する
- 訪問時に返答がない場合など，安否確認の手順などの検討

など

ここがピットフォール

これまで誰もが患者さんに言えずに過ごしてきたことで，歯止めが利かなくなっていることはありませんか？

「できないこと」を相手に伝えることは，とても大きなストレスを感じることだと思います．しかし，周囲の利益や権利を著しく侵害してまで，個人の利益や権利を得ることはできないように思います．筆者の経験上，真摯な態度で率直な意思を示すことで，状況が改善することも少なくありません．

❹「最悪を避け」「最悪に備える」マネジメント

「最悪を避け」「最悪に備える」とは，どのようなマネジメントなのかを考察していきましょう．

解決困難な問題は，「誰がやってもうまくいかないこと」を支援者自身が受け入れるマインドが必要だと感じています．100点をめざすのではなく，むしろマイナスにならないよう，最大限，最悪を避ける取り組みを行う一方で，最悪な状況になった場合の具体的対処を準備しておく必要があります．

ここでいう最悪とは，「医療や介護などの支援拒否による孤独死」「家族がかかわりを拒否してしまうこと」「関係者が責任を問われること」などが考えられます．

また，その最悪を避けるマネジメントとは，行政関係者などとも問題を共有し，ともに意思決定にかかわってもらうことが有効な手段の1つだと考えています．

症例への対応

本人・家族，これまでの関係者に加え，福祉事務所担当ケースワーカー，地域包括支援センター職員や民生委員，訪問診療医療機関を交えて退院前カンファレンスを開催．

本人の同意が得られない入院継続や施設入所はできないこと，仮にそうなっても暴言・暴力，エスケイプや事故を引き起こす可能性があり，誰も幸せにならないのではないか．自宅で過ごすことは，急死も含めた医学的な不安定性はあるが，それでも自宅で過ごすことに，本人が大きな価値をもっていることが共有された．

前述した「できること」を活用することで，息子さんも関係機関も，本人の意思を尊重する方針で同意が得られた．

 ここがピットフォール 患者家族を主体に，チーム＋地域の協働で乗り越える！

医師や看護師，ソーシャルワーカー，ケアマネジャー，訪問診療・看護，行政職員など職種や，それぞれの所属する機関の役割と機能にも限界があります．患者家族が主体的に問題に取り組めるように，責任の押し付け合いにならないように，協働して支援していく必要があります．

症例の経過・その後

以前と比べると，薬の飲み忘れも減り，本人なりのペースで落ち着いた生活ができている．

緊急搬送に備え，自宅を訪問するスタッフが状況を共有し，連絡先や治療の意志を誌面でまとめたものを玄関先に準備をするまでに至った．

加えて息子さんから本人への電話や訪問が増え，正月を息子さんの自宅で過ごすなど，家族関係に良い変化があった．

まとめ

深刻で複雑に絡み合っている問題は，解決できないことも多くあることを痛感しています．その一方で，家族機能が修復する過程で，深刻で複雑な様相を呈していた問題が，大きく良い方向に様変わりすることがあります．

家族として，互いに大切に思いながら，感情的な行き違いや，それぞれの生活の事情などで離れていった過去を振り返り，残された時間が迫っているなかで，今を大切にし，悔いを残したくないなどの思いから，家族機能が回復することも少なくありません．

すべての問題の解決には至らないとしても，家族がかかわることで大きく緩和されるように実感しています．これからの過ごし方について一緒に考えたり，思い出話をすることが，本人の支えとなったり，家族自身のグリーフ・ケアとなったり，強いては最悪の事態を避けることにつながっているようにも感じています．

最後に，ソーシャルワークの価値前提としてブトゥリムが提唱した「人間尊重」「人間の社会性」「人間の変化の可能性」について少し紹介します[1]．

- 「人間尊重」すべての人が生活の主体者として生きる権利をもっている．
- 「人間の社会性」人間は社会（人・法律や制度などの環境を含む）とのかかわりのなかで生きている．
- 「人間の変化の可能性」人間には成長や向上のために変化している可能性があることを認めること．

特に，「人間の変化の可能性」については，たとえ残された時間が限られていても，患者・家族のみならず，支援者自身や周囲のスタッフ，加えて地域社会などを含んでの変化と成長の可能性があると信じ，日々の支援の拠り所としています．

◆ 文　献

1）「ワーカーを育てるスーパービジョン—よい援助関係をめざすワーカートレーニング」（奈良県社会福祉協議会／編），中央法規出版，2000

吉武順一　Junichi Yoshitake

Profile

飯塚病院 医療福祉室 ソーシャルワーカー（社会福祉士／精神保健福祉士／介護支援専門員）

1996年西九州大学社会福祉学科卒業．同年4月より周船寺病院（現：伊都の丘病院）へ精神科ソーシャルワーカーとして就職．1999年2月より現職．2015年より緩和ケア科に従事．

第3章 終末期において，できること&やるべきこと

7 病棟での終末期／看取り

松本弥一郎

> **Point**
> - 医療者の予後予測と家族の予後予測の違いを意識する
> - trajectory lineについて家族に説明できるようにする
> - ケアにかかわる人たちの納得感を大切にする

Keyword 予後予測　家族への言葉のかけ方　症状変化

はじめに

　厚生労働省の資料では2017年の年間死亡者数は推定134万人であり，年々増加しています[1]．死亡場所の割合は病院死が80％であり，看取りの中心は病院です．ただ，看取りについて学ぶ機会は非常に少ないです．病棟では在宅（3章8参照）や施設（3章9参照）と違い，医療者が症状緩和を含めケアを行っています．家族は付き添いがメインで，医療者がケアの中心となります．在宅医療は国が推し進めている政策の1つですが，やはりまだ十分に行き届いているとは言えません．在宅や施設では症状，精神的に対応困難な症例を入院で対応することが多いです．本稿では病棟ではどうすれば少しでも患者，家族，医療者が満足できる看取りができるかを考えていきたいと思います．

症例① がん
　47歳女性．9カ月前にstage IVの肝内胆管がんの診断で当院肝臓内科にて抗がん剤治療を行ってきたが，3カ月前のフォローCTで腹腔内リンパ節転移，肺転移の増大を認めた．腹痛のコントロール目的に4カ月前より緩和ケア科併診となっていた．1カ月前より血小板低値のため治療中止となっており，徐々にADLが低下し，歩行困難となった．訪問診療を導入していたが，自宅では高齢の母が主に介護していた．新鮮血混じりの排便もあり，当科を受診し入院となった．

症例② 非がん疾患：肺化膿症
　89歳男性．5年前の脳梗塞後よりADL全介助，意思の疎通は不可で特別養護老人ホームに入所中であった．これまで誤嚥性肺炎で5回の入院歴があり．今回もまた発熱，酸素化低下で入院した．

入院時の検査で肺化膿症の診断となり，抗菌薬治療を開始した．

1 予後予測を考える

終末期かどうかは医学的妥当性が必要であり，illness trajectory を知る必要があります．2章1に illness trajectory の図（55ページ，図1）が掲載されていますので本稿では詳細は省略させていただきますが，大まかにがんと非がん疾患に分けられます．

1) がん

2章1で trajectory line について述べています．がんの予後予測についての詳細は2章2を参照ください．

症例 ① では入院時，予後予測を PiPs（2章2参照）で行った．14日生存率81.1％，56日生存率2.6％（PiPs-B）と算出され，週単位の予後と予測された．

2) 非がん疾患

非がん疾患は本邦における死因の約3分の2を占めており，慢性心不全，COPD，脳血管障害，認知症，慢性腎不全などの慢性疾患が大半を占めているため，illness trajectory も多彩で複雑です．ただ，予後予測に関して有効な事象はわかっていないことが多いのが現状です．

慢性心不全などは，急性増悪しても急性期治療によってある程度回復することががんと決定的に違います（2章3参照）．入院で担当することが多いケースです．しかし，慢性疾患の最後は治療抵抗性となり亡くなりますが，回復するかどうかは判断し難く，治療者のジレンマとなります．

illness trajectory の図では臓器不全（障害）の軌跡を用いて家族と情報共有します．医療倫理の4分割（49ページ，図2参照）も用いて，情報共有と納得のいくこれからの過ごし方をともに考えていきたいです．というのも，治療を行うことで有害事象を引き起こしたら，QOLを下げかねないからです．治療を行わなくても，針を刺される苦痛，有害事象を引き合いに考えても，予後は変わらないと判断すれば，不要な治療を行わなくてすむからです．

この症例 ② では肺化膿症であり，抗菌薬治療を開始したが，改善しない可能性が高いと考えられた．**家族と trajectory line，医療倫理の4分割を用いて予後予測，情報共有を行った．**

3) 終末期であることの共有

予後予測の際に，ツールを用いないで行うと，予後を長く見積もることが多いです．**特に患者，その家族との関係がよいほど長く見積もってしまいます．**患者を自分の家族と置き換えることと近いためです．同様に，その患者家族も「そんなに早く亡くなるわけがない」と思って

いる人が大部分を占めることはよく感じるのではないでしょうか.

　家族と情報共有を行う前に，まず**「今の状況をどのように聞いていますか？」「（患者さん）を見てどう感じられますか？」**と尋ねます．予後予測にギャップがなければそのままでよいですが，ギャップがあった際は，確認後に**「驚かれるかもしれませんが」**と前置きしてから話しはじめるとよいです.

　ここで，**疾患の治療自体は困難ではあるが，苦痛緩和を目的とした治療をしっかり行うこと**は伝えていきたいです.

❷ 家族ケア

> 症例①では患者は意識レベルも不安定であり，血便も出現している．腫瘍による腹部膨隆があり，その部位の疼痛もある．徐々にモルヒネの内服もできなくなっており，皮下注射に変更した．家族は交代で付き添いをしている.
>
> 症例②では酸素化低下に伴い，酸素投与量も増量した.

● どんな言葉かけを行うか

　患者家族は直近まで抗がん剤治療を行っていたこともあり，**入院時はまさかそんなに予後が短いとはと予想していないことが多く，受け入れられない人が多い**です．看取り期のケアは患者だけでなく，その家族も含まれます．家族の気持ちを受け止めることが大事です．**「とてもつらそうに見えますが，今どのようなお気持ちですか」**などオープンクエスションから声をかけてみます．あと，筆者自身は「本人も皆さんも本当によくやっていると思います．ただ，体を壊さないようにしていただきたいです．適度に休んでください」と声をかけます．そうすることで，家族に対しても気にかけていることが伝わります.

　また，「どんな方でしたか」と質問することも効果的で，**患者本人の価値観などライフレビューを行うことも家族ケアにつながります.**

❸ 看取りまで

　死が差し迫っている徴候としてさまざまな身体所見が知られていますが，2013年のヨーロッパのコンセンサス論文では表に示す通りの徴候があり，見られた際は早めに家族と情報共有を行った方がよいです．入院ではおのおのの症状に対してすばやく対応・発見でき，情報共有が可能です.

表 ◆ 死が迫っている徴候

呼吸状態	呼吸リズム・様式の変化, 下顎呼吸, 死前喘鳴
全身状態の悪化	身体機能の変化
意識状態	意識レベルの変化
肌の状態	チアノーゼ, 四肢冷感, 顔面蒼白
経口摂取の状態	経口摂取不可能
情緒の変化	せん妄, 落ち着きのなさ
その他	医療者の直感

（文献2より引用）

症例①の経過・その後

　経口摂取も不可能となり，意識レベルも徐々に悪化していった．こういった症状の変化に対してどういうことが不安かを尋ね，「血圧は低いけど大丈夫か」，「脈が速いけど大丈夫か」などの質問に対し，一つひとつ説明していった．予後予測も週単位から日単位，そして時間単位になってきていることも適宜お話ししていった．そうしているうちに，家族から本人に対して何か少しでも楽になることはできないかなどともに考えるようになっていった．病棟ではそういった提案に対し，ともに考える機会が多い．また，状態変化に気持ちがついていけないとき，医学的にも症状緩和が難しい場合があり，医療者に対して，怒りを表出したりしていたが，状況を伝えながら情報共有を行っていった．やがて感謝の言葉に変化していった．亡くなった後も，家族から，「できる限りのことができた，最後は眠るように亡くなって，幸せでした」と感謝の言葉をかけられた．

症例②の経過・その後

　入院後2日目から末梢静脈路確保が困難となり，抗菌薬投与も困難となった．家族は「できるだけ苦痛のないようにお願いします」と言われた．呼吸苦が出現した際は，モルヒネ皮下注射も考慮していることをお話しした．呼吸様式の変化として，Chyene Stokes 呼吸が出現し，その時点で呼吸状態が変化し，予後も日単位から時間単位に変化しているとお伝えすると，付き添われた．その半日後に息を引き取ったが，「たくさんお話ができてよかったです．ありがとうございました」と感謝された．

　在宅や施設では呼吸様式などの変化が起きた際，医療者がその場にいなかったり，すぐ来れないことがほとんどですので，予後が短いとわかっていても不安がついてきます．症例②でも呼吸がChyene Stokes 呼吸に変化したことの意味について，呼吸様式の変化を医療者が確認している環境では，適宜家族と情報共有ができるメリットがあります．家族から見てどう感じるのか，苦しそうにしていたらモルヒネを開始することのメリットを説明し，すみやかに開始することが可能です．

　このなかで，身体症状の変化を共有してそれが意味すること，付き添っている家族の気持ちの変化を探っていきます．そして，**医療者，関係者たちがチームを組む**ことで，看取りという最期の時間をより豊かにしていくと思います．

● まとめ

答えが1つではないなかでどう本人，家族，医療者で最期のときを迎えるかは難しいです．予後予測をしっかり行い，適切なタイミングで言葉かけを行ったうえで，医療者と家族が1つになっていくことが今後の医療には欠かせないと実感しています．

◆ 文　献

1）厚生労働省：平成29年（2017）人口動態統計の年間推計
http://www.mhlw.go.jp/toukei/saikin/hw/jinkou/suikei17/index.html

2）Domeisen Benedetti F, et al：International palliateive care experts' view on phenomena indicating the last hours and days of life. Support Care Cancer, 21：1509–1517, 2013

松本弥一郎　Yaichiro Matsumoto

Profile

飯塚病院 緩和ケア科
近畿大学を卒業後，聖マリア病院，九州大学病院で初期臨床研修医を修了．その後，飯塚病院総合診療科で後期研修プログラムを修了し，後期研修医のとき，緩和ケア科ローテーション中にがん，非がん問わず，終末期医療を目の当たりにし，導かれるように緩和ケア科へ転科．これからの超高齢化社会に向かうなかで何が求められるかを考える日々が続きます．見学などお気軽にお声をかけていただけたら幸いです．たくさん情報交換いたしましょう．

第3章 終末期において，できること&やるべきこと

8 在宅での終末期／看取り

藤谷直明

> **Point**
> - 在宅医療は患者や家族のQOLが高い
> - 事前に体制の整備をする
> - 家族はともに患者を看るチームの仲間であり，ケアすべき対象でもある
> - 介護は大変だが，やりがいや家族の絆を強めるなど良い作用をもつ場合もある

Keyword 在宅医療　訪問診療　家族のケア　ケアシステム　文化　介護

はじめに

　在宅医療が推進され，平成30年の診療報酬改定でも質の高い在宅医療の確保が謳われ，在宅でのターミナルケアの評価が充実されました[1]．国の政策の一端には少子高齢化や医療費などの政治的な問題もあるのでしょうが，国民の希望もあります．実際に平成29年に厚生労働省の行った意識調査では，がんでは75.7%，心臓病では82.5%の人が自宅で亡くなることを希望しています[2]．そして，実際に**患者，家族のQOLが病院と比べて在宅の方が高い**ことが示されています[3, 4]．さて，本稿ではそのような在宅での終末期の要点を，事前の準備からグリーフケアでの訪問まで流れに沿って確認していきたいと思います．

　田中さん（仮名），78歳男性，妻，息子夫婦と4人暮らし．
　高血圧，糖尿病で当院に通院中であったが，半年前に大腸がん，肝多発転移を認めた．化学療法を行うも，効果は乏しく，BSCとなり，当院に通院していた．1カ月前に腫瘍による腸閉塞を起こし，A病院に入院となった．人工肛門増設術を行い，症状は改善したが，食事量も低下し，通院も困難となった．かねてより「最期は家で」と希望されており，当院からの訪問診療を開始することになった．

1 事前：体制の整備

　訪問診療を行うことになったら，まずは前医とやりとりを行い，病名や病状，これまでの経過，投薬や予後，告知の状況，家族の希望などについて確認を行います．可能であれば退院前

カンファレンスに参加するとよいですが，**難しい場合でも少なくとも家族やケアマネジャー，訪問看護師とは一度打ち合わせをしておくべきでしょう．**

　患者の自宅は病院と異なり，医療や介護を行うための場所として設計されていません．そこで体制を整える必要があります．ケアマネジャーや訪問看護師，訪問介護員，薬剤師，訪問入浴スタッフ，デイサービス，福祉用具業者などと在宅での終末期を支えるチームを構築することになります．さらに，チームのメンバーはそれぞれ違う機関で働いており，顔を合わせる機会が少ないため，**メーリングリストやクラウドなどのICTを活用した情報共有システムをつく**ります．部屋の環境については，主にケアマネジャーに動いてもらいベッドやポータブルトイレなどを準備します．今では，体位交換機能つきのベッドなどもレンタルでき，家族の負担を減らすことができます．

　また，終末期においても患者の病状（例：コントロールできない痛み，消化管狭窄へのステント留置など）や家族の病気などで一時的に入院を要するときがあり，そのようなときに備えて連携する病院をもっておくことも重要です．

❷ 初回の訪問：信頼関係の構築

　体制が整ったら，いよいよ初回の訪問を行います．初回の訪問ではできればケアマネジャーや訪問看護師と一緒に訪問できると心強いです．**一番重要なことは信頼関係を築くことです．**目線や声のトーン，大きさに注意し，まずは患者の物語を傾聴します．多くの場合は，不安ながらも家に帰ってきた喜びを感じていることが多いので，家に帰ってきてどんな気持ちか，いつからここに住んでいるのか，どんな仕事をしてきたのかなどを患者の話したいように話してもらうのがよいでしょう．そのうえで，痛みや吐き気などの症状，今後についてどのように考えているか，不安に思っていることなどについて尋ね，ニーズのすり合わせを行っていきます．また，可能であれば**患者と家族，それぞれ別で話を聞く**ことができると互いには言えない気持ちを吐露されることがあり，より良いです．そのうえで，どのようなスケジュールで訪問するか，緊急時の連絡先とどのようなときに連絡すべきかを伝え，訪問診療の契約を行います．

　なお，投薬については家族も理解できるように**シンプルな指示**を心がけ，疼痛時や嘔気時，発熱時などの指示も事前にしておきます．**鎮痛薬や制吐薬は夜間や休日の悪化に備え，余裕をもって処方しておきましょう．**

　訪問診療から帰ったら，情報共有システムを用いて病状や処方，疼痛時指示などを共有します．

❸ 定期訪問：家族も含めたケア

　定期訪問では，患者の物語の傾聴，生物医学的・心理的な体調の変化やバイタル測定・診察などを行いますが，それと合わせて家族のケアも行います．当然ながら，在宅医療において家族の重要性は非常に大きいです．**家族は患者さんをケアするチームの一員であるとともに，大切な家族を失いそうな病める人でもあります．**実際，介護をしている家族は病気に罹患しやすく，死亡率も高いです．また，ケアに大半の時間を費やすために仕事もできず，経済的影響も

表 ◆ 家族への支援の方法

家族が語り合えるきっかけづくり	● 家族としての会話のきっかけづくりを心がける ● 家族が歴史を回想し語り合えるきっかけづくり
家族が看取りに至る過程を肯定できるかかわり	● 在宅での看取り選択に揺れる家族の気持ちを支える ● 家族が最期のときをこれでよかったと思えるようにかかわる
家族の思いを察知し探索	● いつもと違う家族の雰囲気を見逃さない ● 言葉で表出されない家族の思いを察知し探索する
家族とともに看取りを行う関係性の構築	● 看取ることについて家族と話し合える関係性を築く ● 看取りをともに体験し支えることができる関係性を築く
医師ならではの行為	● 病態の把握と症状のコントロール ● 予後の予測 ● キーパーソンへの病状説明
家族との看取りの振り返り	● 看取りの過程を家族とともに振り返る ● 看取りに至る家族の気持ちを共有しねぎらう

（文献7の訪問看護師が実践している家族支援を参考に筆者が作成）

大きいです[5]．また，鈴木らによると**在宅での看取りを行えるかどうかの一番のポイントは家族が在宅死を容認できるかどうかにかかっています**[6]．

　では，そのような家族をどのように支えるか，訪問看護師を対象とした研究ではありますが山村らの研究[7]を参考に医師向けにアレンジしたポイントを表にあげます．終末期において家族は「病状が悪化したらどうしよう」，「在宅という選択は本当によかったのか」，「もし病院だったら・もし看護師だったらもっと良いケアを提供できるのではないか」と不安になり，それでも患者の意思を尊重しようと自分を奮い立たせています．そのような，**揺れる気持ちを認め，家族のおかげでいいケアを行えていることを承認する**ことが重要です．また，このような気持ちの表出は患者の前ではできないことがあり，**玄関先や，家族が処方箋をとりに診療所に来たときなどに行う**とよいでしょう．また，ケアする家族のために，**押さえておくべき必要なキーパーソンに病状説明をする**ことも重要です．

　なお，あくまで目的は患者や家族の納得できる安らかな最期を迎えることであり，**在宅の継続が目的ではない**ことを忘れないようにします．患者や家族の揺れる気持ちに寄り添い，本当に望む最期を迎えられるようにサポートすることが重要です．

④ 臨時往診：緊急時の対応と方針決定

　疼痛の増悪や呼吸困難，新たな症状の出現などで臨時の往診が必要となる場合があります．基本的には，まず訪問看護師が訪問し，必要な際に医師が出向く形が多いと思います．医師の往診カバンにはこのようなケースに備えて点滴や内服薬などを準備しておきます．なお，在宅でも必要時には**持続皮下注によるモルヒネやミダゾラム（ドルミカム®）などの投与も可能**です（詳細については文献8を参照）．

　さらに，症状のコントロールのために入院するかどうかを検討する必要が出てくる場合があります．この場合は，病態もそうですが，予後や患者・家族の希望も含めたうえで決定します．

終末期の状態のため，もし入院した場合，そのまま帰って来ることができない可能性も十分あることを含めて検討する必要があります．

❺ 看取り

　　終末期が近づいたときには（病状を受け入れることができていれば近づく前でもよい）今後の予想される経過について説明し，亡くなったときのために準備しておくこと（葬儀社への連絡や写真などの準備など）を伝えます．言葉だけでは忘れてしまい，見返すことができないので，当院では**パンフレットを準備**しています．

　　いよいよ最期のときが近づいたときには，可能なら事前に一度訪問し，死期が近いことを伝えます．呼吸が停まったと連絡があったら，往診し，死亡診断を行います．そのうえで，**家族の労をねぎらい，ここまで頑張ったことを承認します**．さらに，**家族の思いを傾聴し**，少し思い出話などができるとより良いでしょう．死亡診断書はその場で書いてもよいですし，病院や診療所に戻ってから記載しても構いません（死亡診断書については3章10も参照）．死後の処置については，訪問看護が入っていればそちらに依頼できますし，入っていない場合は自施設の看護師や葬儀社に依頼することになります．

❻ その後：グリーフケア

　　お亡くなりになられてから2〜4週間後に家族を訪問します．故人の思い出話を聞き，苦労を分かち合い，その努力を承認します．どんなに家族が望んだ最期であったとしても，大切な人を亡くして，**後悔が全くないということはありません**．そのなかで次の一歩を踏み出せるようにサポートしていくことが重要です（家族・遺族ケアについては4章1，2を参照）．

症例の経過・その後

　　退院前カンファレンスに参加し，前医との情報共有と今後の方針，体制について話し合った．

　　初回の訪問では，「ここからの景色がやはり落ち着く」と，帰ってきたことに感慨深そうにしていた．帰宅時に玄関で奥さんと話をしたが，人工肛門のパウチ交換と疼痛時の麻薬の扱いについて不安が述べられた．

　　1，2週間後の定期訪問では問題なかったが，帰宅後18日目に奥さんが発熱し当院を受診した．診察で肺炎を認め，主介護者であった奥さんが体調不良を起こしたため，一度田中さんにレスパイト入院してもらうか息子夫婦と話し合った．結果，息子夫婦が介護することで，在宅での生活を続けることになった．

　　次回の訪問の際に，田中さんと奥さんから，息子夫婦がよくしてくれるから助かると嬉しそうに報告があった．うとうとすることが多く，痛みも悪化していたが，安心した様子であった．麻薬を増量し，飲めなくなった場合のためにモルヒネ塩酸塩坐薬（アンペック坐剤®）も処方した．

　　退院後31日目に，訪問看護師から「痛がってごろごろしていて，今日は薬も飲めない」と臨時往診の依頼があった．家族と相談のうえ，モルヒネでの持続皮下注を開始した．死期が迫っていることを伝え，看取りについてのパンフレットを渡した．翌日，訪問看護師から下顎呼吸になったと連

絡があり，家族に集まってもらった．同日23時にみんなに見守られて永眠された．

亡くなってから3週間後に自宅を訪問した．奥さんは涙を流しながら，よく頑張ってくれたと田中さんをしのんでいた．少し寝つきにくいとのことだが，食事も食べられており，「子どもがよくしてくれるので元気を出さないと」と笑顔で話されていた．

まとめ

事前の準備から看取り，グリーフケアまで，流れに沿って要点を確認しました．

在宅での終末期は家族の介護負担が非常に大きいですが，だからこそ残される家族が協力し，家族のつながりが強くなることがよくあります．また，介護をすることは家族にとっては意味のあることでそこにやりがいを見出していることも多いです[5]．

本稿が患者が最期の時間を自分の希望する場所で過ごす手助けをする一助になれば幸いです．

◆ 引用文献

1）平成30年度診療報酬改定の概要
http://www.mhlw.go.jp/file/06-Seisakujouhou-12400000-Hokenkyoku/0000198532.pdf

2）資料2－1　平成29年度　人生の最終段階における医療に関する意識調査結果
http://www.mhlw.go.jp/file/05-Shingikai-10801000-Iseikyoku-Soumuka/0000200749.pdf

3）Kinoshita H, et al：Place of Death and the Differences in Patient Quality of Death and Dying and Caregiver Burden. J Clin Oncol, 33：357-363, 2015

4）Wright AA, et al：Place of Death: Correlations With Quality of Life of Patients With Cancer and Predictors of Bereaved Caregivers' Mental Health. J Clin Oncol, 28 (29)：4457-4464, 2010

5）第15章喪失を予期する：高齢者と介護家族のヘルスケア．「家族志向のプライマリ・ケア」（McDaniel SH, et al/著, 松下　明/監訳), pp228-245, 丸善, 2012

6）鈴木　央，他：何が在宅での看取りを可能にするのか—当院における末期がん在宅ターミナル・ケア74例の検討．プライマリ・ケア，28：251-260, 2005

7）山村江美子，他：終末期在宅がん療養者を看取る決心をした家族への訪問看護師による家族看護実践，せいれい看護学会誌，4：1-5, 2013

8）「改訂2版　チャレンジ！　在宅がん緩和ケア」（平原佐斗司，茅根義和/編著), 南山堂, 2013

◆ 参考文献

・「改訂2版　チャレンジ！　在宅がん緩和ケア」（平原佐斗司，茅根義和/編著), 南山堂, 2013
▶ 在宅での緩和ケアについて詳しい．

・「家族志向のプライマリ・ケア」（McDaniel SH, 他/著, 松下 明/監訳), 丸善, 2012
▶ 病気の家族への影響とそこへの対応のしかたが記載されている．特にターミナルケアにおいては第2, 15, 16章を一読することを薦める．

・えんじぇる班：地域の多職種でつくる『死亡診断時の医師の立ち居ふるまい』についてのガイドブック
http://www.zaitakuiryo-yuumizaidan.com/docs/booklet/booklet29.pdf
▶ 死亡診断時のふるまいについて詳しい．

・宮森　正，他：在宅介護スコアの開発．日本プライマリケア学会雑誌，15：58-64, 1992
▶ どのような要素が在宅医療を行いやすいかどうかにかかわっているかを示している．ただし，あくまで傾向を示しているだけであり，これで在宅医療ができないと判断する必要はない．筆者としては，特に患者と家族の強い意向がある場合は，ある程度なんとかなると感じている．

Profile

藤谷直明　Naoaki Fujitani

大分大学医学部附属病院 総合診療・総合内科学講座／宮崎医院
家庭医療専門医
新しい診療所に移って早4年．少しずつですが，在宅医療の体制が整いつつあります．1年1年変わる景色を楽しみながら，より患者さんの希望を叶えられるように頑張っています．

第3章 終末期において，できること&やるべきこと

9 施設での終末期／看取り

工藤仁隆，吉武順一

Point
- 施設での看取りを実現するためには，患者・家族，施設職員との詳細な情報共有が必要
- 施設といっても特徴はさまざまなので，施設ごとのできること，できないことを押さえよう
- 近隣施設の特徴だけでなく，看取りに対するマインドを知ろう

Keyword 介護施設　施設看取り　2025年問題

はじめに

　　国策による推進で，在宅や施設での看取りは増加していく傾向になると予想されます．しかし，もともと施設は看取りをする目的でつくられていないため，実際に看取りをするのは簡単ではありません．読者の方も「あそこの施設は，終末期の入居者の状態が悪くなるとすぐに送ってくるな」という陰性感情をもった経験や，そういうことを言う人を見たことがあるのではないでしょうか．地域を支える総合診療医として，施設というリソースの特性を活かした看取りのマネジメントは必須スキルとなっていきます．本稿では，過渡期を迎えている施設看取りの現状と施設看取りを実現するために医療者ができることについて紹介していきます．

1 施設看取りの現状

1）施設とは

　　さまざまな種類があるため，がん終末期の方が多く入所されているであろう高齢者対象の施設にフォーカスして話を進めていきます．それぞれの施設の特徴を理解しておくことが，連携をしていくうえで大切になると感じています．施設基準の詳細をすべて理解しておくことは限界があるので，実際には各施設の相談員と確認しながらの検討が望ましいです．

2）施設看取りは必要とされている

　　戦後から病院死は増加し，死亡者の75％程度（90万人程度）が病院で最期を迎えています[1]．団塊の世代が75歳以上になる2025年以降の年齢・疾病構造の大きな変化に対応できるように，2018年度診療報酬改定案で，医療提供体制が大きく見直されました．診療報酬改定案の基本方針で，「質の高い在宅医療・訪問看護の確保」「国民の希望に応じた看取りの推進」が掲げられ

表 ◆ 施設ごとの訪問診療，往診の算定基準と常勤医師，看護師の配置基準

施設	訪問診療	往診	常勤医数	常勤看護師数
介護老人保健施設（老健）	×	○ 併設されていない医療機関であれば算定可	1人以上	介護職員含め3対1以上（2/7程度が看護師）
特別養護老人ホーム（特養）	○ 末期の悪性腫瘍，死亡日から遡って30日以内の患者に限り算定可	○	規定なし 常勤医は5%未満	入所者数30人未満は1人以上
				30〜50人未満は2人以上
				50〜130人未満は3人以上
グループホーム	○	○	規定なし	規定なし
サ高住・有老ホーム	○		規定なし	規定なし
小規模多機能型居宅介護	○ 宿泊日のみ算定可	○	規定なし	規定なし
短期入所生活介護	○ 末期の悪性腫瘍の患者に限り算定可	○	規定なし	規定なし

サ高住：サービス付き高齢者向け住宅，有老ホーム：有料老人ホーム

ています．2025年の死亡患者数は約160万人（65歳以上約140万人）に達すると予測されています[2]．この頃になると病院だけでは看取りきれなくなると言われています．この問題のために厚生労働省が2018年の診療報酬改定案で在宅や施設看取りの拡充に取り組んでいるのです．

② 施設看取りの問題点

1）施設の医療的な対応能力とは!?

　大前提として，施設は医療を提供する場所ではありません．表に示しているように，〔介護老人福祉施設（特養），介護老人保健施設（老健）など〕一部を除き，多くの施設に医療従事者の設置要件はないのが現状です．一般的に施設では，高齢や疾病に伴うADL低下などの問題で，自宅での生活が困難な方の住まいと介護の場を提供しており，そこで働く職員は主に介護従事者です．職員の人数も少なく，特に夜間は当直者一人で勤務している施設も多い現状です．そのため施設で対応困難な病状を呈してきた場合は早めに病院へ受診，入院となることが多いため，必然的に施設で「看取る」ことは少ない状況です．意識して特別な取り組みを行わなければ，施設で「看取り」が提供されることは非常に難しいと言えるでしょう．

2）在宅看取りとの違い

　病院以外で看取りをする場所としては，自宅を選択することが最も多いです[3]．終末期の患者にとって，同じ生活の場所としての自宅と決定的に違うところは，家族以外の者がケアをしているということです．最期の瞬間に側にいるのが施設職員になる可能性があり，それは家族にとっても施設職員にとっても心理的ストレスがかかる瞬間でもあります．それゆえに，最期

の瞬間の過ごし方や起こりうることを可能な限り詳細に家族や施設スタッフと共有しておく必要があります.

> **症例**
>
> 　山田さん（仮名）は80歳代の女性で，小規模多機能施設に入所し6年目で，職員や他の利用者との関係は良好であった．黒色便から胃がん・肝転移が判明し，告知された．患者本人の希望で治療はせず，施設に戻ることになった．施設は開設してから7年間で看取りの経験がなかった（他施設での経験者は数人いた）ため，施設長含め不安を感じている様子であった.

❸ 施設看取りで必要な準備

1）本人・家族の意思確認と情報共有

　十分な病状の理解をしたうえでの同意（同意書を準備されている施設もあります）をしてもらうことが必要です．具体的には，① 衰弱する経過で起こる症状のこと，② 最期の瞬間に医師が立ち会えないということ，③ 急変時の対応，についてです．これらを明確にすることで，病院との往復を減らすことができるかもしれません.

a）衰弱する経過で起こる症状の共有

　死亡するまでに起こる身体の変化は，個人差はあるものの予測できるものもあります．一般的な死亡までの経過でも，家族は一つひとつに動揺します．それを知っておくだけで，救急搬送を避けられることがあります．チアノーゼやせん妄，死線期の喘鳴，点滴の必要性などを具体的に話しておくことで，家族・施設スタッフの負担軽減になります．パンフレットを手渡しておくという方法は簡便で，非常に効果的です.

b）最期の瞬間に医師が立ち会えないこと

　病院と違い，基本的には介護スタッフのみで対応することが多いので，最期の瞬間に医療従事者がいない可能性が高いです．しかし家族からすると，急速に病状が変化する最期の瞬間に医療者がいないことはとても不安になることがあります．その不安は介護スタッフも同様です．事前に間に合わないことがあるということを共有することが，施設職員にとっては大切になります．それを了承してもらったうえで，施設で最期まで過ごす準備を進めていきます．訪問診療をする立場としては，最期が近くなってきたタイミングで，可能な限り今後起こりうることや予後を伝えることで，家族や施設スタッフの心の準備をしてもらうようにしましょう.

c）急変時の対応

　医療的に充足していた病院から施設へ移ると，今まで当たり前にできていたことができなくなることはしばしばあります．喀痰吸引や発熱や疼痛への迅速な対応などが代表的です．訪問診療・看護を充実させることが，その一助になります．また在宅での看取り（3章8参照）と同様に，状態の変化に伴う心情の変化（病院搬送を希望）への保障も大切です.

2) 施設の覚悟

　　管理者を含めた職員全員の意思統一と覚悟が必要です．在宅医療なら通常，介護保険で提供される介護ベッドやマット，訪問入浴などのサービスは施設の負担になります．グループホームのような小規模な施設では，施設の設備状況によって工夫や介護の負担は大きくなる場合があります．

3) 24時間，365日の医療体制確保

　　従来の常勤医や嘱託医，協力医療機関のみでは，対処困難な場合も多いです．夜間の対応ができないと，看取りができる可能性はぐっと下がります[4]．終末期には，かなりの確率（23〜93％）で喀痰が増加します．近年では，医師の指示のもとで介護スタッフが喀痰吸引を施行することが認められようになりましたが，まだまだ喀痰吸引を行える人の数は少なく，たとえ資格があっても急変時の喀痰吸引を行うことはハードルが高いというのが現状です．地域の訪問診療や訪問看護ステーションを施設に導入することは可能ですが，従来の常勤医や嘱託医，協力医療機関および施設全体のコンセンサスを得る必要があります．

4) 施設スタッフの精神的なサポート

　　施設スタッフは医療対処や介護について，何をどうすればよいか，これでよいのだろうかと不安を抱えがちです．在宅医療の医師や看護師からの今後の変化を共有しながらの具体的な助言に加え，施設スタッフが入所者や家族に対して寄り添ってできていることを支持的にサポートすることが必要です．特に臨死期，お看取りの際，エンゼルケア，亡くなられた後のデスカンファレンスは配慮が必要です．実際には，訪問看護ステーションの看護師さんの方が訪問する頻度は多く，よりきめ細かいサポートをしていただいていると感じています．

> **ここがポイント**
>
> 　　近隣地域の施設の現状把握に加え，その施設が今後「施設で看取ること」に対してどのような意向をもっているのかを確認することも必要かもしれません．入所されている利用者の「過ごしたい場所で，できるだけ過ごしたい．最後まで過ごしたい」という思いに応えたいと考えている施設も少なくないと思います．実際に施設で看取るには，在宅医療体制と施設全体の体制造りや教育などたくさんの準備が必要です．地域で共働しながら地域のリソースを「施設と一緒に」開発していく姿勢も大切なことだと考えています．

> **ここがピットフォール**
>
> 　　訪問診療や訪問看護を利用することは，施設の夜間体制を補強することができます．しかし，介護老人保健施設（老健）への他院からの訪問診療の導入は法的にできません．その代わり常勤医と常勤看護師による往診は可能なため，彼らとの入念な打ち合わせが必要となります．むしろ老健ではマンパワーの問題でadvance care planning（1章3参照）をすることが難しいことが多いので，転院前に老健やその先の療養先でできることとできないことを明確にしておくことで，病院と施設の往復を減らすことができるかもしれません．

症例の経過・その後

　患者本人，長女，主治医，病棟看護師，病院のMSW，施設長，ケアマネジャー，訪問看護ステーション看護師，訪問診療病院の看護師が参加して，退院前カンファレンスを開催した．山田さん本人を含めて，今後起こりうることを説明した．吐下血などの急変のこと，痛みが出る可能性のことを伝えたうえで，訪問診療スタッフを導入し，定期的に症状をチェックすること，夜間などのスタッフが少ないときにも医師や看護師が対応できることを伝えて安心してもらった．本人と家族は，施設が受け入れてくれるなら，ぜひお願いしたいという返事であった．施設職員はその姿を見て，看取る覚悟ができた．

　その後，施設で今まで通り楽しく過ごし，再入所して2カ月後にお看取りとなった．最後まで痛みなく過ごすことができ，家族・施設スタッフともに満足感を感じたとのことであった．

まとめ

　施設看取りが推進されている理由と，実際に施設看取りで気をつけるべき点を，症例を通して説明しました．入所者・家族の「最後まで施設で過ごしたい」という希望に応えたいという思いで，取り組みを検討される施設も少しずつですが増えてきているように感じています．過ごしたい場所で，過ごしたい過ごし方ができるための一助になれば嬉しいです．

◆ 文 献

1）厚生労働省：「平成25年（2013）人口動態統計（確定数）の概況」人口動態統計年報　主要統計表，2013
http://www.mhlw.go.jp/toukei/saikin/hw/jinkou/kakutei13/index.html

2）厚生労働省：「今後の高齢化の進展 〜2025年の超高齢社会像」
http://www.mhlw.go.jp/shingi/2006/09/dl/s0927-8e.pdf

3）内閣府：「平成24年度 高齢者の健康に関する意識調査結果（概要版）」4，調査結果，2012
http://www8.cao.go.jp/kourei/ishiki/h24/sougou/gaiyo/index.html

4）厚生労働省：「平成27年度介護報酬改定 効果検証及び調査研究に係る調査（平成28年度調査）介護老人福祉施設における医療的ケア 現状について 調査研究事業 報告書」
http://www.mhlw.go.jp/file/05-Shingikai-12601000-Seisakutoukatsukan-Sanjikanshitsu_Shakaiho-shoutantou/0000158749.pdf

Profile

工藤仁隆　Masataka Kudo

飯塚病院 総合診療科
地方での総合診療は≒高齢者医療になっています．キュアをめざすのみではない，緩和ケアを提供できる総合診療医でいたいと思っています．

吉武順一　Junichi Yoshitake

飯塚病院 医療福祉室 ソーシャルワーカー（社会福祉士／精神保健福祉士／介護支援専門員）
プロフィールはp.196参照．

第3章　終末期において，できること&やるべきこと

10 死亡診断書について

名越康晴

Point
- 公的な書類なので，本人確認も公的な書類で行う
- 死亡時刻は死亡確認時刻ではなく，呼吸停止や心停止した時刻を記載する
- 身寄りのない方や，内縁の家族関係の場合，死亡届の届出人が誰になるかを確認しよう

Keyword　死亡診断書　死亡届

はじめに

　読者の皆さまは死亡診断書の書き方の基本について理解されている方々だと思います．死亡診断書に関しては現在，厚生労働省のホームページで「死亡診断書（死体検案書）記入マニュアル」（以下マニュアル）が無料でダウンロードできます（参考文献1参照）．本稿ではマニュアルに載っていない部分で，記載するにあたって，迷う場面やトラブルになりやすいところについて事例を通じてまとめていきたいと思います．

　誤嚥性肺炎をくり返して入院していた98歳女性が○月×日午前2時15分に永眠した．死亡診断書を作成し看護師にコピーをしておくように指示して家族に渡した．その後家族から「役所で診断書に不備があるから受け取ってもらえなかった」との連絡があった．家族に謝罪し不備を修正して患者宅へ届けた．

　こういう苦い経験をされた方は少なからずいるのではないでしょうか？　まずは基本的なところからこのようなミスを防ぐ方法を見ていきましょう．

1　不備のない書類の作成のために

1）本人情報の確認　～電子カルテ時代の落とし穴～

　死亡診断書作成はまず患者さんの氏名，性別，生年月日の記載が必要となります．これは役所に提出するうえで必要な「**本人の情報の確認**」です．ここが間違っていたら役所では当然受

け取ってもらえません．

　では何を見て確認していますか？ 電子カルテの情報は正しいのでしょうか？

　筆者の経験では，心肺停止状態で救急搬送された患者さんで，家族が診療申込書に書いた情報で急いでカルテをつくったところ，死亡診断後に健康保険証と照合したら生年月日の間違いが判明したことがありました．

　また，**人名漢字の場合，電子カルテ上で表示ができないためにカタカナ表記になったり，旧字体を新字体にしている場合もあります**．漢字も含めて戸籍に掲載されている情報と異なれば受け取りを拒否されます．

　死亡診断書作成時は必ず健康保険証などの**公的証明書の写し**を参照しながら作成しましょう．生活保護受給者の場合は健康保険証がないことがありますが，その際は**医療要否意見書**など役所から発行されている**公的文書を参照**しましょう．

　ここがポイント

　　診断書の氏名，生年月日の確認は必ず公的文書で行おう！

2）ハンコ，押す？ 押さない？

　死亡診断書の最後の医師署名欄に「印」とあります．「自筆の場合押印は不要」と医学生時代に習いますが，一般の方は知りません．よく「この診断書にはハンコはいらないのですか？」とご家族から質問を受けます．後で問い合わせを受けることも多いため，当院では診断書とともに以下のような紙を封筒に入れてお渡ししています．

死亡診断書の記載要項について

　厚生労働省の死亡診断書記入マニュアルにて「医師の署名がある場合，押印の必要はありません．」と記載があるため，当院では印鑑は不要とさせていただいております．各役所にも確認済みです．ご不明な点がございましたらご連絡ください．

　最近は電子カルテでも死亡診断書が作成できます．その際に**医師署名も印字した場合は押印が必要**です．ただし，公的文書ですので押印の際，インク浸透印（シャチハタなど）は使用しないようにしましょう．

　また手書きでも電子カルテでも，**押印した診断書のコピー（印影が黒くなっているもの）は受け取ってもらえません**．押印していないもののコピーやコピーしたものに押印したものは受け取りOKとのことでした．

　実は事例①ですが，筆者が家族として経験した例です．生年月日のミスがあったうえに押印した診断書のコピーを渡され，受け取りを拒否されました．

　次は死亡診断内容にかかわるところについて解説します．

❷ 死亡診断書記載にあたって迷うところ

1）死亡時刻？ 死亡診断時刻？

事例②

膵がん末期の67歳女性．最後は自宅で過ごすことを希望され，訪問診療と訪問看護が入ることとなった．6月1日の22時頃になって呼吸状態が悪化し，訪問看護師に連絡が入った．22時半頃に看護師が到着したところ，すでに下顎呼吸となり，血圧は触診で50 mmHgと低下していた．看取りの方針となっていたので家族とともに最後の時間を過ごすこととなった．23時45分に呼吸停止したのを看護師が確認し，医師に連絡したところ，他の患者の往診中だったため到着まで少し時間がかかるとのことだった．6月2日0時半過ぎに医師が到着し，同日0時35分死亡確認した．

このケースでは死亡診断書に書く時刻はいつになるでしょう？ マニュアルによると**死亡診断を行った時刻ではなく，死亡した時刻を書く**ことになります．実際には確認した時刻を書くことが多いと思いますが，ご家族や訪問看護師が呼吸停止を確認した時刻がわかっている場合，その時刻で作成する必要があります．ここで問題となるのは「日付をまたいだ在宅看取り」のケースです．死亡診断書が6月1日の日付だと，実際に訪問看護が入っている6月2日の分は算定できなくなるのではないかという問題が出てきます．

実際に訪問看護ステーションに確認したところ，**医師が死亡診断を行う前に訪問看護に入っていればこのような事例でも算定できる**とのことでした．在宅で死亡した場合，往診料または在宅患者訪問診療料に死亡診断加算（在宅看取り加算）が算定できます．死亡診断加算は，死亡診断を行った場合に算定することとなっているので，前述のケースのように死亡した日と診断を行った日が異なっても問題にはならないということです．もちろん後でトラブルにならないように，カルテには死亡時刻と死亡診断を行った時刻を記載しておきましょう．

 ここがポイント

「死亡したとき」に記入するのは死亡診断時刻ではなく死亡した時刻．

2）死因について 〜「老衰」は病名として是か非か？〜

老衰についてはマニュアルの「死亡の原因」の項目では以下のようにあります．

"死因としての「老衰」は，高齢者で他に記載すべき死亡の原因がない，いわゆる自然死の場合のみ用います[1]．"

つまり，他に明らかな原因がない場合は「老衰」を直接死因としてもよいということです．もちろん，肺炎などの合併症の併発で亡くなるケースもあります．しかし，在宅の場合や看取り前提での入院の場合，その後の方針に影響しない過剰な検査は行わないことが多いと思います．そのため，筆者の場合は老衰を直接死因とすることが多いです．では「発病から死亡までの期間」はどうすればよいでしょう？

そもそも老衰の定義が曖昧であるため，具体的な期間を設定するのは難しいです．「『高齢者の終末期の医療およびケア』に関する日本老年医学会の『立場表明』2012」において，過少でも過剰でもない適切な医療，および残された期間の生活の質（QOL）を大切にする医療およびケアが最善である[2]と示されています．そこで，筆者は食事摂取が困難になったり，寝たきりの状態になるなど，明らかなQOLの低下を認めた時期を発病した時期として記載しています．はっきりしない場合でも必ず「不明」などと記入し，空欄にしないでください．

❸ 「この病名をつけてもらわなくては困る」

事例③

大腸がん末期で緩和ケア病棟に入院中の86歳男性．3日前から発熱，SpO_2低下があり，画像上，両側に浸潤影を認めたため，肺炎として抗菌薬治療を行っていた．しかし，徐々に呼吸状態が悪化し午後11時27分にお看取りとなった．当直医が死亡確認を行い，死因に肺炎とだけ記載して死亡診断書を発行した．

死亡診断書でトラブルになりやすいのは病名です．特にがん患者の場合，死亡保険金にもかかわる場合があります．事例③の場合，**がんで入院した際の保険の特約が降りないとクレームが来る**ことがあります．**がんの終末期の患者さんの場合，合併症として起こる感染症などは，がんの経過として考えることができることがほとんどですので**，経過に影響を及ぼした疾患として必ずがんの病名は入れることとしています．

特にトラブルになりやすいのは病院で夜間休日は当直医が看取りをする場合や，グループ診療の訪問診療で事情を知らない当番の医師が夜間休日に往診する場合です．そのため，これまでの病状説明の記録を残しておくことは大事です．また，**看取りとなった場合に診断書に死因などをどう記入するかをカルテに残しておくことで**「聞いていた病名・病状と違う」といったトラブルは回避できると考えます．当院ではその防止のためにカルテ上に「急変時対応」として死亡診断書に書く内容を記載しておくことにしています（図）．

```
＜急変時対応＞
主治医への連絡      要
  誤嚥性肺炎      平成 30 年 4 月 1 日～
  腸閉塞        平成 30 年 4 月 1 日～
  S 状結腸がん    平成 28 年 7 月～
  手術  無
```

図 ◆ カルテに記入しておく死亡診断書記載内容の例

④ 「死亡届」の届出人は誰？

基本的に看取りをしたときに記入するのは死亡診断書ですが，左側の死亡届で気をつけなければならないことがあります．同居のご家族もいる方の看取りであれば特に問題はありませんが，入院事例ではこのようなケースに遭遇することがあります．

事例④

肺がんで緩和ケア病棟に入院中の80歳男性．妻とは20年前に死別しており子どもはいなかった．その後，同居していた女性はいたが，籍は入れておらず内縁関係だった．内妻とも3年前に死別し独居生活だった．入院時の面倒は内妻の娘が面倒を見てくれていた．

さて，この患者さんが亡くなった場合，届出人は誰になるでしょう？死亡届では届出人が**「同居の親族，同居していない親族，同居者，家主，地主，家屋管理人，土地管理人，公設所の長」**となっています．内妻の娘は別居のため，これらに該当せず届出人となることができません．該当者に届出人となってもらう必要があります．また独居の終末期患者の場合，最期の入院に合わせて住居を引き払っている人がいます．適切な該当者がいない場合は**入院している医療機関の院長が届出人となることがあります**．そのため，休日夜間でも困らないように署名の入った死亡届を用意する必要があります．複雑な家庭環境が背景にある方であれば，この点も意識して事前にお話しておいた方がご家族も後で困ることはないでしょう．

まとめ

まだまだ書きたいことはあるのですが，誌面の都合もあるため，今回記載しなかった「死亡診断書か死体検案書か」などのテーマについてはすでに詳細に書かれている文献があります．後掲しますので，そちらを参照していただければと思います．

「死亡診断書はその患者さんにとって最期の書類だ．だから，丁寧な字で間違いなく書かなくてはならない」
これは筆者がはじめて死亡診断書を記載した際に指導医から言われた言葉です．今もそれを肝に銘じてお看取りの際に対応しています．

◆ 引用文献
1）厚生労働省：平成30年度版死亡診断書（死体検案書）記入マニュアル，p8
http://www.mhlw.go.jp/toukei/manual/dl/manual_h30.pdf
2）日本老年医学会：「高齢者の終末期の医療およびケア」に関する日本老年医学会の「立場表明」2012
http://www.jpn-geriat-soc.or.jp/tachiba/jgs-tachiba2012.pdf

◆ 参考文献

1) 厚生労働省：平成30年度版死亡診断書（死体検案書）記入マニュアル
http://www.mhlw.go.jp/toukei/manual/dl/manual_h30.pdf
  ▶ 無料で手に入ります．困ったらまずこのマニュアルに目を通してください．

2) 勇美記念財団：実践 在宅看取り 死亡診断書マニュアル
http://www.zaitakuiryo-yuumizaidan.com/docs/booklet/booklet8.pdf
  ▶ やや記述は古いですが，在宅での事例での参考になります．

3) 大浦　誠，三浦太郎：日常業務のはじめの一歩！"書類の書き方"講座　第6回　死亡診断書の書き方　世界に1つだけの書類，心を込めて書こう！　レジデントノート，17：pp1767-1772，2015
  ▶ まだ死亡診断書を書き慣れていない方向けに基本的なことが書かれています．

4) 高木　暢：在宅における死亡診断の手順．Gノート，1：pp393-401，2014
  ▶ Gノートでの記事です．死亡診断と死体検案についてよくまとまっています．

5) 死亡診断・死体検案．「ER・ICU診療を深める1　Ver.2」（小尾口邦彦／著），pp357-382，中外医学社，2016
  ▶ こちらも救急の現場を中心とした死亡診断，死体検案での迷う事例がとり上げられています．救急車を受けることのある環境に勤務されているのであれば一度目を通しておくとよいと思います．

名越康晴　Yasuharu Nagoshi

Profile

札幌南徳洲会病院 緩和ケア内科
日本プライマリ・ケア連合学会認定家庭医療専門医
札幌市生まれ．旭川医科大学卒業．家庭医療後期研修修了後，緩和ケアの研修と小規模病院での家庭医療の実践を行うべく2017年4月より札幌南青洲病院（同年12月より札幌南徳洲会病院に改称）に勤務．緩和ケアを通じて「患者中心の医療の方法」「家族志向型ケア」の究極の実践の毎日です．

第3章　終末期において，できること＆やるべきこと

第3章 終末期において、できること&やるべきこと

11 DNAR指示について

森川 暢

Point
- DNARはあくまで心肺停止時のみに有効であり，それ以外に拡大解釈しない
- DNARの確認では，本人の意思を多職種からなる医療・ケアチームで確認することが重要である
- 今後の高齢者社会において日本版POLSTは有用になる可能性が高い

Keyword DNAR　DNR　終末期医療の決定プロセスに関するガイドライン　日本版POLST　ACP

症例

83歳女性．肺がん多発転移で訪問診療を受けているが，比較的全身状態は保たれ食事摂取も良好である．心肺停止時はDNARであることが確認されている．今回，夜間に発熱と意識レベル低下，血圧低下で救急搬送され，尿路感染による敗血症性ショックと診断し緊急入院とした．細胞外液の急速点滴を行い，すみやかに抗菌薬を使用したが血圧の上昇が乏しくノルアドレナリンを使用する指示を看護師に出した．「この人DNARなのに，ノルアドレナリン使うなんてありえない」と面と向かって看護師に言われてしまったため，ノルアドレナリンを使用せずに細胞外液の点滴を継続した．血圧の上昇は乏しく，翌朝，うっ血による酸素化低下と全身浮腫を認めた．指導医に，「どうしてノルアドレナリンを使用しなかったんだ！」と当直医であった研修医は叱責を受けてしまった．

1 DNARとは

　Do Not Attempt Resuscitation（DNAR）の確認は急性期病院では，ルーチンで行われています．しかし，DNARは個人によって解釈が違うことも珍しくありません．例えば，以下のような発言を耳にしたことはないでしょうか？「DNARなのに昇圧薬を使うのですか？」，「DNARだから，何もしなくてもよいのですよね？」など．これらの発言はDNARに関する明確な誤解です．DNARは本来，心肺停止時に心肺蘇生を試みないという事前指示であり，それ以上でもそれ以下でもありません．Advance care planning（ACP：1章3参照）におけるごく一部をDNARは取り扱っているにすぎないとも言えます．心肺蘇生以外の医療に関しては別に考える必要があります．しかしDNAR指示が心肺蘇生以外にも適応される傾向が認められ，日本集中

治療医学会からDNARの拡大解釈に関する懸念が発表されました[1]．本稿ではDNARについて考察したいと思います．

② DNARの歴史

1960年代に心肺蘇生の有効性が認められましたが，一方で心肺蘇生を全例で行う弊害も報告され，米国では「したふりをする心肺蘇生」も行われるようになることが問題になりました．そこで1974年にDNR（Do Not Rescue）について言及され，心肺蘇生を行わないという選択肢について言及されるようになりました[2]．その後，安易に心肺蘇生を行わないという流れに対する懸念から1991年にDNR指示に関するガイドラインが発表されました[3]．その内容は以下の通りです（下線は筆者が重要と考える部位）．

1991年　American Medical Associationガイドライン[4]より引用
① 心停止に関して患者と医師が事前に話し合いをもつ必要性があること
② 指示は患者の願望（preference）に基づくべきであること
③ 患者が意思表明をできない場合は，患者の最善の利益（best interest）を考慮したうえでの代理判断者を許容すること
④ 指示内容は診療録へ記載すること
⑤ 指示は心停止時のみ有効であり，その他の治療内容に影響を与えてはいけないこと
⑥ 指示に関連するすべての者が指示の妥当性をくり返し評価すること

このガイドラインの指針は大原則としてその後も貫かれることになります．2018年現在であっても非常に示唆的な内容です．ところで，この内容は実臨床でどれほど遵守されているのでしょうか．**DNR指示は心停止時のみに有効であり他の治療内容に影響を与えてはいけない**という言葉は重いです．

ところでDNRとDNARは，どう違うのでしょうか？ Do Not ResuscitateのResuscitateはそもそも，蘇生成功が前提です．つまり，心肺蘇生をすれば蘇生するのに行わないと解釈可能です．よって，蘇生が成功しない心肺蘇生はあえて行わないという意味でDo Not Attempt Resuscitation（DNAR）が1989年に提唱され，現在にも受け継がれています[5]．

③ 日本におけるDNAR

そもそもDNARは広義の治療制限にあたりますが，過去に治療制限に関連した訴訟も見受けられました．刑事事件として扱われた事例もあり，日本における終末期の在り方に多大な論議を巻き起こしました．2007年に国家プロジェクトとして「終末期医療の決定プロセスに関するガイドライン」が厚生労働省から発表されました．同ガイドラインは2015年に「人生の最終段階における医療の決定プロセスに関するガイドライン」として改訂されました[6]．そのなか

の一部を抜粋して紹介します（下線は筆者が重要と考える部位）.

> 1 人生の最終段階における医療およびケアの在り方
> ① 医師等の医療従事者から適切な情報の提供と説明がなされ, それに基づいて患者が医療従事者と話し合いを行い, 患者本人による決定を基本としたうえで, 人生の最終段階における医療・ケアを進めることが最も重要な原則である.
> ② 人生の最終段階における医療における医療行為の開始・不開始, 医療内容の 変更, 医療行為の中止等は, 多専門職種の医療従事者から構成される医療・ケアチームによって, 医学的妥当性と適切性をもとに慎重に判断すべきである.
> ③ 医療・ケアチームにより可能な限り疼痛やその他の不快な症状を十分に緩和し, 患者・家族等の精神的・社会的な援助も含めた総合的な医療およびケアを行うことが必要である.
> ④ 生命を短縮させる意図をもつ積極的安楽死は, 本ガイドラインでは対象としない.

本ガイドラインは, 現在も日本における終末期やDNARを考えるうえでの最も基本的な考え方となっています. 以前に比べれば終末期医療における合意形成も徐々に確立し, DNARという言葉も一般的になったと言えるでしょう.

④ DNARの現実

しかし現実はどうでしょうか. 先の厚生労働省のガイドラインの原則がどれほど守られているのでしょうか. 恥ずかしながら筆者は, 医療ケアチームとしてDNARの確認をしていません. 主治医である筆者だけが確認することがほとんどですが, 本来は少なくとも個人が確認したDNARを多職種でチェックするシステムが望ましいです. また, たとえ本人が意思表明できない場合も, 可能な限り本人の真意の探求をする努力をし, 本人意思を適切に推定することが望まれます[7]. しかし本人への意思確認を怠ることが, 高齢者医療の現場では多々見受けられます. 筆者自身も患者が高齢認知症である場合は, 本人の意向を確認せずに, 家族の意向のみを確認していた苦い経験があります. 家族の意向は確認しつつも, 「お元気なときのご本人様ならどう思われますか？」, 「ご本人様はどういう人だったのでしょうか？」などの質問を家族にすることで本人の意向を推定する努力を行うべきです. なお, 京都民医連中央病院の院内DNARガイドラインが公開されていて非常に参考になります. 有効なDNAR指示を出すための手順は以下のようになっており, 前述の厚生労働省のガイドラインに準拠する形になっています[8].

> 【DNAR指示を出すための手順】
> 1. 医師の判断（初期研修医を除く複数の医師）
> 2. 多職種の同意（最低でも医師と看護師）
> 3. 患者の意向の確認（難しければ家族の意向の確認）

❺ 日本版 POLST と DNAR

　　POLST は Physician Orders for Life Sustaining Treatment の略称で，米国でとり入れられている生命維持治療に関する広義の事前指示書です．日本臨床倫理学会が日本版の POLST を作成しています（図）[7]．心肺蘇生を行わない場合も，苦痛緩和に専念する，非侵襲的医療処置は行う，侵襲的医療も含む医療処置を行うという3つの方針に整理しています．日本版 POLST を使用することで，DNAR に関する誤解を最低限にしようとする意図が汲みとれます．しかし日本版 POLST の運用に関しては，日本集中治療学会から急性期医療領域では推奨しないという

POLST（DNAR 指示を含む）

「生命を脅かす疾患」に直面している患者の
医療処置（蘇生処置を含む）に関する医師による指示

●セクション A；心肺停止の場合；心肺蘇生術（CPR）について一つを選ぶ

　□　**すべての心肺蘇生術を実施してください Resuscitate（Full Code）**
　□　**心肺蘇生術を実施しないでください Do Not Attempt Resuscitation**
　患者が，心肺停止（CPA）の状態でない場合には，セクション B と C の指示に従う

●セクション B；心肺停止の状態ではない場合；【生命を脅かす疾患に直面しているが，CPA の状態ではない（脈拍が触知したり，呼吸をしている）場合；一つを選ぶ】

　□　**苦痛緩和を最優先とする医療処置（a）；**
　　患者の尊厳に配慮し，敬意をはらって対処してください．経口的に水分や栄養を補給するなどの適切な処置は実施してください．また，身体清潔にも配慮してください．疼痛や不快な症状を軽減するための投薬・体位交換・創傷処置などは実施してください．また症状を軽減するために酸素投与・吸引・用手気道確保が必要であれば実施してください．
　　・**救急隊への指示**；患者は生命維持治療のために病院へ搬送されることを望んでいません．現在の状況が，上記（a）の緩和ケア的処置（Comfort Measures）では，苦痛を軽減できない場合のみ病院へ搬送してください．対応が明確でない場合には，主治医または搬送先病院の担当医，あるいは当日の MC（Medical Control）の救急隊指導医にコンサルトしてください．
　□　**非侵襲的医療処置（b）；**
　　上記の緩和ケア的処置（a）に加えて，心臓モニタリングおよび投薬（経口・経静脈）処置を実施してください．
　　・**救急隊への指示**；もし適応があれば，病院へ搬送してください．医療機器を用いた気道確保（気管内挿管を含む）はしないでください．対応が明確でない場合には，主治医または搬送先病院の担当医，あるいは当日の MC の救急隊指導医にコンサルトしてください．
　　・**医療機関への指示**；ICU 管理をしないでください．
　□　**侵襲的医療も含む医療処置 Full Treatment（c）；**
　　上記の処置（a）（b）に加えて，医療機器を用いた気道確保（気管内挿管を含む），人工呼吸器，除細動等を実施してください．
　　・**医療機関への指示**；適応があれば，ICU 管理をしてください．

図 ◆ 日本版 POLST
（文献7より転載）

声明が発表されています[9].「助かる命が助からない」という過少医療への懸念が根強いからです.またADL低下,高齢者というだけでDNARを確認することへの懸念もあります[10].とはいえ,実際に目の前の患者が心肺停止に陥ったときに心肺蘇生の可能性があるかどうか悩ましい場面が,高齢者医療・終末期医療では多々経験されます.そもそもDNARの前提である蘇生が成功しない心肺蘇生であるかどうかは状況に依存するかもしれません.明確な答えはありませんが,私見を述べれば日本版POLSTは誤嚥性肺炎や認知症,悪性腫瘍など高齢者医療・終末期医療においては有用であり,今後の超高齢化社会において普及されることが望ましいと考えます.

なお,2018年3月14日に「人生の最終段階における医療の決定プロセスに関するガイドライン」がさらに改訂され,「人生の最終段階における医療・ケアの決定プロセスに関するガイドライン」に名称が変更されました.

高齢多死社会の進展,地域包括ケア構想の推進,ACPの概念の浸透を踏まえた,以下のような改訂となっています[11].

① 病院における延命治療への対応を想定した内容だけではなく,在宅医療・介護の現場で活用できるように 医療ケアチームの対象に介護従事者が含まれることを明確化
② 心身の状態の変化等に応じて,本人の意思は変化しうるものであり,医療・ケアの方針や,どのような生き方を望むか等を,日頃からくり返し話し合うこと(ACPの取組)の重要性を強調
③ 本人が自らの意思を伝えられない状態になる前に,本人の意思を推定する者について,家族等の信頼できる者を前もって定めておくことの重要性を記載
④ 今後,単身世帯が増えることを踏まえ,③の信頼できる者の対象を,家族から家族等(親しい友人等)に拡大
⑤ くり返し話し合った内容をその都度文書にまとめておき,本人,家族等と医療・ケアチームで共有することの重要性について記載

介護従事者が医療ケアチームの対象になっており,独居高齢者の増加,在宅看取りを意識した内容になっています.日本版POLSTは本ガイドラインで強調されているACPの取り組みにおいても有用であると考えられます.

まとめ

DNARは難しい.今回,この原稿を書くにあたり改めて感じた実感です.しかし常に患者の意向を汲みとる努力をし,DNARが独善的にならないように複数の医療従事者で検討する姿勢が大切であることを再認識しました.おのおのが各施設でDNARを皆で検討する時間をもち,可能であれば各施設のガイドラインをつくることが望ましいのではないでしょうか.

◆ 文　献

1 ）西村匡司, 丸藤 哲：Do Not Attempt Resuscitation（DNAR）指示のあり方についての勧告. 日本集中治療医学会雑誌, 24：208-209, 2017
   ▶ 集中治療領域におけるDNARの在り方について非常に示唆的な勧告. 一読を勧める.

2 ）Standards for cardiopulmonary resuscitation（CPR）and emergency cardiac care（ECC）. V. Medico-legal considerations and recommendations. JAMA, 227：Suppl：864-868, 1974

3 ）Guidelines for the appropriate use of do-not-resuscitate orders. Council on Ethical and Judicial Affairs, American Medical Association. JAMA, 10：1868-1871, 1991

4 ）日本集中治療医学会倫理委員会：DNAR（Do Not Attempt Resuscitation）の考え方. 日本集中治療医学会雑誌, 24：210-215, 2017
   ▶ DNARの歴史についてまとめている総説. 一読を勧める.

5 ）Hadorn DG：DNAR：do not attempt resuscitation. N Engl J Med, 320：673, 1989

6 ）厚生労働省：人生の最終段階における医療の決定プロセスに関するガイドライン
   http://www.mhlw.go.jp/stf/seisakunitsuite/bunya/kenkou_iryou/iryou/saisyu_iryou/index.html
   ▶ 終末期医療にかかわる医療従事者必読のガイドライン.

7 ）日本臨床倫理学会：日本版POLST（DNAR指示を含む）作成指針
   http://square.umin.ac.jp/j-ethics/workinggroup.htm
   ▶ 日本版POLSTについて. 必読.

8 ）京都民医連中央病院：DNARガイドライン
   http://kyoto-min-iren-c-hp.jp/rinri-kenkyu/shishin-DNAR.html
   ▶ 実際の院内のガイドラインであり, とても参考になる.

9 ）日本集中治療医学会倫理委員会：生命維持治療に関する医師による指示書（Physician Ordersfor Life-sustaining reatment, POLST）とDo Not Attempt esuscitation（DNAR）指示. 日本集中治療医学会雑誌, 24：216-226, 2017
   ▶ 集中治療領域におけるPOLST使用に関する懸念が表明されており, 一読の価値がある.

10）亀田慎也：DNRについて考える
   http://www.jikeimasuika.jp/icu_st/170314.pdf
   ▶ 慈恵ICU勉強会のレクチャースライド. DNARについて包括的にまとめられており, 大変勉強になります. 一読を勧めます.

11）厚生労働省：「人生の最終段階における医療の決定プロセスに関するガイドライン」の改訂について
   http://www.mhlw.go.jp/stf/houdou/0000197665.html

森川　暢　Toru Morikawa
Profile

東京城東病院 総合診療科 チーフ
東京の小規模病院で地域に根差したコミュニティホスピタリストをめざしています. 総合内科をベースに家庭医療学, 緩和ケア, リハビリテーションなどを取り入れたスタイルを構築しています. 総合診療の基幹病院にもなっていますので, 興味がある方はぜひ, 見学を!! ブログ：コミュニティホスピタリスト@東京城東もご覧ください.

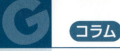

コラム 終末期を考えるさまざまな取り組み ③

住民と医療者がともに行う
意思決定支援の場 Co-Minkan

横山太郎

● はじめに ～ケアに連続性を

2011年にTemel氏らが「早期からの緩和ケア」という取り組みを発表しました[1]．これは，緩和ケアチームが終末期からでなく診断早期から介入すると，介入群のQOLが改善し，病状の理解が進み，終末期の抗がん剤治療が減るという報告でした[2～5]．診断早期から複数の医療者がかかわることがよいという結果だと思います．しかし，主治医チーム以外に新たな専門職チームが介入することは，社会保障費の増大を考えると容易ではないことを自らの臨床試験からも実感しました．よって，市民と行うことができれば「量」という意味でよいと考えるようになりました．

また，早期からの緩和ケアで緩和ケアチームが行った内容は，「家族ケア」「コーピング」「意思決定支援」でした[6]．これらの内容は人生経験が物を言う場面が多く，若い専門職だけでなく人生の先輩である市民とともに行えたら「質」という意味でもよく

なるのではないかと考えるようになりました．

さらには，市民がかかわることで，専門性が高くなり担当科がめまぐるしく変わる現代の医療において連続性を保ったケアができるとも感じていました．

1 市民が行うケア

そんななかで，米国のアラバマ州から衝撃的な論文が発表されました．がんの専門家が市民に教育を行い，その教育を受けた市民が患者の診察に伴走するという取り組みです．この取り組みの結果，患者満足度が上昇し，緊急入院が減り，アラバマ州の医療費が年間20億円削減されたという結果が報告されています．そして，この市民の伴走者（lay navigator）には年間300万円程度が支払われているのです．さらに，現在はメディケア（米国の公的医療保険制度）の資金を使って活動が継続されていると報告されています（図1）[7, 8]．

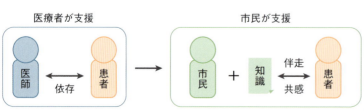
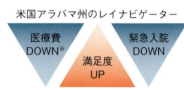

図1 ◆ 市民の社会参加によって改善した例
（文献7を参考に作成）

❷ なぜ公民館か？

この論文を読み，自分自身でもやってみようと思いました．では，なぜその場所を病院ではなく公民館としたのでしょうか？それは，公民館が戦後に民主主義を広め，郷土や産業の振興のためにつくられた社会教育施設としての歴史があり，現在も日本全国に14,000カ所あり年間2億人が利用している既存のインフラだからです．国民1人あたり年間2回使用していることになります．

一方で課題もあります．読者の皆さんも含め年間2回という頻度で公民館を利用している人は少ないでしょう．現在は一部の人が利用しているのです．そして，利用内容も英会話，囲碁・将棋といった個人に帰着するものが多いと言われています．もちろんそれらの活動を否定するわけではありません．ただし，公民館が社会教育施設である以上，個人だけでなく地域や社会に帰着するような取り組みに再度変えていくべきだと考えました．

こうなった背景には社会課題が変化したことにあると言われています．戦後に公民館ができはじめた頃は，民主主義を広めることや郷土や産業の振興が社会課題でした．そして，70年がたった現在は病気や障害，老化といった環境変化が社会課題と言えるでしょう．ではなぜ，社会教育施設である公民館で変わりゆく社会課題への対応がなされなかったかというと，社会福祉協議会が創設され徐々に社会福祉と社会教育が分離され，社会教育のなかに社会福祉の内容がなくなってしまったからです．ですから，医療・介護・福祉に携わる人が社会教育を行うことが重要であり，必然性すらある時代なのです．

❸ これから

これから大事なのは臨床・研究・教育を行うだけでなく，社会とどれだけつながれるかだと2015年の緩和医療学会でDavid Hui氏は発表しています

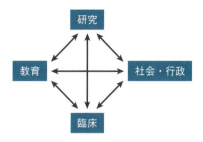

図2◆これからの緩和ケアに必要な要素（地域緩和ケア）
（文献9を参考に作成）

（図2）[9]．

以上から，これからの医療者は一人ひとりの患者さんを診ることはもちろんのこと，社会教育という立ち位置からも活動し地域を緩和していく必要性があるのではないでしょうか．そのときには，地域の人から教わることも多々あると思います．ともに教え学び合うということになるのでしょう．よって，「教育」というよりは「**共育**」だと考えています．よって，ネーミングを「**Co-**」（一緒にという意味）と「**Minkan**」（民間）をくっつけた「**Co-Minkan**」としています．

❹ Co-Minkan活動について

私たちの活動の特徴は課題解決型ではないということです．課題解決型は，やった人とやってもらった人が明確になり，そこにかかる資源の問題が出てきます．ですので，地域にある「何かしてみたい」「自分の経験を活かしたい」という思いから活動した結果，そこに集う人の課題が解決されるという可能性志向型としています．要は，人が気軽に集まれることが重要です．そのためには，場所をつくるだけでなく，その場所を楽しくおしゃれな場にする必要性があります．ですので，ハンドブックを作成しています（図3）．「活動してみたいけど，どうやっていいかわからない」という人が一人でも減ることが狙いです．そして，今後はホームページをリニュー

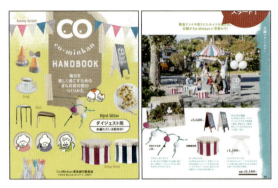

図3 ◆ デザインの力を使って普及する
Co-Minkanハンドブックの表紙と誌面ページの一例.

アルし,全国で活動する人が四苦八苦した経験をアーカイブしていくことを考えています.そして,市民がつくる私設「Co-Minkan」を増やしていき,徐々に既存の公民館とも一緒に活動ができたらと考えています.

おわりに

企業には企業の社会的責任というものがあります.企業に社会的責任があるのならば個人にも社会的責任があってしかるべきでしょう.そして,個人の社会的責任を育てることがこれからの私たち医療者が行う仕事の1つだと考えています.

よりよい意思決定を行うためには,本人や家族が当事者意識や知識をもつことが必要です.そのために私たち医療者は今までも市民公開講座などを行ってきましたが,これからは行動変容を意図する内容に変えていく必要性があると思います.そのために,かつて日本をよくした社会教育施設である公民館や街場に一人でも多くの医療者がかかわる日がくることを願ってやみません.

これこそが日本における社会的処方の姿だと私は考えています.

◆ 文 献

1) Jennifer S, et al：Early palliative care for patients with metastatic non-small-cell lung cancer. N Engl J Med, 363：733-742, 2010
2) Joseph A, et al：Effect of early palliative care on chemotherapy use and end-of-life care in patients with metastatic non-small-cell lung cancer. J Clin Oncol, 30：394-400, 2012
3) Jennifer S, et al：Longitudinal perceptions of prognosis and goals of therapy in patients with metastatic non-small-cell lung cancer: Result of a randomized study of early palliative care. J Clin Oncol, 29：2319-2326, 2011
4) William F, et al：Depression and Survival in Metastatic Non-Small-Cell Lung Cancer: Effects of Early Palliative Care. J Clin Oncol, 30：1310-1315, 2012
5) Kelly E, et al：Early palliative care and metastatic non-small cell lung cancer: Potential mechanisms of prolonged survival Chronic Respiratory Disease, 10：35-47, 2012
6) Yoong J, et al：Early palliative care in advance lung cancer. A qualitative study. JAMA Intern Med, 173：283-290, 2013
7) Gabrielle B, et al：Resource use and medicare costs during Lay navigation for geriatric patients with cancer. JAMA Oncol, 26：E1-E8, 2017
8) Gabrielle B, et al：The patient care connect program: Transformin health care through lay navigation. J. Oncol. Pract, 12：E633-E642, 2017
9) Hui D：第20回 日本緩和医療学会学術大会 海外招待講演：早期からのがん緩和ケア～がん治療と緩和ケアの最適な統合を目指して～, 2015

横山太郎 Taro Yokoyama **Profile**
医療法人社団 晃德会 横山医院
専門：緩和ケア内科・腫瘍内科・在宅医療
Co-Minkanと医療を一緒にやる仲間を募集中です!

第 4 章

事例に学ぶ
家族・遺族ケアから
医療者のケアまで

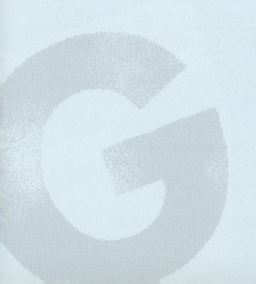

第4章　事例に学ぶ　家族・遺族ケアから医療者のケアまで

1 終末期患者の家族ケア，遺族ケア
①看護師の立場から

宮崎万友子

> **Point**
> - 死別による悲嘆は正常な反応であるが，なかには，長く激しい悲しみが続き，日常生活に支障が生じる「複雑性悲嘆」に陥る家族もいる
> - 複雑性悲嘆は，抑うつや希死念慮を引き起こすなど，家族の心身や生活を脅かすだけでなく，医療者へのクレームやトラブルにつながるケースもある
> - 複雑性悲嘆を不用意につくらないように，医療者が工夫できることはある

Keyword　複雑性悲嘆　医療者と家族のギャップ

 はじめに

　2013年に日本で行われた遺族調査では，家族が考えるよい看取りのアウトカムに対する評価として，「からだの苦痛がなく過ごせること」，「望んだ場所で過ごせること」，「最期まで人として大切にされること」，「心の準備をして看取ること」「信頼できる医師であること」[1]などが重要であると言われています．では，**終末期患者の家族ケアとして一番，避けたい光景は何でしょう？** 前述の真逆だとすれば，「からだの苦しみをとり除いてもらえず，どこで過ごしたいか意思を聴いてもらえず，最期まで人として大切にされることなく，急に亡くなってしまい，医師のことも信頼できなかった」．もし，これが自分自身や自分の家族の最期の光景だとしたら，悔しくて耐えられないかもしれません．こうした不満や不全感を強く抱えたまま死別を体験した家族のなかには，長く激しい悲しみで仕事や対人関係などの日常生活に支障が生じる「**複雑性悲嘆**」の状態に陥る人がいます．さらに，複雑性悲嘆から抑うつや希死念慮などを引き起こし，専門的治療が必要な人もいる[2]と言われています．なかには，「医師や看護師の対応に納得がいかない」とか「急に亡くなってしまって，何か落ち度があったんじゃないか？」など，改めて説明を求めてきたり，見たこともない家族が登場してカルテ開示を求めたりする可能性もゼロではないかもしれません．

　本稿では，すべての家族に100点をめざす最良のケアではなく，一番，避けたい光景をいかに減らせるか，**複雑性悲嘆を不用意につくらないように医療者が工夫できること**について，2つの事例を振り返り考えていきたいと思います．

事例① 患者・家族とのギャップが，複雑性悲嘆をつくる要因の1つとなり，退院後にトラブル対応が必要だったケース

Aさん，60歳女性．乳がんステージⅣ，急速な肝転移の進行による倦怠感や食欲不振で入院．

家族は，30歳代で夫と離婚し，娘〔キーパーソン（KP），未婚〕と2人暮らし．娘は，仕事と介護を両立し，毎回，受診に付き添っています．今までの病状説明は，説明文を用いてAさんと娘さんへすべて話し，特に質問や不安はなかったので，医師は<u>ちゃんと理解してもらえたと思っていました</u>．

入院後に医師は，がんの進行について，これまで通り画像や血液検査をもとに説明し，Aさんと娘さんは30分間，じっと医師の説明を聞いていました．その後，医師は娘さんだけに予後が1カ月くらいで，いつ何があってもおかしくないこと，医療用麻薬や鎮静について説明し，DNRの意思も確認しました．特に質問はなかったので，医師は娘さんが理解できたと思いました．数日後に腹痛が悪化し，モルヒネの持続注射で鎮痛できましたが，肝不全の急速な進行で入院から2週間でお看取りとなりました．臨終に立ち会った娘さんは，硬い表情で涙を堪え，言葉を発しませんでした．後日，娘さんから医師へ電話があり，「麻薬を使われて急に亡くなってしまった．こんなに早く亡くなってしまうと思わなかった．先生は私たちの話を何も聞いてくれなかった」

また別の日には，「やっぱり納得できません，改めて説明を聞きたい．今でも母の辛そうな様子が頭から離れなくて，夜も眠れないし食事も喉を通らない．仕事にも出られなくなってしまった．もっと何かしてあげられることがあったんじゃないでしょうか？」

何度も面談を行って大きなトラブルにはなりませんでしたが，娘さんは職場復帰できずに引きこもってしまい，医師も家族の対応で疲弊し，診療に影響を与えてしまいました．

事例② 病状理解が乏しく，複雑性悲嘆に陥りそうな家族であることをキャッチし，多職種でケアを実践したことで，死別後も家族が適応して暮らしていけたケース

Bさん，50歳女性．肺がんステージⅣ，急速な肝転移の進行による倦怠感や食欲不振で入院．

家族は，30歳代で夫と離婚し，娘〔キーパーソン（KP），未婚〕と2人暮らし．娘は，仕事と介護を両立し，毎回，受診に付き添っています．今までの病状説明は，説明文を用いて，Bさんと娘さんへすべてお話していますが，何も質問や不安の訴えがないので，医師は，<u>ちゃんと理解してもらえたかわからないと思っていました</u>．

入院後に医師は，看護師と一緒に面談を行い，<u>今の病状をどう感じているか</u>尋ねてみました．するとBさんは新聞記事をとり出し，「この治療を人から勧められました．来年の免許更新までに元気にならないといけないので治療してください」と言いました．医師は「予後が週単位で，根拠のない治療はできません」と言いたくなる気持ちを抑え，<u>"病状理解にギャップがあるので，まずは思いを聴こう"</u>と決心しました．

医師　：Bさんとしては，何かできる治療がないかと思ってらっしゃるのですね？

Bさん：知り合いもこの薬で，がんがよくなったみたいです．私もできませんか？

医師　：そうですか，お知り合いのご経験もあって，治療を受けたいと思ってらっしゃるのですね．Bさんご自身は，今の病状をどう感じてらっしゃいますか？

Bさん：食べられないしきついですね．でも入院してリハビリしたら，元気になるんじゃないかと思ってます．娘に心配ばかりかけてるから，早く元気になって安心させたい．

（医師は，娘さんのために元気になりたいという，Bさんの思いを受け止めました）

医師：娘さんは，お母様の様子をご覧になっていかがですか？
家族：急に弱りましたね．でも，抗がん剤の量を減らせば，副作用が軽くて治療ができるって聞いたことがあります．治療をしてください．まだ何かできる治療をしてあげたいです．
医師：娘さんもお母様のことを想って，何かできることがないか考えてくださっているのですね．元気になりたいという願いは，私たちも同じです．しかし，医学的なことをお話すると，やはり，お母様のお身体にとって，がんの治療はお勧めできません．
（医師は，互いの気持ちを受け止めたうえで，医学的根拠について真摯に伝えました）

　医師はその後も，看護師や理学療法士，栄養士と連携し，Bさんと娘さんの気持ちの変化や**ギャップが深まっていないか，コミュニケーションを重ねました**．娘さんは，「もしものことなんて考えたくない，母がいなくなったら私ひとりになってしまう」と母親との死別を予期して嘆き，ときには看護師に怒りをぶつけ，最後まで受け止めたくないという思いを吐露し続けて，入院3週目にお看取りに至りました．四十九日の法要を終えてご挨拶に来られ，「母もよく頑張りました．入院中は看護師さんに辛くあたってしまいましたが，いつも話を聴いてくださり，ありがとうございました．まだ母がいるような気がして辛いですが，仕事に戻れるようになりました」と新たな生活に適応されていました．

❶ 不用意に複雑性悲嘆をつくらないためのポイント

1）ギャップに気づける

　　家族の心身への配慮や，謙虚さ，身だしなみなどの最低限のマナーは別として，不用意に複雑性悲嘆をつくらないためにできることの1つは，**家族との間に生まれるギャップを見逃さない**ことです．ギャップはさまざまな場面で生まれ，放置すると修正困難なこともあります．病状や予後予測の理解，医療行為の選択や症状の感じ方など，もしギャップに気づけたら，一度に修正しようとせず，日々のコミュニケーションで双方の感じ方をすり合わせ，納得感や妥協点を積み重ねていけるとよいでしょう．

2）説明のスキルより，質問のスキルを磨く

　　説明が上手な医師は，**自分が喋りすぎて，相手が何を考えているか気づけない**ことがあります．Aさんの担当医は，非の打ちところがない病状説明でしたし，今までも同じような対応で問題なくお看取りできていました．しかし今回は，結果的に双方にとって辛い体験となってしまいました．Aさんと担当医のギャップは，おそらく診断・治療期にはじまり，外来で病状説明のたびに深まって，入院後の2週間で完成されてしまいました．Aさんと娘さんは，質問しなかったのではなく，何を質問したらよいかわからないし，辛くて言葉にならなかったのです．さらに，予後やDNRの意思まで確認された娘さんは，不安を打ち明ける場が全くありませんでした．一方，Bさんの担当医は，病状説明の前にまず質問しています．**質問によって現実と乖離したBさんと娘さんの思いに気づき**，多職種のケアにつなげることができました．どんなに

現実と乖離した思いでもよいので，その思いに気づけるように，まずは質問してみましょう.

> ### 🌸 ここがポイント
>
> 　ただ漠然とギャップを探って話を聴けばよいのではありません．限られた時間でも，しっかり思いをキャッチできるよう，**効果的な質問を訓練しましょう**．
>
> #### ▶ ギャップに気づく，ギャップを埋める質問
>
> （患者さん・ご家族へ）
>
> ・ご自身としては，（ご家族から見て）今の病状をどう感じてらっしゃいますか？
> ・そんなふうに感じるのですね…．
> 　（「辛いです」と言われたときは，「辛いですね」と安易にわかったフリをせず，「辛いと感じるのですね」と，感じ方を受け止め，うつむきそばにいるだけでよいでしょう）
> ・今，一番，気がかりなことは何ですか？ 一番，最初に浮かんだことを，教えていただけませんか？（すべてが心配と言われたときは，少し整理できるように聴いてみよう）
> ・もう少しこうなりたい，こうしてほしいという，ご希望はありませんか？
> ・ご家族としては，もう少しこうしてあげたい，というご希望はありませんか？
> ・ご希望に少しでも近づけるように，お手伝いさせてくださいね
> 　（もし実現不可能と感じられるような希望でも，まずは希望や目標を共有しましょう）

3) 症状の評価は，医療者の感じ方とズレがないか確認する

　Aさんの担当医は，モルヒネにより痛みは改善したと評価しましたが，娘さんの評価はそうではありませんでした．「薬を頼んでも，まだ使える時間じゃないから我慢してくださいって言われた」とAさんは泣く日もあったそうです．娘さんが夜勤で走り回る看護師に，やっとの思いで相談すると，「自分は担当じゃないので担当に伝えておきます」と，ひと言で終わってしまったそうです．その後も医師に相談できないまま，何も対処してもらえていない…．と不安が募っていたそうです．

　多くの家族は，死別そのものの辛さより，それまでに生じるさまざまな症状に辛さを感じます．複雑性悲嘆の要因の1つが，こうした看取りまでのプロセスに生じる辛さにあります．**患者さんと家族がどう感じているか，医療者の感じ方とズレがないか確認が必要**です．また，仮に症状緩和が困難であったとしても，**辛さを医療者にわかってもらえたかどうかは重要**です．ある患者さんが，「私の痛みは難しくて合う薬がないけど，毎日，先生がお腹を触ってくれて私のことを考えてくれてると思うと，その瞬間は救われるのよ」と教えてくれました．一概には言えませんが，仮に症状緩和が困難でも，真摯な姿勢が患者を救うこともあるのだと感じる言葉でした．

> **ここがポイント**
> 日々の問診では，**症状の感じ方にギャップがあることを意識して，質問しましょう．**
>
> ▶ **ギャップに気づく，ギャップを埋める質問**
> （患者さんへ）
> ・今日，一番お困りで，解決したい症状は何ですか？
> ・もう少し薬を調整した方がよいですか？ それとも，お薬はこのままで大丈夫ですか？
> ・痛みなく眠りたい（睡眠）・動きたい（活動），今の目標はどのあたりですか？
> ・痛みが少し楽になったらこれをやりたい！ という目標のようなものがありますか？
> （ご家族へ）
> ・ご家族からみて，今日の様子はいかがですか？ どのあたりが，一番ご心配ですか？
> ・今日は○○の様子でしたので，○○のように対応させていただきました
>
> ※ 家族は，自分が面会に来ていないときの様子を心配しています．家族が見ていない時間帯の様子を共有するなど，不安やギャップが大きな不満になってしまう前に，看護師にも積極的にコミュニケーションを図ってもらいましょう．

❷ 遺族ケア

① 生前のケアが充実していれば，複雑性悲嘆のリスクは低減すると言われています[3]．遺族ケアとして特別なことをするより，前述のように**不用意な複雑性悲嘆をつくらないことが最も重要**と考えます．

② 緩和ケア病棟など専門的緩和ケアを提供する施設では，グリーフレターや遺族会，複雑性悲嘆のハイリスク家族には，遺族外来など専門的介入を行う施設もあります．ハイリスクと思われる家族には，生前のケアはもちろん，死後も相談できる場所があることを紹介しておくとよいでしょう．複雑性悲嘆のリスクファクターについては，次稿4章2をご参照ください．

③ 高齢男性が配偶者と死別した場合，喪失感や孤立から，うつ病発症や心疾患増悪などで死別後1年以内に自殺リスクが上昇する[4]という報告があります．**高齢者遺族が孤立せずに地域のなかで喪の作業を行えるような地域づくりも重要**と思われます．

まとめ

本稿では，家族ケアで一番避けたい光景を生み出さないためにできることを述べてきました．これは，トラブル回避の自己防衛ではなく，結果的に患者さんと家族に一番近づけるケアかもしれません．ここで述べたことは家族ケアのごく一部に過ぎませんので，他稿と合わせて，患者さんやご家族が望むケアについて深めていただけるとよいと思います．

ご遺族からのメッセージ

5年前にがんでご主人を亡くされた方からメッセージをいただきました．
「死んでしまってお葬式で泣いてもしかたないですよ．お葬式で泣くくらいなら，生きてるうちにご両親や大切な人にいっぱい触れて，いっぱい喧嘩して，これで悔いなしと言って見送ってあげられるくらい濃密なときを過ごしていますか？ もしご家族を残して自分が死んじゃうとしたら，家族が笑って貴方を見送れるように，何ができますか？ これからも人の生き死ににかかわっていただくのでしたら，ぜひ考えていただきたいですね」

◆ 文 献

1) 宮下光令，菅野雄介：J-HOPE研究（遺族によるホスピス・緩和ケアの質の評価に関する研究；Japan Hospice and Palliative care Evaluation study）の遺族によるケアの構造化とプロセスの評価．根拠に基づいた看取りのケア．がん看護，18：676, 2013
2) 大和田攝子：がんによる死別が遺族に与える心理的影響の評価．心的トラウマ研究：兵庫県こころのケアセンター研究年報，6：1-10, 2010
3) 坂口幸弘，他：ホスピス・緩和ケア病棟で近親者を亡くした遺族の複雑性悲嘆，抑うつ，希死念慮．Palliative Care Research，8：203-210, 2013
4) 第Ⅲ章 5家族ケアと遺族ケア：「専門家をめざす人のための緩和医療学」（日本緩和医療学会/編），p318，南江堂，2014

Profile

宮崎万友子　Mayuko Miyazaki
飯塚病院 緩和ケアチーム専従 緩和ケア認定看護師
私自身も大切な人との死別を体験し，残された命を生かされている生物としての意識を呼び起こされ，家族との余生を前向きに刻む生き方に少しずつ変わっていきました．どこかで皆さんの考える終末期や家族ケアについて共有できると幸いです．

第4章　事例に学ぶ　家族・遺族ケアから医療者のケアまで

2 終末期患者の家族ケア，遺族ケア
②緩和ケア医の立場から

小杉和博

> **Point**
> - 家族は多くの負担を抱えており，それに気づき対処する
> - これから起こりうることをわかりやすく説明する．過度に不安を煽らない
> - 今できる最善のケアが死別のなかの家族を助けるために医療者が唯一できることである

Keyword　家族　悲嘆　グリーフケア

はじめに

　緩和ケア病棟で働いていると連日のようにお看取りの場面に出会います．ご家族がその場で示される反応はさまざまですが，共通しているのは残された家族は非常に大きなストレスを受けているということです．「人がどのように亡くなるかは，生き続ける人々の記憶に残る」と，現代ホスピスの母，シシリー・ソンダース（C. Saunders）も記しています[1]．患者さんが亡くなるまでに本人に行うケアはもちろん大切ですが，そこに至る過程での家族への支援も非常に重要です．

　本稿では終末期患者の①家族に生じる身体・精神・社会的負担，②家族に対する望ましいケア，③死別後の悲嘆，について解説します．

症例

　60歳代男性．一戸建てに妻と2人暮らし．膵がん，肝転移に対して前医にて化学療法が行われたが，効果なく治療中止となった．当院緩和ケア内科を受診予定であったが，予定日の前に吐血を主訴に救急受診．上部消化管内視鏡検査にて食道静脈瘤破裂を認め，止血術を施行した．治療は奏効したものの，予後は1カ月程度と考えられた．再出血のリスクを納得されたうえで食事摂取を再開した．しかし，病院食が口に合わず，本人は自宅退院を希望された．しかし妻は再出血を恐れ，入院継続を希望された．

❶ 終末期患者の家族に生じる負担

1）身体的負担

意外に思われるかもしれませんが，終末期患者をケアする家族介護者の約20％は身体的な負担が大きかったと答えています[2]．これは米国の慢性的な障害をもつ高齢者の家族を対象とした研究ですが，日本のがん患者の家族を対象とした調査では約40％が身体的な負担が大きかったと回答しています．在宅で亡くなった家族に限れば約50％にもなります[3]．

終末期患者のほとんどは病院への移動や，服薬管理，炊事，洗濯，着替えや食事の援助を必要とします[4]．病院や施設に入所中であっても，衣類の洗濯やオムツなどの日用品の購入などは家族が担当することが多いです．また高齢化が進み，介護をする家族自身も高齢であったり，疾患を抱えていたりすることも増えてきています．特に在宅で過ごすとなると，服薬管理をはじめ，移動介助や体位変換について何らトレーニングを受けていない家族が担当せねばならず，その負担の大きさは想像に難くないでしょう．また，配偶者の介護をしている高齢者は，配偶者の1回の入院で，介護をしている側の死亡率が上昇することも報告されています[5]．

2）精神的負担

前述の日本のがん患者の家族を対象とした調査では，60％が精神的な負担が大きかったと回答しています[3]．家族は悲しみ，罪悪感，怒り，力不足といった感情が生じ，身体的・社会的負担も加わることで強いストレスや不安，抑うつを経験しています．実際，がん患者の家族は**患者本人よりも抑うつを発症する**リスクが高いことが報告されています[6]．

その一方で，「介護ができたことは私自身にとってよかった」と思う人が90％との報告もあり[3]，満足を感じている面もあるようです．

3）社会的負担

終末期患者の家族は，医療費への直接的な出費だけでなく，介護のための休職・退職により収入が減るという2つの面から大きな経済的負担が生じています．古い研究ですが，米国では重症患者の家族では，20％は患者をケアするために仕事を辞めるなど人生に大きな変化をしなければならなかったと答えました．31％は貯蓄の大部分またはほとんどすべてを失い，29％は主要な収入源を失ったと報告しています[7]．また，がん患者の家族では70％が娯楽費を削減し，46％が生活費を切りつめ，17％が財産を売却しています[8]．日本のがん患者の遺族調査では，12％が娯楽費を削減し，7％が生活費を切りつめ，24％が貯金を切り崩して生活した，と回答しています．米国と比較すると少なく感じますが，医療制度の違いや遺族の代理回答によるバイアスなどが影響しているもの思われます[9]．また，働き盛りの30〜50代の患者では，患者本人の休職・退職により経済的負担がより大きくなることが予想されます．2013年の調査では，がんによる離職率は34％と10年前と全く変わっていませんでした[10]．

❷ 家族に対する望ましいケア

1）家族の負担に対処する

　患者に最良のケアを行ううえで，家族は患者を支える重要な要素であることは明らかです．前述の負担をよく理解したうえで，家族を十分にサポートしていく必要があります．

　まず，過度な負担によって家族の健康が損なわれていないか，医療者が気づくことが肝要です．患者の前で自らの苦悩を話すことにためらいを感じる家族もいるため，家族側から話しやすい環境をつくり出すことが大切です．筆者は外来では必ず，患者さんだけでなく家族にもお話をしていただく時間を取るようにしています．そのうえで，現在の状態に介入が必要かどうかの判断を行います．特に慢性疾患をもつ家族は，患者のケアを優先して自らのケアを滞らせることも多く，既往症の悪化につながります．定期的な受診ができているのか，しっかり確認しましょう．

　また社会的サポートが十分に機能しているかの確認も必要です．患者と同居しているのは誰か，近くに他の家族は住んでいるのか，どのような交通手段で来ているのか，などの情報をカルテなどに記載し，医療者間で共有することが望ましいです．介護サービスについても，ソーシャルワーカー，ケアマネジャーまかせではなく，実際の療養で困っていることは何かをしっかり確認しましょう．「介護を実際にしてみていかがですか」「ご家族はどうされてますか」などシンプルな質問が役立ちます．

　こうした話し合いのなかで，医師に求められるのは適切な情報提供とそれに基づく意思決定支援です．

2）病状説明とアドバンス・ケア・プランニング（ACP）

　医師は予想される経過を家族に伝える重要な役割を果たします[11]．患者が今後どのような経過をたどるのか，正確に予想することは困難ですが，医療者以上に経験のない家族は，今後の経過について，より大きな不安を抱えていることが多いです．患者と家族は一般に，疾患の経過や将来起こりうる症状およびその対策，治療の選択肢，残された生命予後に関する情報に関して，疾患の全過程でニーズが高く，臨死期が近づくほど家族からのニーズは高まることが報告されています[12]．一方，医療者は患者・家族の情報ニーズを低く見積もり，患者・家族の予後や問題への理解を過大評価する傾向も報告されています[13]．また，患者・家族も説明された内容を楽観的に捉えることが知られています[14]．よって，医師は患者と家族の**病状の理解と情報ニーズをくり返し確認し，丁寧な説明をくり返していく**必要があるのです．臨死期になるほど，家族は動揺し，こちらの説明が伝わらなくなります．同じ説明を求められても，嫌な顔をせず丁寧に説明しましょう．家族の1人にだけ説明をし，家族間で内容を共有するように伝えても，説明された家族が理解していなければ，より混乱を招く可能性があります．内容を振り返ることができるように，複数の家族と，文書を用いた説明が望ましいです．

　こうした終末期についての話し合いは「患者の希望を奪う」として欧米でも患者本人の参加は避けられることもありましたが，話し合いを行うことにうつ病との関連はなく，延命治療が

表1◆悲嘆反応

カテゴリー	反応・症状
身体的反応	睡眠障害，食欲低下，易疲労，胸の締めつけ感など
心理的反応	悲しみ，怒り，罪悪感，不安，孤独感，消耗感，無力感，ショック，思慕，解放感，安堵感，感情の麻痺など
認知的反応	非現実感，混乱，故人へのとらわれ，故人がいるという感覚，幻覚など
行動的反応	うわのそらの行動，社会的引きこもり，故人を思い出すものの回避，探索的行動，過活動，泣く，故人の所有物を大切にするなど

（文献19より引用）

表2◆複雑性悲嘆のリスクファクター

カテゴリー	リスクファクター
死別の状況に関連する要因	● 死別に対する準備ができていない ● 不確かな喪失 ● 同時に起こる喪失，連続した喪失 ● 自死，犯罪被害など特殊な状況での喪失
喪失対象との関係性に関連する要因	● 非常に深い愛着関係 ● アンビバレント，または非常に依存的な関係
遺された人の特性に関連する要因	● 属性（女性，高齢，配偶者または未成年の子どもの親，学歴や収入が低い，など） ● 過去の未解決の喪失体験 ● 精神疾患，またはその既往 ● パーソナリティの特性（不安，回避など）
社会的な要因	● 社会的に表出しづらい喪失（自殺，中絶など） ● サポートネットワークの不足

（文献19より引用）

少なく，ホスピスの利用が長くなっていました[15]．延命治療の数が少ないほど，ホスピスの利用が長いほどQOLが改善することが報告されており[16]，終末期の話し合いはQOLの改善につながることがわかっています．死を意識しないで最後まで過ごすことがいいという文化背景をもつ日本人には合わないのでは？と不安に思われるかもしれませんが，日本でも同様の結果が認められています[17]．大切なことは，同じ文化のなかでも，さまざまな信条があり，固定観念をもってはならないということです．こうした病状説明をもとに，患者が主体となって将来の医療およびケアについての意思決定を行い，それを支援するアドバンス・ケア・プランニング（ACP）はその重要性が広く認識されています（1章3参照）．ACPや家族とのコミュニケーションの詳細については他稿をご参照ください．

❸ 死別後の悲嘆

1）通常の悲嘆・複雑性悲嘆

身近な人との死別は人生において最も大きなストレス体験の1つであると言われています[18]．そのため，死別を経験した後，心理面だけでなく身体面も含めたさまざまな反応が生じます（表1）[19]．こうしたさまざまな反応は「悲嘆」と呼ばれ，誰しもが経験しうる正常な反応であり，ほとんどの人は時間の経過とともに回復していきます．頻度や強弱には個人差があるものの6カ月程度をピークに軽減すると言われています[20]．

しかし悲嘆の程度や期間が通常の範囲を超え，心理・社会的機能の低下を招き，日常生活に支障をきたす程度に至る「複雑性悲嘆」と言われる症状をきたす場合があります．発症頻度は7〜20％とされ，日本で行われたがんによる死別を経験した遺族調査では14％と報告されています[21]．複雑性悲嘆のリスクファクターとしては，表2のようなものが報告されています[19]．

これらのなかで，生前から介入可能なものとして，「**死別に対する準備**」があげられます．日本で行われた遺族調査では，死別に対する準備を行った家族は，そうでない家族よりも有意に複雑性悲嘆が少なかったことが報告され，準備への援助の有効性が示唆されます[22]．この研究における死別に対する準備とは「患者と一緒に過ごす時間を増やした」「感謝の思いや別れの言葉などの気持ちを伝え合った」「患者との関係を修復した」「患者の会いたい人に会わせた」「葬儀や経済的な身辺整理など，患者が亡くなった後の希望を聞いた」と定義されていました．

また，死亡時に適切なケアが行われ，苦痛が軽減されていることは悲嘆の軽減につながるとされています[19]．**本人への適切なケアはそのまま家族へのケアにもつながるのです**．

複雑性悲嘆の発症が疑われる場合，専門的な医療介入が望ましく，カウセリングや認知行動療法が有効とされています．

2) 抑うつ・不眠

死別によりうつ病や不眠が生じることも知られています．中等度以上の抑うつを抱える割合は前述のがん患者の遺族調査では17％であり，さらに複雑性悲嘆も合併していたのは全体の7.5％でした[22]．全体で見れば少なく感じられるかもしれませんが，複雑性悲嘆を有する遺族の58％，抑うつを抱える遺族の45％が両者を合併していました．さらに合併している方の方が単独発症と比較してどちらの重症度も高く，より複雑かつ重症な心理状態にあることが予想され，適切な医療介入が望まれます．前述の遺族調査によると，死別に対する準備を行った遺族は抑うつが少なかったことが報告されています[23]．

不眠については55〜67％に認められ，抑うつとの関連も認められてました[23]．不眠の割合が高いにもかかわらず，睡眠薬の使用頻度は15％にとどまっており，医学的なニーズがありながら介入を受けていない遺族が多いことが示唆されます[24]．

3) 自殺・希死念慮

死別は自殺を含む多くの原因による死亡リスクの上昇との関連が知られており，多くの研究では，死別後6カ月以内にリスクが高まるとされています．亡くなった方と遺族の関係性も死亡率に影響しており，配偶者が亡くなった場合，女性よりも男性の遺族の死亡率が高いことが示唆されています．一方，子どもが亡くなった場合，父親よりも母親の方がより大きな影響を与えるとされています．また配偶者を亡くした年齢が若いほうが高齢であった場合と比較して死亡リスクが高いようです[18]．日本で行われたがん患者の遺族調査では，11.9％に希死念慮が認められました．患者の年齢が低い場合や，死別前の健康状態が悪かった場合に，希死念慮が遺族にみられる可能性が高いと報告されています[25]．

こうした死別を経験した家族は，医師からのお悔みの電話，手紙などを高く評価しているとの報告があります[26]．緩和ケア病棟によっては定期的な遺族会などを開催しているところも多いかと思います．ただ実際には患者の死後，その遺族と医療者がかかわる機会はそう多くありません．家族が死別を準備するのに十分な説明を行い，本人・家族が満足できるようなケアを提供すること，それらが終末期患者のケアにおいて医療者が提供できる主要な介入となるので

す[21]．今できる最善のケアは後々になっても家族に残っていく，読者の皆様にはぜひそのことを意識して終末期患者のケアにあたっていただきたいと思います．

症例の経過・その後

　妻の不安について相談．再出血をきたすリスクは病院でも自宅でも変わらず，病院にいても今回のように止血処置ができるとは限らないことをご説明し，残されたお時間を考えると，本人が過ごしたい場所で過ごされた方が有意義なのではないかと提案した．また訪問診療，訪問看護を当院で担当し，自宅で急変があっても迅速に対応し，自宅療養で生じる妻の負担をできる限り軽減することをお約束した．退院と同日に訪問診療を開始．病院では数口しか食べられなかったが，自宅では本人の食事の希望を叶えられるよう妻の献身的な努力により，ほぼ全量摂取できた．訪問看護師，ケアマネジャーと連携し，訪問入浴なども導入し，自宅で穏やかな時間を過ごすことができた．退院から約3週間後，早朝に急激に状態が悪化し，当直医が訪問した際には呼吸停止された状態であった．同日お伺いすると，妻より「家に帰ることができて，とてもいい時間が過ごせました．ありがとうございました．先生，握手してください」と感謝の言葉をかけれられた．

◆ 文　献

1）Saunders C：Pain and impending death.「Textbook of Pain 2nd edition」(Wall PD & Melzack R, eds)，Livingstone, pp624-631, 1989

2）Wolff JL, et al：End-of-life care：Findings from a national survey of informal caregivers. Arch Intern Med, 167：40-46, 2007

3）三條真紀子：終末期のがん患者を介護した遺族の介護経験の評価と健康関連 QOL.「遺族によるホスピス・緩和ケアの質の評価に関する研究 (J-HOPE3)」，pp23-28，日本ホスピス・緩和ケア研究振興財団，2014
https://www.hospat.org/assets/templates/hospat/pdf/j-hope/J-HOPE_2_3.pdf

4）Emanuel EJ, et al：Assistance from Family Members, Friends, Paid Care Givers, and Volunteers in the Care of Terminally Ill Patients. N Engl J Med, 341：956-963, 1999

5）Christakis NA & Allison PD：Mortality after the Hospitalization of a Spouse. N Engl J Med, 354：719-730, 2006

6）Braun M, et al：Hidden Morbidity in Cancer：Spouse Caregivers. J Clin Oncol, 25：4829-4834, 2007

7）Covinsky KE, et al：The Impact of Serious Illness on Patients' Families. JAMA, 272：1839-1844, 1994

8）Zafar SY, et al：The financial toxicity of cancer treatment：a pilot study assessing out-of-pocket expenses and the insured cancer patient's experience. Oncologist, 18：381-390, 2013

9）青山真帆：がん治療の経済的負担による治療の中止・変更の実態.「遺族によるホスピス・緩和ケアの質の評価に関する研究 2016 (J-HOPE2016)」(日本ホスピス緩和ケア協会 緩和ケアデーターベース委員会/編)，pp97-102，日本ホスピス緩和ケア協会，2016
https://www.hospat.org/assets/templates/hospat/pdf/j-hope/j_hope2016.pdf

10）8がん体験者の就労状況.「2013年 がんと向き合った4,054人の声 (がん体験者の悩みや負担等に関する実態調査報告書)」(静岡県立静岡がんセンター「がんの社会学」に関する研究グループ)，静岡県立静岡がんセンター，2013
https://www.scchr.jp/cms/wp-content/uploads/2016/07/10_2013taikenkoe_8.pdf

11）Swetz KM & Kamal AH：Palliative care. Ann Intern Med, 168：ITC33-ITC48, 2018

12）Parker SM, et al：A Systematic Review of Prognostic/End-of-Life Communication with Adults in the Advanced Stages of a Life-Limiting Illness：Patient/Caregiver Preferences for the Content, Style, and Timing of Information. J Pain Symptom Manage, 34：81-93, 2007

13）Hancock K, et al：Discrepant Perceptions About End-of-Life Communication：A Systematic Review. J Pain Symptom Manage, 34：190-200, 2007

14) Weeks JC, et al：Patients' Expectations about Effects of Chemotherapy for Advanced Cancer. N Engl J Med, 367：1616-1625, 2012

15) Wright AA, et al：Associa- tions between end-of-life discussions, patient mental health, medical care near death, and caregiver bereavement adjustment. JAMA, 300：1665-1673, 2008

16) Kumar P, et al：Family Perspectives on Hospice Care Experiences of Patients with Cancer. J Clin Oncol, 35：432-439, 2017

17) Yamaguchi T, et al：Effects of End-of-Life Discussions on the Mental Health of Bereaved Family Members and Quality of Patient Death and Care. J Pain Symptom Manage, 54：17-26, 2017

18) Stroebe M, et al：Health outcomes of bereavement. Lancet, 370：1960-1973, 2007

19) 吉田沙蘭：喪失と悲嘆.「いのちの終わりにどうかかわるか」(木澤義之，他／編)，pp256-272，医学書院，2018

20) Maciejewski PK, et al：An empirical examination of the stage theory of grief. JAMA, 297：716-723, 2007

21) Maho A, et al：Factors associated with possible complicated grief and major depressive disorders. Psycho-Oncology, 27：915-921, 2018

22) Masanori M, et al："What I Did for My Loved One Is More Important than Whether We Talked About Death"：A Nationwide Survey of Bereaved Family Members. J Palliat Med, 21：335-341, 2018

23) Tanimukai H, et al：Association between depressive symptoms and changes in sleep condition in the grieving process. Support Care Cancer, 23：1925-1931, 2015

24) 青山真帆：遺族の悲嘆，抑うつ，睡眠状態，飲酒行動に関する研究「遺族によるホスピス・緩和ケアの質の評価に関する研究 (J-HOPE3)」，pp29-37，日本ホスピス・緩和ケア研究振興財団，2014
https://www.hospat.org/assets/templates/hospat/pdf/j-hope/J-HOPE3/J-HOPE3_2_2.pdf

25) 坂口幸弘，他：ホスピス・緩和ケア病棟で近親者を亡くした遺族の複雑性悲嘆，抑うつ，希死念慮．Palliative Care Research，8：203-210，2013

26) Bedell SE, et al：The Doctor's Letter of Condolence. N Engl J Med, 344：1162-1164, 2001

Profile

小杉和博　Kazuhiro Kosugi

国立がん研究センター東病院 緩和医療科
2011年獨協医科大学卒業．太田西ノ内病院で初期研修後，2013年聖路加国際病院内科後期研修．2015年川崎市立井田病院かわさき総合ケアセンター専門研修．2017年9月より現職．症例は井田病院で経験した方です．予後予測はAIでできるようになるかもしれませんが，家族ケアは難しいと思います．その時そのときの最善を尽くせるよう精進します．

第4章 事例に学ぶ　家族・遺族ケアから医療者のケアまで

3 終末期患者，患者家族とのコミュニケーション

濱口大輔，湊　真弥

Point
- 医療現場ではコミュニケーションスキルが重要
- 発言の意図を明らかにする
- GROWモデルを診療にとり入れる

Keyword　コミュニケーションスキル　コーチング　投影　GROWモデル

はじめに

皆さんは，こんな場面に遭遇したことはありますか？

患者さん：一体いつになったら退院できるんですか？（怒）
家族　　：残された時間が少ないなど，悪いことは本人には言わないでください！
看護師　：予後が短いことを先生が患者さんに言わないから訪室のたびにストレスです．
リハビリ：「体力をつけて歩けるようにしてくれ」と言われても不可能ですよ．
医師　　：（…そんなこと言ったって，一体どうすればいいんだ…）

患者さんと家族の意見が異なることが発端となって，さまざまな問題が起こり，なぜか自分が悪者になる．終末期の患者さんを担当する医師にとってよくある問題です．

よくある問題なのですが，前向き試験によって検証された解決方法はありません．医療現場で起こる多くの問題は，知識や経験を増やすことで解決します．だから私たちは日々エビデンスや最新の知識を学んでいるわけです．しかしすべての問題がエビデンスで解決できるわけではありません．手の届かない痒い場所ほど「今後の研究が待たれる」と言われているだけで解決方法がありません．とはいえ，現場で働く私たちは，なんとかして問題を解決していかねばなりません．本稿では，現場で起こっている問題を解決するのに一役買ってくれる，誰にでも習得できる考え方をご紹介していきます．

❶ 医療でもコミュニケーションスキルが重要

　ある高名なビジネスマンは「ビジネスの成功要因は専門知識が10％とコミュニケーション力が90％だ」と言いました．医師のなかにも「知識はピカイチでカンファレンスでは活躍しているのに，現場で全く活躍していない人」はたくさんいます．私たちがもっている医学知識を多職種で連携して，どれだけ患者さんに届けられるかが，よい医療を提供するためのポイントです．ここで活きてくるのがコミュニケーションスキルです．

　今回のケースでは，患者さんと家族の意見が異なることが発端です．家族がなぜ悪い話を患者さんにしてほしくないのかを明らかにする必要があります．

> 家族：残された時間が少ないなど，悪いことは本人には言わないでください！
> 医師：悪いことは本人に言わないでほしいのですね．何か心配されていることはありますか？
> 家族：がんが進行してきてただでさえ辛いところに，残された時間が少ないと本人が知ったら，辛さに耐えきれないはずです．
> 医師：辛さに耐えきれないと心配されているんですね．
> 家族：はい．辛そうにしている姿を見るのが辛いから見ていられません．

　よくある話の流れです．このやりとりのなかで，どこがポイントだと思いますか？最も重要なのは家族の最後の発言です．家族が「患者さんが辛そうにしている姿を見るのが辛い」ので「患者さんが辛くなるようなことはしないでほしい」と希望されています．しかし，その時点で患者さんは早く帰りたいと怒っているので辛いわけではありません．辛いのは家族の方なのです．家族の辛さを患者さんに投影させている状態です．

　ですから次のステップとして家族のケアが必要になってきます．このあたりは看護師が得意なことが多いので積極的に連携しましょう．

> 医師　：家族の方が辛くなっていて悪いことを言わないでほしいと言っているようです．お時間のあるときに家族の方のお話を聞いていただけますか？
> 看護師：そういえば最近，顔色が優れない気がします．後でお話を聞いてみます．

❷ 発言よりも発言の意図が大事

　投影によって「悪いことを本人に伝えないで」という家族の発言が出たわけですが，その背景にあるのは「これ以上辛い思いをさせたくない」という患者さんへの思いやりです．このようにコミュニケーションスキルの業界では「人の言動には，その人にとって肯定的な意図が必ずある」という考え方があります．

例えば，禁煙に何度も失敗する人がついつい煙草を吸ってしまう背景には「煙草を吸うときに息を大きく吸うことでリラックスしたい」とか「喫煙所で世間話をしたい」という，その人にとって肯定的な意図があります．単に煙草を吸う，吸わないという言動そのものにアプローチするだけではなく，この肯定的な意図にアプローチすることでうまくいきます．

今回の例では，医師が家族に対して心配なことを尋ねています．これは「悪いことを伝えないでほしい」という発言の肯定的な意図を明らかにするために行っています．「本人が辛さに耐えきれないのでは」と家族が心配しているとわかれば，そこにアプローチします．

❸ 問題を解決するためのアプローチがある

看護師：本人が辛さに耐えきれないのではと心配されてるんですね．
家族 ：はい．残された時間が短いなら，できるだけ心穏やかに過ごしてほしいです．
看護師：なるほど．心穏やかに過ごしてほしいと思ってらっしゃるんですね．では患者さんが心穏やかに過ごすために最もよい方法を一緒に考えましょう．

単に「悪い知らせを伝えなければ，患者さんと信頼関係を築きにくくなる」とか「嘘を突き通すことは困難だ」と正論を振りかざしたり，「そんなことは不可能です」と突っぱねようとしたりしても問題は解決しません．家族の肯定的な意図を大事にしつつ，患者さんのベネフィットが最大化される方法を考えていきます．そのときに問題解決型のアプローチを診療にとり入れるとうまくいきます．今回はコーチングで最もよく使うスキルであるGROWモデルをご紹介します．

Goal：　　ゴールを設定する
Reality：現状を把握する
Option：選択肢を創る
Will：　　意思を確認する

という順番でコミュニケーションを進めると問題が解決するという方法です（表）．

表◆GROWモデルの例

	聞き方の例
Goal（ゴールを設定する）	● 最も望むことは何ですか？ ● 目標は何ですか？
Reality（現状を把握する）	● 今の状況（病状）をどう認識されていますか？ ● 何が問題となっていますか？
Options（選択肢を創る）	● それ以外の方法はありますか？ ● 助けてくれる人は誰ですか？ ● 利用できるサービスはありますか？
Will（意思を確認する）	● どれくらい大切なことですか？ ● 頑張りたい理由は何ですか？ ● いつまでにやりたいですか？

第4章 事例に学ぶ 家族・遺族ケアから医療者のケアまで

医師：患者さんが心穏やかに過ごせることが，ご家族の方が最も望むことですか？

家族：はい．そうです．

医師：ちなみに患者さんの病状をどのように認識されていますか？

家族：残された時間は1カ月程度だと聞いています．体力も日に日に落ちていくとも伺いました．実際，最近は食欲がなくなってきて，動けなくなってきています．認めたくはないのですが，病気が進んでいるんだなと実感してしまって…．そんな状況なのに本人は自分の足で歩いて帰りたいの一点張りで，どうしてよいのかわかりません．

医師：そうでしたか．それはお辛い状況でしたね．

家族：はい．なので，これ以上辛い思いをさせたくないと思ったんですが…．

医師：黙っているのも辛くなってきたんですね．

家族：はい．もう，どうしていいのかわかりません．

医師：患者さんが心穏やかに過ごすために，悪いことを言わない以外の方法はありますか？

家族：言わない以外の方法ですか？

医師：はい．言わないことがゴールではなく，心穏やかに過ごすことがゴールであれば，悪いことを伝えないことで本人もご家族もストレスを感じている状況は最善ではないように思います．また悪い話を言わずに本人の帰りたいという気持ちに応えるには限界があります．体力が戻ると思っていて歩いて帰るとおっしゃっているのであれば，「それは難しいけれど，家に帰る方法自体を一緒に考えませんか」と提案することはできます．いかがでしょうか？

家族：家のお風呂が好きで，ずっと帰りたがっていたので，家には帰してあげたいです．やはり本当のことを伝えたうえで，希望を叶えてあげられるようにしたいです．

このようにゴールを明確にして，現状を把握し，ゴールを達成するための方法を一緒に考え，意思を確認することで問題は解決する方向に向かいます．

今回のケースでは，残された時間は週の単位であること，体力が戻って歩いて帰れる可能性は非常に低いと医師から患者さんにお伝えしました．その後，退院に関して患者さんと改めてお話をすることになりました．

患者さん：家に帰りたいけれど，歩けないと帰れませんよね？

医師　　：状況によっては可能です．

患者さん：ならなんとかして家に帰りたいです．

医師　　：家に帰ることが一番の希望と言うことですね？

患者さん：はい．体力が落ちてきたのはわかっていますが，自宅が一番落ち着きます．残された時間を自宅でゆっくり過ごしたいです．

医師　　：わかりました．では在宅医療の方々と連携して自宅でゆっくり過ごせるように

すばやく調整しますね.

患者さん：お願いします．できるだけ早く帰りたいです.

患者さんは訪問診療，訪問看護と連携し，その週に自宅退院することができました．自宅で家族と穏やかに過ごすことができました.

④ スキルの習得

私たちは普段からコミュニケーションをとっているので，コミュニケーションはできると思っています．普段の方法でうまくいく場面は普段通りでいいのです．しかしうまくいかないときに普段のアプローチをくり返しても，うまくいくはずがありません．新しい結果がほしければ新しいアプローチを身につける必要があります．スキルはくり返し実践することで，できるようになります．プロにならなくても，臨床現場で起こる問題をなんとか解決できれば十分です．できるようになって興味があれば，次にうまくできるようにさらに実践します．ぜひGROWモデルを診療に活かせるまでくり返してください.

◆ **参考文献**

- ・ 「実践ビジネス・コーチング」（田近秀敏/著），PHP研究所，2003
- ・ 児玉和彦：コーチングの概要．治療，98：1370-1375，2016
- ・ 田口智博：コーチングプロセスのスキル．治療，98：1389-1395，2016
- ・ 「患者さんのための鎮静」（濱口大輔/著），メジカルビュー社，2017
- ・ 「できる！がん疼痛緩和」（濱口大輔/著），メジカルビュー社，2015

濱口大輔 Daisuke Hamaguchi **Profile**

府中みどりクリニック
緩和ケア医としてのミッションは「緩和ケアを専門にしない医療者が，緩和ケアをできるようになるのをサポートする」こと.
また東京を中心に医療者や経営者のコーチング，ならびに医療従事者対象のコミュニケーション研修，企業向けのコーチング研修を行っている.
質問やコミュニケーションをさらに学びたい方はLINE@にご連絡をください．IDは@hdu4616nです（アットマークをお忘れなく！）

湊　真弥 Mami Minato

練馬光が丘病院 総合診療科
プロフィールはp.251参照.

第4章　事例に学ぶ　家族・遺族ケアから医療者のケアまで

4 終末期医療における多職種連携

湊　真弥

Point
- 「生活の質」は多彩な要素からなり，多職種の視点から評価と介入が必要
- 患者さんの希望を第一とした目標や問題点を設定し，その解決策を各職種が考える
- 各職種の考えを互いに理解し合い，よりよい解決策を生むためのコミュニケーションをとる

Keyword　生活の質　多面的評価と介入　共通の目標設定　コミュニケーション

はじめに

「多職種連携」は緩和ケアにおいても大切です．よりよい多職種連携が行えることで，患者さんがその人らしく最期を迎えるサポートが可能となるからです．本稿では，心不全に関する多職種カンファレンスを例として考えてみましょう．あなたの病院の多職種カンファレンス，こんな感じになっていませんか？（表1）

表1◆多職種カンファレンスの例（悪い例）

佐藤さん（仮名）はこれまでに心不全で入退院をくり返している80歳男性です．○月×日に食思不振と呼吸苦のために受診されました．^{b,c}慢性心不全の急性増悪の診断で，ラシックス，カルペリチド，ドブタミンによる治療を行いました．それでも呼吸苦が残存したため，ミルリノンの持続静注を開始しました．入院前と比べて症状はよくなりましたが，安静時にも呼吸苦が残存していたため，呼吸苦に対して医療用麻薬を開始しました．^dミルリノンを減量すると腎機能が増悪するため中止できません．^eご家族は「自宅で患者をみていくのがとにかく不安」とおっしゃっており，自宅退院は困難です．	a→医師自身はカンファレンスを必要と感じておらず，看護師に呼ばれたら参加するという姿勢 b→医学的なことだけ説明し，多職種からの意見は求めていない c→専門用語が多い d→医師の視点からの問題点 e→退院は困難と決めつけている．患者本人よりも患者家族の意向を大切にしている

これから，どのようにすればよりよい多職種連携ができるのか，なぜ多職種連携が大切なのか，少し考えてみましょう．

① 緩和ケアはQOL＝「生活の質」に焦点を当てるもの

緩和ケアは，患者さんや家族にとってよりよいQOL，つまりよりよい「生活の質」をめざすためのアプローチです．身体的問題だけでなく，機能，心理・社会的問題，スピリチュアルな問題に対し俯瞰的に評価と介入を行う必要があるとされています[1]．

② 「生活の質」に焦点を当てるうえで，多職種による評価と介入は不可欠

それでは具体的に，自分が患者さんの「生活の質」をよくするために「身体的問題，機能，心理・社会的問題，スピリチュアルな問題に対し俯瞰的に評価と介入」している場面を想像してみてください．

特に生活・暮らしという面に注目したときに，医師はすべての評価を行えるでしょうか？きっと戸惑いを感じる読者の方が多いのではないでしょうか．なぜなら，医師は病態の評価と治療については学んできましたが，暮らしを構成する衣食住に関する評価・介入方法については学んできていないからです．「医学」は患者さんの生活・暮らしの1つの切り口に過ぎません．同じ理由で，違う職種の人であったとしても，一人，あるいは単独の職種で，上記すべての問題に対する俯瞰的な評価と介入を行うことは難しいと考えられます．それぞれの患者さんが大切に思っていることを尊重した，個別化したケアを提供するうえでは，多職種による多数の切り口をもって，患者さんの生活・暮らしに関する多面的な評価と介入を行う必要があります．

内閣府による平成24年度の「高齢者の健康に関する意識調査」によれば，国民の54.6％が自宅で最期を迎えたいと回答しています[2]．自宅で終末期を迎えるにあたって，病診連携や在宅での多職種連携が必須であることを考えれば，多職種連携が緩和ケアに必要なものであることは想像に難くありません．また，多職種・多分野からなるチームによるかかわりは緩和ケアの質や緩和ケアにおける患者・患者家族の満足度にかかわる要素の1つとしてあげられており[3〜6]，多職種連携の重要性が伺えます．

③ 多職種連携が得意な人の特徴とは？

それでは，多職種連携がうまくいくためのポイントにはどんなものがあるでしょうか．
多職種連携コンピテンシー開発チーム[7]は，以下2点を多職種連携が得意な人の特徴としてあげています．

> ● 患者・サービス利用者・家族・コミュニティのために，協働する職種で利用者，家族，地域にとっての重要な関心事/課題に焦点を当て，共通の目標を設定することができる．

● 患者・サービス利用者・家族・コミュニティのために，職種背景が異なることに配慮し，互いに，互いについて，互いから職種としての役割，知識，意見，価値観を伝え合うことができる.

ごくシンプルにまとめると，「**共通の目標設定**」と「**コミュニケーション**」の2点に分けられます．上記を具体的に実践するためにはどうすればいいのでしょうか？実際に自分たちが多職種連携を実践している場面として，退院前カンファレンスを想像してみましょう．病棟主治医，病棟看護師，ソーシャルワーカー，訪問看護師，ケアマネジャーなどが出席し，まさに多職種が連携し，患者さんのよりよい生活をめざすケアを提供することを目的としたカンファレンスです．実際に自分たちのカンファレンスを振り返ってみたときに，患者さんにとって共通の目標を設定した議論が行われているでしょうか．その目標のために他の職種の人たちと有効なコミュニケーションがとれているでしょうか．

これから，「共通の目標を設定する」ことと「コミュニケーション」におけるそれぞれの具体的なポイントを記載していきます．

❹ 「共通の目標を設定する」＝目標と解決策を具体化する

多職種連携が困難な理由の1つに，職種による目標の違いがあげられます．医師は病気の診断・治療・今後のマネジメント方法を考えることが職務であり，これを目標として日々研鑽を積むものですが，これはあくまで「疾病の管理」という視点からみた目標です．一歩視点を上にして，「患者さんにとっての幸せ・最善」という目標からみたときに，疾病の管理が果たす役割・立場を考える必要があります．つまり，「患者さんにとっての幸せ・最善」となる目標をつくり，それに合わせて疾病の管理方法をフィットさせていくという手順が必要です．そのために，多職種で連携をとることが必要となるのです．

それでは，患者さんにとっての幸せに対しどうアプローチし，最善の目標をどのように設定していけばいいのでしょうか．

最も大切なことは，「**患者さんの希望を第一に，患者さんのための目標を設定する**」ということであり，そのためには患者さんの生の言葉を大切にすることです．こうして本のなかで文章を読んでいると，患者さんの希望や患者さんの生の言葉を大切にするなどということは至極当然のように感じられると思います．しかし私たちはともすると，患者さん自身の声よりも，患者家族や患者さんをケアする医療者同士の意見から患者さんの希望を推測してしまい，患者さん自身の意見は置き去りになったままケアの方針を決めてしまいがちです．各職種がそれぞれの専門性の視点から，患者さんの生の言葉のなかで大切と思われることを他の職種と共有することによって，患者さんの価値観を理解すること・患者さんの希望を第一に考えることにつながります．「**患者さんがもつさまざまな問題点とその評価・解決策が共有されること**」こそが「**共通の目標設定**」です．患者さんの希望と現実のギャップ＝問題点を明らかにし，一つひとつの問題点に対する解決策を各専門職の視点から考えていきます．この際にGROWモデル（4章

3参照）を用いて，特に問題解決のための選択肢を可能な限り多く列挙することを意識すると非常に有用です．そのうえで，患者さんが抱える苦痛に関して包括的アセスメントが行えたかどうか，身体的，機能，心理・社会的問題，スピリチュアルな問題という軸をもとに整理し，評価とプランを列挙していきます．これが目標を明確化する手順の1つです．

❺「コミュニケーション」＝相手の理解を得て，相手を理解することで，よりよいケアを構築する

　　よい多職種連携のためには，それぞれの職種の役割を理解し，互いの知識・技術を活かし合うことが大切とされています[7]．つまり，それぞれの職種の意見を聴いて理解し，自分の職種からみた患者さんの意見を発信し，よりよい患者ケアを形つくることが大切です．それでは，患者さんのよりよいケアのためには職種間でどのようにコミュニケーションをとればいいのでしょうか．

　　コミュニケーションとは，一言で言えば，「自分の言動によって相手が受け取る反応」です．多職種連携においては，コミュニケーションをとる相手とは他の専門職であり，多職種連携の場ではあなたが唯一の専門家です．さまざまなレベルの専門職がいることを考えれば，専門用語で羅列されている自分の思考を，患者さんや患者家族に理解を得られるような簡単なレベルまで噛み砕いて話す必要があります．そして話したいことに優先順位をつけ，解決策を提示する必要があります．限られた時間のなかで伝えたいことをきちんと伝えるためには，相手のレベルに合わせてポイントを絞り具体的な解決策を提案し，「相手に理解してもらう」ように工夫をすることが求められます．また解決策を具体的に考えていくと，どのような工夫をすれば患者さんの苦痛が減らせるのか，他の職種の専門家の意見を求めたくなる場面があると思います．そんなときは，「相手から意見をもらえる」ように工夫をした発言が求められます．

　　このようなコミュニケーションを続けていくなかで，多職種の人たちと関係性が構築され，徐々に連携の質が向上していきます．関係性が構築され，徐々に専門性が増してくれば，そのレベルに合わせて自分の言動もレベルを上げていけばよいのです．

　　表2は心不全に関する多職種カンファレンスでの発言の一例です．

　　これまで何度も連携を行ってきた相手であれば，もっと専門性の高い議論が可能かもしれませんので，上記はあくまでも一例と考えてください．「自分の言動によって相手が受け取る反応」がすべてですから，相手に理解を得られ，相手から自分が得たい情報を得られるように自分の言動を工夫することが大切です．質のよいコミュニケーションを積み重ねていくことで，患者さんにとってよりよい解決策をチームとして提案できるようになっていきます．

表2 ◆ 多職種カンファレンスの例（良い例）

佐藤さん（仮名）はこれまでに心不全で入退院をくり返している80歳男性です. 自宅へ退院することを希望されています. **❶**<u>自宅退院にあたって，各職種の方の力をお借りしてどのようにサポートをしていけばよいか話し合うためにこの場を設けさせていただきましたので，各職種の方からご意見をいただければと思います.</u>	**f** →医学的説明の前に，カンファレンスで話し合いたいこと，目的などを共有できるようにプレゼンする
○月×日に食思不振と呼吸苦のために受診され，**❷**<u>慢性心不全の急性増悪の診断で治療を行いました. 入院前と比べて症状はよくなりましたが，安静時にも呼吸苦が残っていたため，呼吸苦に対して医療用麻薬をはじめています.</u> **❸**<u>薬を減らすと腎機能が悪くなり，だるさや呼吸苦が強くなるため，点滴の強心薬を中止で</u>	**g** →診断以外の専門用語は避け，医学的に安定している部分はシンプルにする
<u>きません.</u> **❹**<u>ご本人は「とにかく家に帰って，最後まで穏やかに苦しくなく過ごしたい」とおっしゃっており，退</u>	**h** →患者さんにとっての問題点をあげる
<u>院に向けた調整が必要です.</u>	**i** →患者さんの生の言葉を大切にする
家で点滴をしながら苦しくないように過ごすために，**❺**<u>訪問看護師の連日の訪問で点滴交換を行い，だるさ・呼吸苦・吐き気などの心不全症状のチェック，体重・バイタルサインなどの評価が必要です.</u> また，その評価を踏まえたうえで，往診医による訪問診療を週1回行い，薬剤の調整が必要です. また食事摂取や車椅子への移乗は，やり方によっては呼吸苦を起こす	**j** →チェック項目を具体的にあげる. ただし，多職種に依頼することに関してはあえて多職種からの意見を求めることも必要かもしれない
可能性があるため，できるだけ本人に負担をかけない方法をご家族・介護士に指導することも必要です**k**.	**k** →多職種からの意見を求める

まとめ

　緩和ケアは患者さんの生活・暮らしの質をよりよくするためのアプローチですが，生活・暮らしは多彩な要素からなり，多職種による多数の切り口から評価と介入を考えていくことが必要です. 患者さんの生の言葉を大切にし，患者さんの希望を第一に考え，各職種が主体的に目標や問題点とその介入を考えていく必要があります. そして，各職種が患者さんのために考えたことを尊重し，自分は相手に理解してもらえるよう努め，相手の言いたいことを理解しようと努めることによって，患者さんのためのより良い解決策をチームとなって考えていくことが大切です.

◆ 引用文献

1) WHO：WHO Definition of Palliative Care, 2002
http://www.who.int/cancer/palliative/definition/en/
▶ 緩和ケアの定義.

2) 内閣府：「平成24年度　高齢者の健康に関する意識調査結果（概要版）」
http://www8.cao.go.jp/kourei/ishiki/h24/sougou/gaiyo/pdf/kekka_1.pdf
▶ 高齢化に伴って緩和ケアを必要とする患者さんも高齢者が増加しているが，患者さんが健康や医療についてどのように考えているのか知ることができる.

3) Wentlandt K, et al：Quality of Care and Satisfaction With Care on Palliative Care Units. J Pain Symptom Manage, 51：184-192, 2016
▶ カナダの緩和ケアユニットにおけるケアの質と患者満足度を調査した研究. 多職種チームによるケア，良質なコミュニケーション，個別化されたケアを含む6つの要素がケアの質に重要と結論した.

4) Blacker S, et al：Advancing Hospice and Palliative Care Social Work Leadership in Interprofessional Education and Practice. J Soc Work End Life Palliat Care, 12：316-330, 2016
▶ 多職種連携の重要性に加え，多職種連携チームにおけるコンピテンシー，多職種連携実践と多職種連携教育の違いとそれぞれの障壁，緩和ケアにおける多職種連携について，ソーシャルワーカーの視点から記載されている.

5) Brian Le, et al：Palliative care in general practice：GP integration in caring for patients with advanced cancer. Aust Fam Physician, 46：51-55, 2017
▶ オーストラリアにおける一般開業医が進行がん患者に対し緩和ケアを提供するにあたって，専門医・治療医，病棟緩和ケアチームとの連携が重要であるとした報告.

6) Pfaff K, et al：Compassionate collaborative care：an integrative review of quality indicators in end-of-life care. BMC Palliat Care, 16：65, 2017

7) 多職種連携コンピテンシー開発チーム：医療保健福祉分野の多職種連携コンピテンシー，2016
http://www.hosp.tsukuba.ac.jp/mirai_iryo/pdf/Interprofessional_Competency_in_Japan_ver15.pdf

◆ 参考文献

・IPE/IPW（医療・介護分野における多職種連携）：「チャレンジ！多職種連携（在宅・地域版）2014年度」，2015
http://ipeipw.org/files/IPE2014-01_116.pdf
▶ 多職種連携の事例紹介や，医療の現場で働くさまざまな職種について解説されている. それぞれの職種がどんな切り口で患者さんをみているのかなど，各職種の背景を知ることができる.

・日本医師会：「地域包括ケアと多職種連携～指導者用ガイドブック～」
http://dl.med.or.jp/dl-med/jma/region/mdc/workbook2.pdf
▶ 患者さんの生活をイメージした多職種連携の事例検討を中心に，各職種がどんな役割を果たしているのか考え学ぶことができる.

湊　真弥　Mami Minato　**Profile**

練馬光が丘病院 総合診療科
がん・非がんにかかわらず，あらゆる患者さんに緩和ケアの視点をもった医療・ケアを提供するために，総合内科・Hospitalistをベースとした緩和ケアを提供していきたいと考えています.

第4章 事例に学ぶ 家族・遺族ケアから医療者のケアまで

5 終末期医療にかかわる医療者のケア

舛田能生子

> **Point**
> - 看護師の仕事は「感情労働」である
> - バーンアウトの状況になるとケアの質が低下する
> - 医療者が自分の気持ちをオープンにできる「安全な場」の提供が重要

> **Keyword**　感情労働　　バーンアウト症候群　　安全な場

はじめに

　　　　患者さんが亡くなられた後に気持ちを共有できる人や場がない医療者も多く，辛い気持ちをためこんでいる可能性があります．がん医療に従事する医療者は医師・看護師ともにバーンアウトを呈する割合は高く，一般的には看護師の方が医師よりもその頻度が高いと言われています[1]．ここでは終末期の患者さんとかかわる看護師がどのような感情を抱き，どのような症状が出現するのか，また医師に気にかけてもらえると嬉しいことなどを述べたいと思います．

> **事例　自責の念から仕事を辞めてしまった看護師**
> 　佐藤さん（仮名），72歳男性．大腸がん，転移性気管内腫瘍，転移性肺腫瘍で5日前から入院．浴室からナースコールが鳴り浴室へ向かうと，廊下に気道狭窄音が響いていた．脱衣場では佐藤さんが顔面蒼白で首元を押さえ苦しんでいた．佐藤さんを車椅子で病室に戻し酸素投与した．病室で待っていた妻は，夫の急変に驚き「お父さん，お父さん」とオドオドしていた．医師へ報告するとステロイド注射，モルヒネ持続皮下注射とミダゾラム点滴の指示が出た．看護師は「今の状況でミダゾラムを使用したら佐藤さんの呼吸は止まるかもしれない」と恐怖を感じながら点滴を投与した．その後も看護師は体位調整を行ったり体をさすったり少しでも症状が和らぐよう努力したが苦しみは続いた．鎮静を開始して5時間後に佐藤さんは死亡した．妻は「あんなに苦しんで死んでいくなんて」と泣き崩れた．看護師は，苦しんでいる佐藤さんに何もできなかったと自分を責めた．その後，同じような呼吸困難の患者を対応するたびに，看護師は佐藤さんのことを思い出し動悸がした．辛い気持ちを誰かに聞いてもらいたいと思ったが，ダメな看護師と言われそうで誰にも言えなかった．看護師は食欲低下，不眠が続きアルコールを多飲するようになり，仕事に遅刻するようになった．仕事中も集中力がなく小さなミスをくり返すようになり看護師として自信を失った．仕事をしていても楽しいと思えることがなく，これ以上は続けることができないと退職した．

表1◆ストレス反応の現れ方

心理・情緒面での症状	身体面での症状	行動面での症状
● 不安 ● 緊張 ● いらいら ● 抑うつ ● 不平不満の多さ ● 興奮 ● 混乱 ● 意欲減退 ● 自信喪失 ● 配転希望や退職願望	● 不眠 ● 慢性疲労 ● 倦怠感 ● 循環器系症状（動悸，発汗など） ● 筋・神経系症状（肩こり，頭痛など） ● 消化器系症状（食欲低下，下痢，便秘，胃痛など）	● 遅刻 ● 欠勤 ● 作業能率の低下やミスが増える ● 同僚とのつきあいを避ける ● さ細なことで口論 ● 大酒 ● 大食 ● 睡眠薬の乱用 ● 生活の乱れ

（文献2より引用）

1 看護師に起こるストレス（表1）

　　看護師の仕事は肉体労働，頭脳労働とともに**感情労働**の側面があります．他者の感情を扱い，感情の制御を中心要素とする労働を感情労働[2]と言います．患者さんの死に直面することや，不安や怒り，絶望感などを患者さんや家族から向けられながらケアをすることで，自分自身の感情を強く揺さぶられるのです．

1）看護師の感じる苦しみ

　　強い痛みや呼吸困難などをとり除くため，薬以外に看護師は自分の手を使います．症状が落ち着くまで患者さんの側で何十分も擦り続けることもあります．その間，患者さんの苦しみを感じ続けています．そして症状をとり除けないことに無力感を感じます．また吸引をした直後や体位変換をした後に呼吸が停止することも経験します．その場合，自分の行為が患者さんを死なせてしまったと罪責感をもちます．

2）不安や怒りを受け止める困難さ

　　医療者のなかでも看護師が一番患者さんや家族と接する時間が長く身近にいるため，さまざまな感情を向けられることがあります．「死にたくない」「死ぬのが怖い」と訴える患者さんに何と言葉をかけたらよいかわからないと感じる看護師にとっては，患者さんが発する「死のことば」自体が苦痛や恐怖になります．看護師は死にゆくことに対する怒りをぶつけられることもあります．患者さんや家族から怒りを向けられても「看護師だから優しくしなければならない」「看護師だから嫌な顔をしてはいけない」と言い聞かせていることが多いと思います．常に怒りを向ける患者さんや家族に対してはネガティブな感情が芽生え，その部屋に行きたくないと思い，実際に足が遠のいてしまいます．さらにネガティブな感情を抱いてしまった自分を「ダメな看護師だ」と評価し，自責の念や葛藤を感じます．

3）達成感を感じられない

　　終末期の患者さんをケアする看護師が一番難しく感じるのは，自分のケアを評価できないこ

表2◆バーンアウトの現れ方

情緒的消耗感	脱人格化	個人的達成感の低下
● 1.「こんな仕事，もうやめたい」と思うことがある．	● 1. こまごまと気配りすることが面倒に感じることがある．	● 1. 我を忘れるほど仕事に熱中できることがない．
● 2. 1日の仕事が終わると「やっと終わった」と感じることがある．	● 2. 同僚や患者の顔を見るのも嫌になることがある．	● 2. この仕事は私の性分に合っていないと思う．
● 3. 出勤前，職場に出るのが嫌になって，家にいたいと思うことがある．	● 3. 自分の仕事がつまらなく思えてしかたのないことがある．	● 3. 仕事を終えて，今日は気持ちのよい日だったと思うことがない．
● 4. 仕事のために心にゆとりがなくなったと感じることがある．	● 4. 同僚や患者と，何も話したくなくなることがある．	● 4. 今の仕事に，心から喜びを感じることがない．
● 5. 体も気持ちも疲れ果てたと思うことがある．	● 5. 仕事の結果はどうでもよいと思うことがある．	● 5. 仕事が楽しくて，知らないうちに時間が過ぎるということがない．
	● 6. 今の仕事は，私にとってあまり意味がないと思うことがある．	● 6. 我ながら仕事をうまくやり終えた，と思うことがない．

（文献3より引用）

とです．患者さんが亡くなった後に，家族から感謝の言葉をいただいても患者さんが思っていた本当のことはわかりません．「もっと何かできたのではないか」と後悔が残ります．看護にはここまでできたら終了といった明確なゴールがないため，達成感を感じることができなくなるのです．

4）暴力は怖い

終末期の患者さんのなかには，せん妄が出現して，腕を掴む・噛む・殴る・蹴るなどの暴力行為を行う場合があります．男性患者さんの場合は，力が強く恐怖心を抱きます．

5）自殺は大きなトラウマになる

患者さんの自殺は大きなストレスになります．患者さんの思いや変化になぜ気づけなかったのかと自分を責め，なぜ自分の勤務帯に自殺をしたのだと患者さんに怒りを感じ，そのような怒りを感じる自分が許せないという悪循環に陥ります．筆者は患者さんの飛び降り自殺を経験しました．15年以上経過した今でも，そのときのドンっという音は頭に残っており，そのような音を聞くたびに，思い出してしまいます．

6）一般病棟の看護師の苦悩

一般病棟には，終末期以外の患者さんもいます．治療が終了して退院できることを喜びながら，隣のベッドでは終末期の患者さんのケアをしなければならないことが多く，気持ちの切り替えが難しくなります．また，終末期の患者さんにじっくりと時間をとりたいと思いながらも，十分に時間がとれないことに申し訳なさやジレンマを感じることも多いのです．

7）医療者のバーンアウト症候群とは （表2）

「長期間にわたって他人に援助を行う過程で，心のエネルギーが絶えず過度に要求された結果，極度の心身の疲労と感情の枯渇をきたすことを主とする症候群」と定義することが多い[1]

と言われています．うつ病やアルコール依存に陥ることもあり，うつ病の場合は，すべてに自信がなくなり辞職したり，最悪の場合には医療者自身が自殺に追い込まれることもあります．また，認知のゆがみ，思考や判断力の低下により患者さんの些細な変化を早期に発見できなくなったり，不安がある患者さんに共感できなくなるなどして，**ケアが機械的で表面的**になり，ケアの質や安全性が低下します．

❷ 医師に気にかけてもらうと嬉しいこと

患者さんが亡くなられた後，遺族のグリーフケアには関心を示しますが，自分自身のグリーフケアを行っている医療者は少ないのかもしれません．

1) 正直な気持ちを語れる場を

自分の感情を語る場をつくることは重要になります．休憩室や食事会などで，同僚と愚痴を言うことも有効だと言われています．

対応が難しい患者さんや家族がいる場合は，カンファレンスを行うことで，統一した対応について考えることができます．またはケアを見直すことで自分たちのケアが間違っていないと自信がもてます．医師から保証してもらえると看護師は安心感をもちます．

デスカンファレンスで，対応が大変だった患者さんへの思いを吐き出すことで楽になれます．しかしそれは，否定されない「**安全な場**」であることが大切です．はじめは自分の正直な気持ちを語ることは難しいかもしれません．カンファレンスをくり返して「安全な場」を提供してください．

2) 自分をケアすること

自分をケアすることができない医療者も多いのかもしれません．自分自身を必要不可欠と思わないこと，自分の限界を認めること，そして自分の心の問題でも聞いてくれる人を探すことも大切です．

3) 言われると嬉しい言葉

難しい言葉を言う必要はなく「おつかれさま」「いつもありがとう」「○○さんのケア頑張っていたね」など普段の言葉かけが大切です．特に，対応が困難な患者さんがいる場合は，それらの言葉で自己肯定感をもつことができ自信につながります．

● まとめ

終末期の患者さんをケアしている看護師は，無力感，罪責感，自責の念などを抱いている場合があります．事例の看護師はバーンアウトして辞職しました．職場でストレス反応が現れている医療者はいないでしょうか．挨拶を交わすだけでも十分です．声をかけてください．気にかけてもらえていると感じ，力をもらえます．

◆ 文　献

1）「緩和ケアチームのための精神腫瘍学入門」（日本サイコオンコロジー学会教育委員会/監修，小川朝生，内富庸介/編），医薬ジャーナル社，2010
2）「リエゾン精神看護 患者ケアとナース支援のために」（野末聖香/編），医歯薬出版，2004
3）「看護現場のストレスケア ナースだって癒されたい‼」（吉本武史/編），医学書院，2007
4）「悲嘆とグリーフケア」（広瀬寛子/著），医学書院，2011
5）「学校、職場、地域におけるストレスマネジメント実践マニュアル」（坂野雄二/監，嶋田洋徳，鈴木伸一/編著），北大路書房，2004

Profile

舛田能生子　Nobuko Masuda

飯塚病院 看護部 緩和ケア認定看護師
飯塚病院の緩和ケア病棟で勤務しています．緩和ケア領域で働くなかで，多くのストレスを感じる体験をしました．そのようななかで安心して語る場を提供し，自分の存在を認めてくれた，多くの同僚に助けてもらって今も看護師を続けることができています．終末期の患者さんをケアする医療者自身が癒やされていなければ，患者さんを癒やすことはできません．互いを思いやれる風土ができればと思います．

第4章 事例に学ぶ　家族・遺族ケアから医療者のケアまで

6 事例① 症状緩和でうまくいかなかったケース

平塚裕介，田上恵太

Point
- 終末期には，難治性疼痛，呼吸困難，てんかん発作などコントロールが難しい症状が存在する．特にせん妄は対応が困難な症状であり，家族の悲嘆や介護疲労にも強く影響する
- がん終末期にはせん妄は約9割の患者に生じることから，せん妄評価が重要である
- ステロイドは緩和医療において汎用されるが，せん妄などの副作用に注意が必要である
- 緩和医療では「患者に害を及ぼさない」薬剤の使い方が重要である

Keyword ステロイド　せん妄

1 せん妄について

　せん妄は，急性に生じる軽度から中等度の意識障害をベースにした精神症状群です[1]．(表1，2)．せん妄はがん治療のあらゆる時期に出現しますが，特に終末期がん患者で頻度は高く，さらに不可逆的であることも多く，難治性疼痛や呼吸困難などと並び，最も対応が困難な症状の1つです．

　せん妄を合併すると，コミュニケーションが阻害され，患者とご家族に大きな苦痛を与え，さらに，せん妄は患者にとって苦痛な体験になります[2, 3]．家族も「患者が不安にさいなまれている」と感じ，不安や罪責感を抱きます[4]．本例でも，後述するように患者と家族のコミュニケーションが阻害され，家族にも大きな不安を与えてしまいました．

　せん妄に対する基本的な診療スタンスとしては，「せん妄の発症を予防する」ことです．しかし，**緩和医療の領域においては，ステロイドをはじめ，さまざまなせん妄を誘発する薬剤を用いる場面が多いため，効果と副作用を考慮した薬剤選択が重要になります**[5]（表2）．

2 緩和医療領域でのステロイド使用

　コルチコステロイドは，緩和医療の領域ではKey Drugの1つとしてさまざまな症状・症候に対して用いられています[6, 7]（表3）．特に，デキサメタゾン（DEX：デカドロン®）は効果

表1◆ せん妄の診断基準と分類

せん妄の診断基準（DSM-5）：①〜④をすべて満たす
① 注意力の障害をきたす意識障害を有する
② 原因となる身体要因がある
③ 認知機能の変化がある（見当識障害や幻覚・記憶障害など）
④ 1日のうちで症状に変動がみられる

せん妄の診断基準（CAM）：①＋②＋③or④
① 急性発症と変動性の経過
② 注意散漫
③ 支離滅裂な思考
④ 意識レベルの変化

せん妄の分類	
過活動型	興奮，幻覚，妄想，不眠などを認める
低活動型	無表情，無気力，傾眠などを認める
混合型	前述2つの特徴が混在する

DSM：Diagnostic and Statistical Mannal of Mental Disorder
CAM：confusion assessment method

表2◆ せん妄の因子

準備因子 （せん妄の準備状態となる要因）	● 高齢 ● 認知機能低下 ● 頭部疾患の既往 ● せん妄の既往 ● 重篤な身体疾患 ● アルコール多飲歴	
促進因子 （単独ではせん妄を起こさないが他の要因と重なることでせん妄を惹起しうる要因）	身体的要因	便秘・尿閉・疼痛・呼吸困難・脱水・ドレーン留置身体拘束・視力/聴力低下
	精神的要因	不安・抑うつ
	環境変化	入院・転居・明るさ・騒音
	睡眠障害	不眠・睡眠覚醒リズム障害
直接因子 （単一でせん妄を起こしうる要因）	全身性疾患	悪性腫瘍・心不全・腎不全・肝不全・呼吸不全・敗血症・血糖異常・電解質異常・貧血など
	薬剤（頻度は薬剤せん妄としての割合）[5]	オピオイド（54％）・ベンゾジアゼピン系（24％）・ステロイド（21％）・H_2受容体拮抗薬（19％）・抗てんかん薬（6％）など
	中枢神経疾患	脳血管障害・頭部外傷・脳腫瘍・感染症など

表3◆ 緩和医療領域でのコルチコステロイドの全身投与の適応外使用例

特異的使用法	疼痛緩和（鎮痛補助薬）
● 脊髄/神経圧迫 ● 呼吸困難（気道閉塞やがん性リンパ管症） ● 上大静脈症候群 ● 管腔臓器の閉塞（気管支や消化管） ● 放射線照射後の炎症 ● 腫瘍随伴症候群の発熱 ● 難治性悪心	閉塞性の臓器組織内ないし体腔の腫瘍により生じる痛み（頭蓋内圧亢進による頭痛や骨の痛み）
	その他
	● 食欲減退 ● 倦怠感

（文献6，7を参考に作成）

持続期間も長く，１日１回投与ですむことから，汎用されています．

DEXの使用は有害事象を生じる可能性があるため，慎重に適応を考える必要があります．本稿では，全身状態の評価が不十分ななかで，安易なDEX投与によりせん妄を誘発し，非常に苦い経験をした一例を呈示します．

事例 全身状態の評価が不完全な状態でデキサメタゾンを投与し，薬剤性せん妄を誘発した一例

60歳代女性．卵巣がん・多発肝転移・腹膜播種の患者さんで，今回が２回目の入院であり，主訴は食欲不振，全身倦怠感．前回の入院でも，食欲不振，全身倦怠感を認めていたが，入院時のせん妄評価でもリスクは低いことから，DEX 4 mg/日の内服を開始したところ，食事は全量摂取できるようになり，倦怠感も改善し，患者さん・ご家族からも非常に感謝された．その後は自宅退院し，在宅医療を導入して約２カ月間ご自宅で過ごされていた．少しずつ倦怠感・食欲不振が再燃してきたため，患者さんが強く入院を希望された．在宅医からは症状は病状の進行であり，改善は難しいと説明し，ご家族は納得された．そのため，家族は入院せずに自然の経過に任せることを希望して本人を説得したが，本人は前回入院での成功体験もあり，入院の意思は変わらなかった．板挟みになった在宅医から当方へ連絡があり，当方からは前回のよい経緯もあるので，入院を勧め，家族を説得し，入院となった．

入院時，経口摂取量は以前の１割程度だった．前回退院時からは徐々にDEXを減量し，今回入院時は１mg/日内服していた．前回入院していたときと比較して，受け答えが緩慢であり，少し眠そうな感じがあったが，移動による疲れだろうと評価した．DEXの増量で症状改善が得られると確証していたため，「またデカドロン®を増量すればよくなりますよ」と本人・ご家族に説明し，再度DEXの投与量を4 mg/日に増量した．

しかし，投与開始日の夜から，不眠を訴え，徐々に悪化した．DEX増量の効果判定には数日かかること，ここを乗り越えれば前回入院時の効果が期待できると思い込んでいたため，「我慢してもう少し待ちましょう」と本人に伝えた．不眠が悪化しても，クエチアピン（セロクエル®）の内服を追加するに留め，DEXは減量せずに投与を続けた．この時点でも，不眠はDEXの副作用としか考えず，せん妄評価をしっかりとは行わなかった．

投与開始してから6日目には，無気力・無表情が強くなり，あらゆる医療行為を拒否するようになった．夜になると不安が強くなり，付き添いを求めるため，看護師にもかなり負担がかかる状況となってしまった．ご家族も小さい子どもがいる家庭であったが，家族の付き添いが必要な状況のため，なんとかお願いして付き添っていただくことになった．本人はもはや自分の意思を語れず，ご家族からは，「よくなると聞いていたのに全くよくならない．こんなことならもっと説得して家で我慢してもらえばよかった」と言われてしまった．せん妄（低活動型）を発症したものと考え，ハロペリドール（セレネース®）などの投与を行ったが，せん妄は改善せず，食欲不振や倦怠感も改善せず，病棟・ご家族が非常に疲弊するなか，入院から約3週間後に永眠された．

---

❸ 緩和医療領域でのステロイドの使い方と副作用

ステロイドの使い方には大きく分けて，① 漸減法：最初に高用量を使用して効果があるかどうかをみて，効果がない場合は中止し，効果がある場合は少量を継続するという投与方法と，

表4 ◆ 緩和ケア病棟入院患者へのコルチコステロイド開始後の副作用の頻度

副作用	頻度（1週間後）	頻度（1カ月後）	副作用	頻度（1週間後）	頻度（1カ月後）
高血糖	10%	20%	抑うつ	0%	10%
不眠	10%	10%	電解質異常	0%	10%
せん妄	5%	10%	消化性潰瘍	0%	7.5%
口腔カンジダ症	1%	30%	骨粗鬆症	0%	5%
ムーンフェイス	0%	30%	ミオパチー	0%	5%

（文献9を参考に作成）

② 漸増法：低用量から開始して効果を認めなければ有効な量まで投与量を増やしていく投与方法があります．本例の反省点は，漸減法に準じずに，効果が出ない時点で中止しなかったことがあげられます．

　倦怠感に対するDEX投与量としては，8 mg/日まで用いられることもあります[8]．それ以上の使用は，終末期の身の置きどころのなさ（せん妄）につながることから，ほとんど行われていません．

　コルチコステロイドは多彩な副作用を生じます[9]（**表4**）．そのなかでも，本例のようなせん妄などの精神症状は，一度生じると患者・家族に与える影響が非常に大きいです．せん妄の改善には1～2週間程度要すると報告されており，予後が限られた終末期がん患者では影響が非常に大きいです．**終末期がん患者ではせん妄リスクが高い場合が多いので，ステロイドを投与する際は，せん妄評価に留意し，気になるような症状があれば投与量の調整や投与中止を検討するなど，細かい調整が必要です**[10～13]．

　本例のように倦怠感・食欲不振という苦痛を緩和する目的で，よかれと思って投与したステロイドにより，ある日突然，話もできないような混乱状態になれば，患者の残された日数から考えて非常に大きな影響があります．そばに寄り添う家族，そして患者にかかわる医療スタッフにも大きな影響があると考えられます．したがって，**緩和医療では「患者に害を及ぼさない」薬剤の使い方が重要と考えられます**．

事例の振り返り

　今思えば，2回目の入院時に患者さんは明らかにせん妄を呈していた．倦怠感や食欲不振は，病状進行に伴う不可逆的な症状であり，安易にDEX増量を行うような症例ではなく，自然の経過で見守るべき症例であった．

　1つめの反省点は，前回入院時の成功体験に捉われ，せん妄評価を行わなかったことである．入院時に受け答えが緩慢であり，少し眠そうな感じがあったにもかかわらず，低活動型せん妄について評価を行わなかった．

　2つめの反省点は，DEX増量後も不眠が悪化しているにもかかわらず，せん妄評価を行わずに，DEXを減量せずに投与し続けたことである．結果的に，対応が後手に回ってしまい，患者さんを含めてあらゆる人々に苦しい思いをさせてしまった．成功体験に捉われずに，せん妄に気づいて早めにDEXを減量・中止していれば，ここまでせん妄も悪化しなかったと思われる．

まとめ

せん妄は患者さん，ご家族への影響が非常に大きく，しっかりと評価したい症状です．DEXは緩和医療のKey Drugですが，「患者に害を及ぼさない」ことを念頭に適応を考える必要があります．

◆ 文 献

1) Lipowski ZJ：Transient cognitive disorders (delirium, acute confusional sates) in the elderly. Am J Psychiatry, 140：1426-1436, 1983

2) Breitbart W, et al：The delirium experience：delirium recall and delirium-related distress in hospitalized patients with cancer, their spouses/caregivers, and their nurses. Psychosomatics, 43：183-194, 2002

3) Bruera E, et al：Impact of delirium and recall on the level of distress in patients with advanced cancer and their family caregivers. Cancer, 115：2004-2012, 2009

4) Morita T, et al：Terminal delirium：recommendations from bereaved families' experiences. J Pain Symptom Manage, 34：579-589, 2007

5) Tuma R & DeAngelis LM：Altered mental status in patients with cancer. Arch Neurol, 57：1727-1731, 2000

6) Hanks GW, et al：Corticosteroids in terminal cancer--a prospective analysis of current practice. Postgrad Med J, 59：702-706, 1983

7) Hardy JR, et al：A prospective survey of the use of dexamethasone on a palliative care unit. Palliat Med, 15：3-8, 2001

8) Yennurajalingam S, et al：Reduction of cancer-related fatigue with dexamethasone: a double-blind, randomized, placebo-controlled trial in patients with advanced cancer. J Clin Oncol, 31：3076-3082, 2013

9) Matsuo N, et al：Efficacy and undesirable effects of corticosteroid therapy experienced by palliative care specialists in Japan：a nationwide survey. J Palliat Med, 14：840-845, 2011

10) Warrington TP & Bostwick JM：Psychiatric adverse effects of corticosteroids. Mayo Clin Proc, 81：1361-1367, 2006

11) Hall RC：Psychiatric adverse drug reactions：steroid psychosis. Clin Advances Treatm Psychiatr Disord, 4：520-531, 1991

12) Brown ES & Suppes T：Mood symptoms during corticosteroid therapy：a review. Harv Rev Psychiatry, 5：239-246, 1998

13) Stiefel FC, et al：Corticosteroids in cancer：neuropsychiatric complications. Cancer Invest, 7：479-491, 1989

平塚裕介　Yusuke Hiratsuka

Profile

東北大学大学院医学系研究科 緩和医療学分野 大学院生
2014年東北大学卒業．福島県会津若松市にある竹田綜合病院にて初期研修後，2016年より現職．現在は緩和病棟をメインに，外来，緩和ケアチームでも研修を行い，在宅医療にも携わっています．臨床・研究・教育のすべてに力を注ぎ，東北から緩和医療を盛り上げていきたいです．

田上恵太　Keita Tagami

東北大学大学院医学系研究科 緩和医療学分野 助教
2008年関西医科大学卒業．腫瘍内科での研修を経て，国立がん研究センター 東病院・中央病院緩和医療科で研鑽を積み，日本緩和医療学会 緩和医療専門医を取得．2017年より現職．緩和医療の臨床・研究・教育のすべてが揃う仙台から多くのエビデンスを発信するために，日々みんなで勉強しています．

第4章 事例に学ぶ 家族・遺族ケアから医療者のケアまで

7 事例② 社会的な理由でうまくいかなかったケース

松坂 俊

Point

- キーパーソンが遠方のときに注意！
- キーパーソンがいない場合にはチーム，病院としての治療方針をしっかり話し合う
- 家族が積極的な治療を希望する本当の理由を確認する
- 「家族も同然」に注意？
- 家族の「説得」は困難である．基本的には本人が決定できるときが勝負！

Keyword

キーパーソンの問題　金銭面の問題　反社会的勢力　患者の意思確認　代理意思決定

はじめに

　本稿では終末期患者の家族との問題，金銭的な問題，反社会的勢力などの普段は表面化しない問題についてのケースを題材とします．いずれもエビデンスが確立できない分野であり，本稿に対して読者の皆さんから多少の賛否はあるかもしれませんが，きっと同じような症例があったときに役に立つと信じて経験をシェアするという趣旨で論述してみました．プライバシーを保護する目的で複数のケースを混ぜて作成したため，病気の臨床経過は多少無理があることをご了承いただければと思います．倫理的な問題が併存することがほとんどでありますが，これは次稿4章8で論述されています．また，説明の技術の問題で解決できることは多分にあると思いますが，本稿では社会的な問題に焦点を当ててとり上げたいと思います．

事例①

　80歳代男性．悪性リンパ腫で化学療法中だったが，不応となっており経過観察となり，予後は半年以内と予測されていた．足腰が弱り，訪問診療を行っていた．前立腺肥大による複雑型尿路感染症で入院をくり返し，1カ月前にも腎盂腎炎となっていたが，再度発熱し，入院となった．入院後に複数回の下痢が出現し，急激に意識低下を認めた．CT上全大腸の浮腫を認め，CD毒素が陽性，全大腸型CD腸炎の診断で全大腸切除術の適応の状態となった．Albは1 g/dL台となり全身の浮腫が著明，胸水貯留，腎機能悪化などがあり治療困難と考えられた．家族は遠方のキーパーソンの長男

と，少し近くに住んでいる次男であった．

意識低下をきたしたことを遠方の長男に伝えたところ，次男が来院した．次男に病状を説明し，本人の面会をすると，全身浮腫もあり現状が悪いことは理解してもらえたが，根本治療ができないこと，血圧維持のための大量補液，昇圧薬，今後呼吸状態が悪くなったときの挿管および腎不全時の透析について話をしたところ，長男と話し合わないと決められないという回答であった．

長男が来られるのは翌日以降とのことで，それまでは積極的な治療を希望された．大量補液がなされたが血圧は低下傾向で無尿となり，中心静脈カテーテルが挿入され昇圧薬使用開始となった．

❶ 患者とキーパーソンの関係の社会的な問題

まずはじめにキーパーソンの状況について整理してみます．

1）キーパーソンが遠方であるとき

キーパーソンが遠方に住んでいる場合は，本人との面会が十分でなく，病状説明も頻回にできないことから現状の状態を理解できません．特に電話での説明では現状を理解してもらえず，緩和的な治療についての了解を得られないこともあります．事例①でもキーパーソンが遠方にいることから近くにいる家族が病状を理解していても治療方針が決められない状態となってしまいました．対応としてはキーパーソンの変更や他の親族からの説得などがありますが，実際はキーパーソンの意見がとても強いことも多く，直接話をしないと話が進まないこともあります．

2）キーパーソンが疎遠であるとき

キーパーソンが疎遠であるときには「先生方にお任せします」という言葉がよく聞かれると思います．あまり積極的ではない分こちらが治療方針を決めることができますが，注意点としては医療従事者側での意見の相違があると，チーム医療として問題が起きることがあるということです．必要に応じてしっかりと病棟内でチームカンファレンスを行い，患者さんにとって最善の治療方針を考える必要があります．その後疎遠である家族に連絡をとり，了解を得てもらったり，書類にサインをしてもらうことが多いと思います．

3）キーパーソンが存在しないとき

キーパーソンが存在しないときには医療従事者が最善の治療方針を考えて決定する必要があります．患者さんにかかわってきた人たちに患者さんがどのような生き方を望んできたかの情報をまず収集し，少なくとも主治医をメインとした病棟チームでのカンファレンスを行い，可能であれば院内に倫理委員会がある場合には，倫理カンファレンスを行い，緩和ケアメインの治療が妥当であるかを判定することも考慮します．

事例①の続き

その後長男が来院され，くり返す腎盂腎炎の加療による重症CD腸炎であり，治療困難であることを話したところ，「悪性リンパ腫で亡くなるなら理解できるが，抗菌薬による腸炎で亡くなるなんて納得がいかない」と話し，手術ができないことに関しては理解を得たが，透析，輸血なども含めた治療を希望された．病棟内でも何度か治療方針についてカンファレンスを行い，家族に話をし続けたが長男は遠方の自宅に戻った．腎機能が悪化し，アシドーシスが進んだため透析用カテーテルを挿入して持続透析を開始し，ICUに入室，呼吸状態も悪化して挿管された．その後全身浮腫をきたし，なんとか状態を維持していたが，挿管時鎮静を行っても本人から苦痛の訴えが認められた．最後まで輸血，昇圧薬使用が続けられたが，血圧が維持できず死亡退院となった．

医療従事者として，治療が患者を苦しめることとなり，亡くなってしまった非常につらい症例でした．キーパーソンに現状の説明を何度もくり返しましたが，「自分が見ていないと手をゆるめられる」との発言があり，医療行為が少なくなることに納得してもらえず，最後までいわゆる「積極的な加療」が行われました．

その後在宅医とも死後カンファレンスを行い，本人は在宅死の希望もあり，治療に関しての問題点が話し合われました．とても大切な内容のため，他の症例を紹介した後に最後に再度検討します．

 ここがポイント

> キーパーソンとの距離に注意．面会，面談ができない場合には現状とかけ離れた考え方をすることもあるのでより注意が必要．

参考事例　キーパーソンが存在しない症例の失敗例

80歳代女性，高度認知症．もともと一人暮らしで身寄りがおらず，家で動物たちに囲まれて生活をしていた．ときどき市の職員が生活状況を確認していたが，ある日来室してみると寝たきりで動けない状況であり，左足の色が悪く救急搬送となった．診断は左足の動脈塞栓症と慢性腎不全の急性増悪で，救命のためには左足の切断および維持透析導入が必要であったが，もともとのADL，全身状態から治療の判断が難しい状態であった．総合内科内で話し合いをし，患者の尊厳としては職員から動物と囲まれているのが幸せであり，それを奪う治療行為は尊厳にかかわると判断し，疼痛緩和をしながら看取りの方針となった．

後日，とある医療従事者より切断をしなかったことによる死亡であり，医師の判断に誤りがあったのではないかと匿名の告発があった．

信じられない話ですが実話です．5年以上前であり，だいぶ考え方が変わってきていると思いますが，「敵は内なり」で内部での意見の違いが問題になることも実際にあります．特にキーパーソンが存在しない場合は「主治医がキーパーソンになる」のではなく「医療チーム／病院が治療方針を決める」とした方がよいと考えます．こういった場合には病棟カンファレンスや院内倫理カンファレンスなどを積極的に行う必要があります．

事例②

80歳代女性. くも膜下出血で寝たきりの患者で, 長期療養病院に入院中. もともと誤嚥性肺炎をくり返しており, 徐々に全身状態が悪化している. 食事も半年前から自分で食べられなくなり, 家族の強い希望で胃瘻での栄養管理をしている. 数日前から酸素化の低下があり, 挿管が必要な状態と判断され当院に転院依頼となった. CTで肺は誤嚥をくり返しているのか下肺を中心に器質化しているのを認めた. 挿管した場合は気管切開が必要な状態であるが, 全身状態と経過からは積極的な適応はないと考えられた. 家族にその旨を説明し, 緩和的介入を勧めたが, 一貫して気管切開をして治療してほしいとのことであった. 気管切開が行われ, 人工呼吸器管理となり療養型病院に転院となった.

後に, 家族が治療を希望した理由は亡くなると年金がなくなることと, まだ遺産の相続などの調節ができていないため時間が必要で, それらを失うことが理由であったことが判明した.

❷ 金銭面の問題

これも実話です. 高齢者は年金, 塵肺などの労災による補助があり, 実際にこれを頼りにしている家族が存在します. その他遺産相続問題（詳しくは興味があれば調べてください, 生前相続, 死後相続など）や保険の問題などがあり, 亡くなられては困るという社会的な問題が発生することがあります.

家族への病状説明と症状緩和についての説明を30分以上もした後に「ぶっちゃけなんでもいいから生きててもらわないと困るんですよね」, と告白されたときは衝撃的でした.

> **ここがポイント**
>
> 家族の治療に関する希望や考え方は医療従事者のそれとは違うことを認識し, 家族内の問題を確認すべきである.

事例③

50歳代男性. 反社会的勢力の元一員である. 甲状腺クリーゼで入院した. 加療開始したが, 高心拍や電解質異常を原因とする心停止をきたした. 迅速な蘇生を行ったが心拍再開までに15分程度要し, 挿管管理のままICUに移動となった. 蘇生後脳症を認め, 意識の回復は非常に困難であると判断された.

キーパーソンは内縁の妻とその息子2人（高校生と中学生）であったが, 患者は現在は通常の社会生活をしていたもののもともと「兄弟」,「家族同然」と言われる血のつながりのない知人が多数おり, 病状説明は内縁の妻の希望で知人（10数名）を含めてなされることになった. 終始威圧的な態度であり「いつになったら治るのか？」「結果がすべてである」,「情報の開示を必要なら要求する」などの発言があった. 亡くなったときもそのなかの数人が暴れ, 物を投げたり看護師を突き飛ばしたりする行動があった. 息子からは「なんでこんなことになったんだろう？」という言葉があった.

❸ 反社会的勢力への対応

　反社会的勢力のかかわったケースです．当院は北海道という地域柄，そこまで頻度が多いわけではないですが，時に遭遇します．上のクラスの人であると「怖いお付き」が多かったりしますが，基本的には社会には適合しており，理解もしてくれるため，丁寧に対応すれば問題となることはあまりありません．基本的にこのクラスの人たちが怒るときは「道理に合わない」「筋が通らない」ときであり，原則はどの患者とも同様に「大切な患者」として扱うべきです．一方でいわゆる子分たちは何を話しても理解に乏しく，理性を抑えられず行動する（大きな声を上げる，看護師にセクハラ行為をくり返す，など）こともあり，治療やケアに支障をきたす恐れがあります．終末期までこのようなことはないと思いますが，重篤な状態から改善した患者で何回か経験があります．

　ところで今回のケースですが，患者の知人が脅迫的，威圧的でありました．医療過誤がない状況だとしても医療従事者にとって非常にストレスです．これについては一般論ですが，通常は暴力に発展することは少なく，暴力に発展すれば傷害罪ですぐに警察介入となることを理解し，話すときにも手が届かない距離で近くなりすぎないように位置を調節し，アイコンタクトは最小限でその時点で必要なこと以外は話さず，公平で動じない対応をすることが大切となります．暴言があったときにはやめるように促し，制御できない場合には一度場所を変更し，そのときには警備員などの人手がいるところで話を再開します．

　反社会的勢力には通常の常識とは違う常識が存在します．反社会的勢力の「家族の絆」を軽視すべきではないですが，実際の親族は子どもであったため，未成年であったものの，内縁の妻とともに子どもの気持ち，意見を把握するべきであったと反省しました．

> **ここがポイント**
> 　反社会的勢力には違う常識があるが，対応は同じく丁寧に．脅迫的，威圧的な態度があっても基本に忠実な対応を．

❹ 振り返り：全体を通して

　このように社会的な問題が存在すると非常にストレスであり，思い通りの医療ができないことも少なくありません．この問題に立ち向かうために重要なことは何でしょうか？お気づきの方もいるかもしれませんが，これまでの記述はすべて医療従事者，患者の家族側からの問題点や視点であり，患者側からの視点がありませんでした．社会的な問題ばかりに目が行ってしまっているのです．日本では厚生労働省のガイドラインで終末期を規定していますが[1]，「本人による決定を基本としたうえで人生の最終段階における医療を進めることが最も重要な原則」としっかりと明示しており，さらに患者の意思の確認ができない場合に「家族が患者の意思を推定できる場合にはその推定意思を尊重し」と書いてあります．第一に大切なことは当然なのですが

表◆救急・集中治療における終末期の定義とその判断

1) 終末期の定義
「救急・集中治療における終末期」とは，集中治療室などで治療されている急性重症患者に対し適切な治療を尽くしても救命の見込みがないと判断される時期である．

2) 終末期の判断
救急・集中治療における終末期にはさまざまな状況があり，例えば，医療チームが慎重かつ客観的に判断を行った結果として以下の（1）〜（4）のいずれかに相当する場合などである． （1）不可逆的な全脳機能不全（脳死診断後や脳血流停止の確認後などを含む）であると十分な時間をかけて診断された場合 （2）生命が人工的な装置に依存し，生命維持に必須な複数の臓器が不可逆的機能不全となり，移植などの代替手段もない場合 （3）その時点で行われている治療に加えて，さらに行うべき治療方法がなく，現状の治療を継続しても近いうちに死亡することが予測される場合 （4）回復不可能な疾病の末期，例えば悪性腫瘍の末期であることが積極的治療の開始後に判明した場合

（文献2より転載）

患者の意思をいかに尊重するかですので，このためには意識があれば本人となるべく話し合い治療方針を決めることが重要です．実際はそのようなことが可能な状況ではないことも多く，状態が悪化する前の**患者の意思を事前に確認することが最も大切**であり，固定化してしまった家族の考え方を変化させることはいかに上手に話しても困難であると思います（次ページの

🔗参考：家族の固定化した考え方が見えた発言集を参照）．

では本人から意思を確認できなかったときにどうすればよいかについてですが，前述の「家族が患者の意思を推定できる場合」というものがポイントであり，逆に言えば「家族が最良の『本人の意思を推定できる人物』とは限らない」ということです（つまり家族≒キーパーソンということです）．特に社会的な問題を抱えている場合は，これに当てはまることが多いです．ちなみにまず治療方針について家族に「ご本人が元気だったときにどんな最期がよいと言っていましたか？」という質問で答えが返ってこない場合は前述の「最良」ではない可能性があります．

その場合，まず終末期の定義および判断について確認します（**表**）．

終末期の判断の（1）（2）（4）に当てはまる場合は完全に終末期として積極的な治療は控える方針を伝えますが，（3）の部分での治療方法がないと言えないところが実際のケースでは問題となります．この部分に当てはまる場合は一例として**図**のような対応をしていきます（言うは易し，行うは難しですが）．

社会的な問題は社会的な問題として対応しますが，できることとできないことを明示しながら，患者の視点を忘れないようにしましょう．

🤚 ここがポイント

患者に意思決定能力があれば患者本人の希望が最優先である．そうでない場合は推定意思を確認するが，決して家族が推定意思を正しく示すとは限らない．

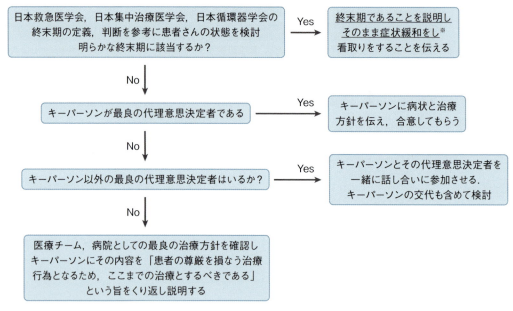

図◆本人が意思決定ができないときのフローチャート
〔表の（2）（3）の内容をもとに筆者作成〕
※この場合は筆者はすべての治療が延命につながり，患者の尊厳を損なうと説明している．

> **参考：家族の固定化した考え方が見えた発言集**
> - 「父の日記に『病気に負けたくない』って書いてあった．だから戦い抜いて頑張りたいんだと思う」
>   （事例①の家族より．実際は往診医に「自宅で自慢のコレクションの絵を見ながら死にたい」と言っていた）
> - 「挿管はしなくていいけど，血圧が下がったら昇圧薬投与を中心静脈カテーテルを入れてするとか，貧血なら輸血するなんて当たり前でしょう」
>   （肺炎ARDS重症例の末期患者のケース．医療従事者である遠方の家族より）
> - 「お母さんは私のために一分一秒息をしていたいんだと思う．だから麻薬なんて望んでいない．胸水が溜まっているなら抜いてください」
>   （脳梗塞寝たきり，誤嚥性肺炎をくり返し，ARDSになった症例の家族より．心臓マッサージまで施行された）

❺ 事例①から学んだこと

　事例①では往診医と患者間ではある程度の治療内容についての合意があったようでしたが，公式な文書はありませんでした．往診医からは過剰な医療が行われていることに関して疑問が投げかけられました．家族は遠方であったという問題もありましたが，「良性疾患で亡くなるこ

とに納得がいかない」「病気と闘い続けたいと思っているはず（日記より）」という固定概念があり，そもそも患者の代理意思決定者になりえなかったと思われました．病院担当医としても家族の理解が得られず，患者のためにならない過剰医療が行われたと考えていました．本人の希望をどうやって家族に明示すべきだったかを考えると，実際は他疾患で何回か当院に入院したこともあったことから，そのときに家族の特徴を理解し，早期に家族，本人としっかりと話し合いをする機会をもつべきであったと反省しました．大変ですが，入院が話し合いのきっかけになると思いますので今後時間を割ければと考えています．

まとめ

社会的な理由でうまくいかなかったケースを提示しました．個別な対応が問題となるためこの通りというものはないと思いますが参考になれば幸いです．社会的な問題があったとしてもそれよりも患者さん本人の利益が優先されるように努力すべきだと思います．

◆ **文　献**

1）厚生労働省：終末期医療の決定プロセスに関するガイドライン
　http://www.mhlw.go.jp/shingi/2007/05/s0521-11.html
　　▶ 基本的な考え方です．国が終末期医療を述べるのは珍しいと思います．一読してみてください．

2）日本救急医学会，日本集中治療医学会，日本循環器学会：救急・集中治療における終末期医療に関するガイドライン〜3学会からの提言〜
　http://www.jaam.jp/html/info/2014/pdf/info-20141104_02_01_02.pdf
　　▶ 名前の通りのガイドラインです．家族が積極的な治療を希望するときの対応の基本などが書いてありますので必読と思います．

3）日本医師会 生命倫理懇談会：超高齢社会と終末期医療
　http://dl.med.or.jp/dl-med/teireikaiken/20171206_1.pdf
　　▶ 最新の終末期医療に関する日本の公式な資料かと思います．特に高齢者の意思決定支援については読む価値があると思います．

4）「医師の死生観 名医が語る『いのち』の終わり」（梶 葉子/著），朝日新聞出版，2018
　　▶ 最近出版されたベストセラーです．患者さんも家族も読んでいるかもしれませんので読んでおくべきかと思います．

松坂　俊　Suguru Matsuzaka　　　**Profile**

手稲渓仁会病院 総合内科／感染症科 副部長
新内科専門医制度がはじまり，本当に内科全般を診ることができる医師（専門医になるとしても）を育てる環境をつくりたいと日々努力しています．自分もまだまだ未熟ではありますが，患者さんのためにぜひ総合内科力を鍛えましょう．

第4章 事例に学ぶ 家族・遺族ケアから医療者のケアまで

8 事例③
倫理的な対立が生まれたケース

小田浩之

Point
- 非がん疾患の終末期においてはがん終末期より，医療者間に治療の施行・差し控えにおける意見の相違が生じやすい
- 潜在的な価値を共有し，意見の対立をマネジメントする
- 振り返りから学ぶ

Keyword 非がん疾患の終末期　対立マネジメント　潜在的な価値の共有

はじめに

　がん終末期と比較し，非がん疾患をもつ患者さんたちの終末期ケアにおいては「時間」の要素がより大きく影響します．

　老化や機能低下をきたす疾患をもつ方々は，尿路感染や誤嚥性肺炎など感染症をくり返すなかで，時に危機を乗り越え，時に人生を終えていきます（図1）[1]．そのたびに本人・家族，医療者がくり返し突きつけられる倫理的苦しみは，そのなかで挿管・人工呼吸器管理やCVカテーテル挿入などの侵襲的な治療を行うかどうかということです．処置を行うことは，患者を苦しみから救う道なのか，苦しみを助長する道なのか，処置を行わず看取っていくという判断は適切なのか．くり返す時間のなかで，家族や医療者の思いは揺さぶられます．

　本稿では，多職種チームアプローチ，ナラティブアプローチ，臨床倫理4分割法を使用して，患者のゴール設定，ケア計画を進めていたなかで発生した「医療者間での対立」を振り返ってみたいと思います（患者設定は，いくつかの事例を複合しアレンジを加えています）．

事例

　「以前にAさんを担当していた小児科医のBです．Aさんの現在の状況をお父様に伺い，治療方針について提案をしたくお電話いたしました．（中略）Aさんは比較的お若く，CVカテーテルを留置してTPNを行うという方針はいかがでしょうか．お父様にお話ししたところ，よい方法があるなら希望したいと申されました」

　総合診療医Cは対応に困り，前医からの提案を上級医に報告した．

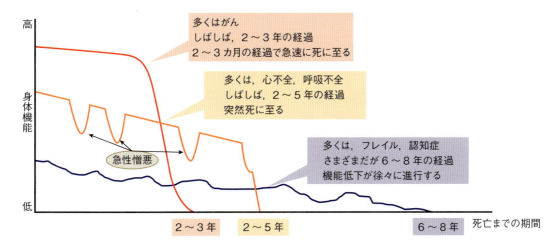

図1 ◆ がん終末期と比較して非がん疾患の終末期では，治療が長引いたり，あるいは症状の寛解増悪をくり返すことが多い
(文献1より引用)

【患者情報】Aさん，38歳女性．脳性麻痺があり誤嚥性肺炎をくり返すようになった

【現病歴】出生直後より，低酸素血症に伴う脳性麻痺で前医小児科に通院していた．9年前（29歳時）に嚥下障害により胃瘻造設術を施行した．4年前（34歳時）に母親が他界した．県外からの転居に伴い，外来通院は前医小児科より総合診療科に引き継がれた．今回，誤嚥性肺炎により入院となった．

【既往】低酸素血症に伴う脳性麻痺，誤嚥性肺炎（5回）

【内服】イーケプラ®，胃瘻より半固形化栄養剤を投与

【生活歴】ADLは全介助．父親が一人で介護を行っている

【緊急時の処置についての希望】心停止時の蘇生処置は行わない．それ以外の処置は，効果があるならやってほしいが，苦しめるようであればやってほしくない

【経過】
　第5病日，喀痰量が減少した時点で経管栄養を開始した．そのたびに喀痰量が増加し，酸素投与が必要となった．経管栄養に伴う喀痰量の増加のため，気道管理を目的とした気管切開について家族説明を行った．

〔※父親の思い（気管切開について）：侵襲を加える処置はせず，自然にしてほしい．呼吸状態が悪くなったときには，看取りも考えている（そのときに，お看取りを含めた在宅の希望も口にされた）〕

　第12病日，入院後3回目の誤嚥性肺炎が発生した．絶食時の栄養投与方法としてCVカテーテルによるTPN（完全静脈栄養法）の選択肢を提示した．

〔※父親の思い（CVカテーテル留置について）：父親は，「ご飯を食べることができないから，こうなることは覚悟していた」と言い，CVカテーテル留置を希望しなかった〕

　経管栄養を中止後は末梢輸液のみで対応し，血管確保困難時は皮下点滴を施行する方針となった．

その後，末梢輸液路の確保が困難となり，皮下点滴に移行した．父親の希望に則り，在宅医と訪問看護師らと退院前カンファレンスを開催した．経管栄養再開をすることで肺炎をくり返すリスクはあるが，排痰量が減少し状態が安定していたため，栄養を再開してみて経過を見ることも選択肢として説明した．父親は迷いながらも「栄養再開し，誤嚥をくり返すために継続が難しければ，また中止したい」と希望した．

前医からの電話はそのときだった．退院が近づき，父親が前医に経過報告を行ったときに現在の治療について話があったようだった．冒頭で述べた前医からの提案の後に，再度，父親との話し合いをもち，その際に父親は「前医の話を聞いて，CVカテーテル留置を行ってほしいと思っています」と言った．

TPNを併用しつつ経管栄養（胃瘻からの半固形化栄養剤）を再開し，幸いにも誤嚥性肺炎の再発はなくTPNを終了し，自宅退院となった．

① 事例の振り返り その1：意見の対立をマネジメントできたか

今回の対立は「生命予後やCVカテーテル留置に関する認知・価値観の違い」によって発生していたと考えられます．Aさんと全体的な身体機能が低下している高齢者との違いは，38歳と比較的若く，誤嚥をくり返さなければ，生命予後が見込めることです．当患者を脳性麻痺発症時期から診療していた前小児科医と今回の入院時の初回の担当であった総合診療医の診療に，ズレが発生していたかもしれません．

意見の対立が生じたときの対応手段は，「協働」「対決」「妥協」「服従」「回避」の5つがあります（図2）．価値を共有し，お互いの長所を生かし合えるのは「協働」であり，それ以外はお互いが何らかの譲歩をしたこととなります．認知・価値観の違いを，時間をかけて理解し受容し合っていくことは重要なことではありますが，時間的・立場的制約のなかでは困難なこともあります．限られた時間内で価値の共有ができない場合，望ましくはないが「妥協」「服従」「対決」「回避」を選択することもあるかもしれません．

今回のケースでは，自分たちの予後予測に基づく最適な治療内容を提示し，父親の合意を得ていたと認識していました．しかし，父親は今までの関係性のある前医の治療内容に同意され，方針変更となりました．前医との今までの関係性や私たちの知らない物語が，前医のもとに足を向かわせ，前医の説明が父親の心情に合致したものと考え，前医の方針に全面的に歩調を合わせることにしました．大きな方向転換となりましたが，**潜在的な価値の共有**ができたことにより「協働」を達成できたと考えています．

② 事例の振り返り その2：ナラティブアプローチは十分であったか

父親は妻を数年前に亡くし，長女が唯一の肉親となっていました．くり返す誤嚥性肺炎の日々を続けさせる苦しみ，消極的看取りにつながる経管栄養の中断を受け入れる苦しみ，侵襲処置による合併症が生じた際の後悔の苦しみについて話し，選択をしてもらうことは，今までの介

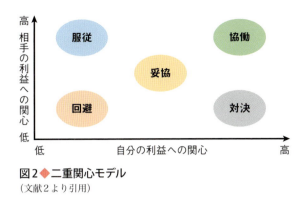

図2 ◆ 二重関心モデル
（文献2より引用）

護の苦労を傾聴しながらのこととはいえ，かなりの心理的ストレスを生じさせていたと思われます．

③ 事例の振り返り その3：医学的説明は十分であったか

侵襲手技の説明は説明内容によって，聞き手の受け取り方が変わってきます．効果を強調するか，偶発症リスクを強調するか，そして最終的にどちらを勧めるか．聞き手が非医療従事者である場合，侵襲手技に伴う偶発症リスクや行わないことでの生命の危機の話を聞けば，その心理的負担に耐えかね，多くは医療者の勧めに従うこととなります．こういった局面で，家族から「先生だったら，どうしますか」という問いが発せられることがよくあります．医療者は，くり返す誤嚥性肺炎のような非がん疾患のケースにおいて，治療すれば治癒するのか，苦しみを助長させるだけではないのか，治療しないという選択を示す権限は自分にあるのか，という倫理的苦悩を経験することになりますが，苦悩のなかにも医療者としての提案をしていかねばなりません．今回のケースでは，3回の経管栄養の試みを行うなかで面談を行っており説明としては十分であったと考えられます．方針が一転したことは，父親の方針決定の苦悩が伺えます．

④ 事例の振り返り その4：多職種チームは機能していたか
（医師，看護師，理学療法士，言語聴覚士，薬剤師，栄養士，MSW）

当初は自宅退院に向けて方向がまとまっていましたが，直前の方針変更に若干の混乱を生じました．しかし，その後の修正により在宅復帰支援を達成しました．

事例の経過・その後

退院した後，誤嚥性肺炎を再発することなく1年が経過した．在宅医との意見交換会で，自宅退院した後の経過は非常によく，楽しむ程度ではあるけれど経口摂取もできるようになっているとのことだった．

まとめ

　結果的に，前医の示した治療により，患者と父親は大切な時間をより長く過ごせることとなりました．父親と多職種チームで話し合い，患者の状況を見極めながらの方針決定が変更となったことに対し，心理的に辛く思ったこともありました．しかし，1年が経過しての結果も含めて考えると今回のケースはこれでよかったのだと思っています．

　しかし，誤嚥性肺炎をくり返すことも，CVカテーテル挿入時の偶発症，長期留置に伴う感染・血栓症で後悔することもある頻度をもって発生するという思いも揺らぐことはありません．これからも同様の患者さんやその家族と同じ悩みを共有していくこととなるでしょう．患者が変わっても今後くり返される同様のケースにおいて，チームでの「協働」を達成できるように，医療者間の最適医療についての価値の共有に取り組んでいかねばならないと考えます．

◆ 文　献

1）Murray SA, et al：Illness trajectories and palliative care. BMJ, 330：1007-1011, 2005
2）「医療メディエーション」（中西淑美，和田仁孝／著），シーニュ，2011

小田浩之　Hiroyuki Oda　　**Profile**

飯塚病院 総合診療科 診療部長
ミレニアル世代の研修医たち，デジタルネイティブの娘，ベビーブーマーの親，エコブーマーの自分と妻．学習の形，成功の形，価値のもち方はさまざまで，どの世代からの学びも多い．多様性は広がり面白さは広がるなか，いろいろな場面での対立も発生しやすくなっている．研修医や子どもたちとの日々もまた，「協働」を生み出すためのトレーニングだなと感じつつ指導医生活を送っています．

第4章 事例に学ぶ　家族・遺族ケアから医療者のケアまで

9 事例④ 治療継続か中断か悩み，結果的に後悔が残ったケース

齋藤亜由美

> **Point**
> - 患者・家族と病状に対する共通認識をもとう
> - ターミナルケアへの情報提供を適切な時期に行おう
> - 患者家族の後悔に適切に対応しよう
> - 医療者の後悔はみんなで共有し，1人でためこまないようにしよう

Keyword　化学療法　　医師患者コミュニケーション　　ターミナルケア　　難しい感情への対応

はじめに

　私たち腫瘍内科が診療している患者さんのほとんどは根治不能の進行期固形腫瘍であり，遅かれ早かれ死の転帰をたどります．悲しいことですが，その時間をできるだけ心地よく過ごしていただくことは非常に重要でやりがいのあることです．しかしながら"治らない"，"病気が進行していく"，"家族が亡くなる"といったつらい事実に直面することも多く，医療者・患者家族の両者が後に後悔の思いを抱くことは少なくありません．本稿では具体的なケースを交えて，その対応についてご紹介したいと思います．

事例

　Aさん，60歳男性．左季肋部痛を主訴に診断された膵臓がんT4bN0M1 stageIVbで当科を受診された．PS1と良好で基礎疾患はない．不安は強いが，病状や薬剤の理解は良好にできそうである．抗がん剤治療という選択肢があること，治療の目標は治癒ではなく緩和延命であること，化学療法の効果・副作用は不確実であること，副作用があり時には重篤になることをお話しした．

　Aさん：先生わたし大丈夫でしょうか？
　担当医：（不安が強いタイプだなぁ…．前向きに頑張ってもらいたいなぁ）
　　　　　比較的若くてお元気なので副作用は大丈夫なことが多いと思いますよ．
　Aさん：副作用は心配だけど，治療はやらないわけにはいかないな．
　担当医：化学療法の効果があるかどうかはやってみないとわかりませんが，一番いい方向をめざして一緒に頑張りましょう．

～2カ月後～

効果判定のCTで肝転移，肺転移が多数出現しており，一次化学療法は無効でした．PSも2と低下してきています．

> 担当医：（一次化学療法は全く効果なしか…．病勢も早いし…．厳しいなぁ…）
>
> Aさん：効いてないんですか!!! 先生困りますよ！なんとかしてください！
>
> 担当医：（えええ〜…．そうは言われても…．私もなんとかしたいよ！）

担当医は二次化学療法の投与は可能ですが，奏効率は決して高くはなく，病勢も早いため，無効時には早晩ターミナル期に移行する可能性が高いと考えました．

> 担当医：効果がなかったのは私も非常に残念に思います．治療としては次の抗がん剤にチャレンジするか，抗がん剤はせずに緩和治療のみ行うという選択肢もあります．薬剤の効果は非常に不確実です．人によっては毒性が出てしまってかえって元気でいられる時間を短くしてしまうこともあります．Aさんの今の体調なら投与は可能だと思いますが，効果があるかどうかはやってみないとわかりません．

再度治療目標の確認，二次化学療法の効果・副作用について話をしました．緩和治療の選択肢も言及しましたが，

> Aさん：いやいや，そんな抗がん剤をやめるなんてとんでもない！先生治療お願いしますよ！元気にならないといけないんだから！

とのご希望があり，二次化学療法を開始しました．**化学療法継続が困難となった場合の医療やケアについて**に関しても触れたかったのですが現状では患者側の受け入れが難しいと判断し，今後の治療経過のなかで徐々に説明していこうと考えました．

> 担当医：（うーん．ちゃんとわかってくれているかな…．ただ病勢も考えると治療を待つのは難しい．化学療法が困難となった場合にどういった意向があるかも考えてほしいけど，今の心情じゃネガティブな話は難しそうだ…）

～二次治療中～

咳嗽がひどいという訴えがあり，効果判定もかねて原因検索のためCTを撮影しました．CTでは膵臓がんの悪化と薬剤性の間質性肺炎を疑う陰影を認め，Aさんは入院となってしまいました．

> 担当医：がんも悪化しており，副作用も出ています．これ以上の抗がん剤治療はAさんにとって有用ではないと思います．緩和治療を主体にやっていきましょう．今後の過ごし方に関してご相談したいのですが…．
>
> Aさん：副作用が出るなんて聞いてないよ！こんなことなら抗がん剤やらなきゃよかった！【①】
>
> 妻　：まぁまぁお父さん，先生はお話してくれたじゃない．今後と言われても，急な話であまり思いつきません．みんなで相談させてください．
>
> 担当医：（副作用の説明もしたけど，あまり伝わってなかっただろうか）【②】
> （抗がん剤治療をやらない方が自宅で家族と過ごせてよかったかなぁ…）【③】

呼吸状態はその後悪化の一途を辿り，ターミナルケアに関して具体的なお話はできないまま3週間後に亡くなられた．

> 妻　　：お父さんのためにもっとできることがあったんじゃ…．【④】
> 担当医：（…もっとよい療養の場を提供できたのではないだろうか…）【③】

❶ 病状に対する認識を共有する

【①】，【②】は病状や治療への理解のずれが後悔につながったケースです．進行期固形腫瘍の化学療法の多くは治癒ではなく，緩和延命を目標としています．また，効果や毒性はやってみないとわからないといった不確実な部分が大きいです．そのため治療の選択に関して患者側の嗜好や考え方を考慮することが重要です．患者，家族と以下の点で共通認識をもてているか確認しながら意思決定を行いましょう．理解の乏しいまま治療を行うことは患者側，医療者側両者の後悔につながります．

1）治療のメリットデメリットと不確実性

くり返しになりますが，化学療法の効果や毒性は非常に不確実です．臨床試験のデータはありますが，個々の患者さんでどのようになるかは未知数であり，その点をよく説明し，理解していただくことが重要です．

一般的にセカンドライン，サードラインと治療歴が多くなるほど奏効率はより低くなってきますし，がん種によってはファーストラインから奏効率が低いものもあります．また，高齢者やPS不良の患者さん，併存症のある患者さんでは副作用が出やすく，重篤化のリスクもあります．

治療の恩恵が少ないと見込まれる患者さん（表）や理解が難しそうな患者さんには特に注意を払い，状況に応じて複数回に分けてお話しすることも考えましょう．

表◆治療のデメリットの方が大きいと見込まれる場合の例

- 化学療法の奏効率が低い腫瘍
- 複数の治療歴
- 副作用の懸念が大きい
  （高齢，PS不良，併存症，セルフケア能力が低い，周囲にサポーターがいない）

2）予後に関する情報

がんの illness trajectory は最後の数カ月でカーブがぐんと下がるため（2章1参照），患者・家族は急に具合が悪くなってしまったと驚いてしまうことがあります．不確実であるという前置きのうえですが，予測される予後や急な状態変化が起こる可能性をお話ししましょう．人によってはつらさを強く感じる場合もあるので本人にどこまでお伝えするかどうかはケースバイケースです．

第4章　事例に学ぶ　家族・遺族ケアから医療者のケアまで

【患者や家族への説明の例】
「抗がん剤を頑張りたいという人もいれば，自宅でゆっくり過ごしたいという人もいます」
「重要なお話ですので1〜2週間後にもう一度お話ししませんか」
「必ずではありませんが，場合によっては月単位の予後の可能性もあります．この時間をどのように過ごすのが◯◯さんにとってよいでしょうか？」

 ここがポイント
患者・家族と病状に対する共通認識をもとう．

❷ ターミナルケアに対する情報提供のタイミング

【③】ではこれからの残された時間をどう生きたいかという意志や価値観の共有ができないまま亡くなられ後悔が残りました．

がんは時に急激に進行していきます．抗がん剤が終了したタイミングからターミナルケアの話をはじめると，病勢が早い方では話を深められないまま亡くなっていくことがあります．また，"突然そんな話をされても"，"今まで考えたことなかった"という反応が返ってきたり，治療内容や環境が変わることに抵抗を示され，ターミナルケアの話をなかなか進められない症例もしばしば経験します．そういった場合，意向の確認に時間がかかってしまい，具体的な調整に至れないまま亡くなってしまうことも…．抗がん剤治療が終わった後，患者さんが望むかたちで療養の場を整えることは私たちの大事な仕事の1つだと思っています．

私は治療奏効の期待が低い場合，**薬剤開始のタイミング**で次の2つの点についてお話ししています．1つは近い将来に治療の主軸が緩和治療に変化する可能性があること，もう1つはターミナルケアにおけるご自身の意向を考えていただく必要があることについてです．そうすることで抗がん剤治療後，ターミナルケアに向けて少し心の準備をしていただけるのではと思っています．医療ソーシャルワーカー（MSW）に介入してもらい，介護保険導入についてや，具体的に近医や在宅医療の紹介などをお願いすることもあります．

また，可能なら抗がん剤治療中から緩和ケアの医師や近隣の医療機関で同時にサポートを受けて，ターミナルケアについて考えるきっかけや治療内容・療養の場が変わっていくことに抵抗を感じない環境をつくることができれば理想だと考えています．

【患者や家族への説明の例】
「この治療の効果がない場合は緩和治療を主に考えた方がよい状況だと思っています」
「もし，治療が期待通りにいかなかった場合どのように過ごしたいと思いますか」
「私も薬の効き目は期待しています．しかし期待通りにいかなかったときのための心配や準備もしなくてはいけないと考えています」

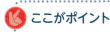
ここがポイント
適切なタイミングで治療が奏効しない可能性への言及，抗がん剤治療継続が困難となった場合の医療やケアについて考えるきっかけや情報提供を行おう．

❸ 患者家族の後悔への対応

患者さんや家族は何かしらの後悔の念を抱えている方がほとんどではないでしょうか．「なぜもっと早く病院に受診させてなかったのだろう」「この治療は受けない方がよかったのかも」「自分のために無理させてしまったのではないか」など時には悲しみ，抑うつ，怒りといった形で表出されることもあります．【①】では理解はされていても期待通りにいかない患者の喪失感，【④】では患者家族の後悔の思いが表出されています．患者家族の気持ちを傾聴し，思いを受け止めましょう．私はそういった発言が聞かれたときや亡くなられたときは患者さん・家族の対応に肯定的な声かけをするようにしています．場合によってはチームで対応し，思いの表出・受け入れができるようにサポートしましょう[2, 3]．

【患者や家族への声かけの例】
「患者様はすごく頑張られていましたね」
「ご家族の応援や支えがすごく励みになっていると思いますよ」
「ご家族のサポートのおかげで最期を穏やかに過ごせたと思います」

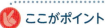
ここがポイント
・後悔や自責の念，怒りなど感情を十分に表出してもらい，その思いを傾聴しよう．
・闘病中の患者の様子や家族の支えを肯定的に伝え，受け入れをサポートしよう．

❹ 医療者の後悔について

つらい事実に直面することが多く，医療者側も後悔を抱えやすい領域です．カンファレンスなどみんなで対応を振り返ったり，同僚や上司と話し合ったりする場を設け，後悔を1人で抱え込まないようにすることが重要です．

事例の振り返り

Aさん：副作用が出るなんて聞いてないよ！こんなことなら抗がん剤やらなきゃよかった！
担当医：釈然としないお気持ちなのですね．副作用が出てしまったことは私も残念に思います．肺炎の治療と息苦しさなどのつらい症状をとる治療をしっかりさせていただきますね．
担当医：（抗がん剤治療をやらない方が自宅で家族と過ごせてよかったかなぁ…）

呼吸状態はその後悪化の一途をたどり，ターミナルケアに関して具体的なお話はできないまま3週間後に亡くなられた．

妻　　：お父さんのためにもっとできたことがあったんじゃ…．
担当医：Aさんは本当に大変ななか治療頑張っていただきました．私も本当に残念です．奥様のことをすごく頼りにされていましたね．ご家族の皆さんにサポートのおかげで最期を穏やかに過ごせたと思います．
担当医：（…もっとよい療養の場を提供できたのではないだろうか…）

～後日，同僚や上司に話を聞いてもらった～
担当医：化学療法やらない方がよかったかな…．
同僚　：患者さんは若いし，PS2ぐらいだったら僕の患者さんでも化学療法はやるだろうなぁ．
担当医：抗がん剤が終わってからなかなかターミナルケアに関する話ができなくて．どうしたらよかったかな？
同僚　：なかなか病気のスピードが早いと難しいとこはあるよね．
上級医：患者さんの心情が許すなら二次治療の合間で話をしてもよかったかもしれないね．

まとめ

　後悔が残ったケースについて書かせていただきました．解説としていくつか対策を出しましたが，あくまでも一例であり患者さんの状態や心情をかんがみて個々のケースに柔軟に対応する必要があります．人が亡くなるというのは悲しいことです．みんなが満足して，全く後悔がないという症例は少ないと思います．そんな中でも医療者はできるだけみんなが満足できるように後悔がないように力を尽くすことが非常に大事だと考えています．

◆ **文　献**

1）Lunney JR, et al：Patterns of functional decline at the end of life. JAMA, 289：2397-2392, 2003
2）「成人がん患者・家族とのエンドオブライフコミュニケーション」（市川直明/著），ピラールプレス，2012
3）「がん医療におけるコミュニケーション・スキル」（内富庸介，藤森麻衣子/編），医学書院，2007

齋藤亜由美　ayumi saito
亀田総合病院　腫瘍内科
当科では毎年夏に腫瘍内科セミナーを行っています．ご興味のある方はぜひご参加ください！
saito.ayumi@kameda.jp

コラム 終末期を考えるさまざまな取り組み ④

緩和ケアという言葉を使わずに緩和ケアをする

西　智弘

はじめに

緩和ケアは早期から介入すべきであると世界的に言われはじめてから10年弱がたとうとしています．

緩和ケアを担当する医療者が進行がんの早期から介入し，患者・家族と関係性を築いて，end of life discussionを行う役割を担うことで，がん治療医の負担を減らすことと同時に，患者や家族にとってもQOLや人生の自己コントロールの向上に効果があるとされています[1]．

しかし，世界的にもまた日本でも，早期緩和ケアが現実世界でうまく機能している例は多くはありません．

1 緩和ケアという言葉へのネガティブイメージ

その要因の1つは，「緩和ケア」という言葉自体が，治療医にとっても，また患者や家族にとっても，ネガティブなイメージをもつものになってしまっているということです．そのために，治療医も患者・家族も「まだ緩和ケアに行くのは早い」というところから抜け出せず，結果として緩和ケアはいつまでたっても「終末期」というカラーを払拭できていません．それに対し，「国民は緩和ケアに対する誤解があるから，正しい緩和ケアのあり方を広く啓発し，理解に努めよう」という向きもありますが，一度広まってしまったイメージを変えていくのは容易ではありません．

緩和ケアという言葉を別の言葉に変えればいいという議論も時に聞かれますが，その本質が変わっていないのに言葉だけ変わったとしても大きな意味はありません．それであれば，その「本質」を抜き出して，病院の外に投げるという活動をするのはどうかと考えた結果が「**緩和ケアという言葉を使わずに緩和ケアをする**」ということです．

2 早期からの緩和ケアの「本質」

そもそも，早期からの緩和ケアの本質とは何でしょうか．それは，その患者がそれまで培ってきて，そして病気によって断絶もしくは変容してしまった「つながり」（仕事とのつながり，家族とのつながり，社会とのつながり，など）を再構築し，もう一度自分の人生を自分の足で歩けるようにするためのサポートです．

この「つながりの再構築」を行わずに治療というところにだけ目を向けさせてきたこれまでの医療体系では，治療医－患者関係のみが強化され，結果的に終末期に至るときには「治療を受けること＝人生の意味」となってしまう方も少なくなく，それが終末期に緩和ケアへ専念することを困難にさせてきた一面があります．

❸「暮らしの保健室」で緩和ケアを

私たちが町なかのカフェではじめた「**暮らしの保健室**」（**図**）は，ふらっと立ち寄って何でも相談できる「まちの相談所」です．そこには多くのがん患者さんも訪れますが，受けている相談の内容は，

「よそよそしくなってしまった友人と，どのように付き合っていけばいいのか」

「仕事を続けるのにこういった支障があるが，もう辞めるべきなのだろうか」

「家族として，本人を支えていかなければならないつらさがあるが，誰にも相談できない」

など，がんという病気を抱えてどのように「つながりを再構築しながら」生きていけるのだろうか，といったものがほとんどです．そしてそこから派生して，これから何を大切に生きていきたいのか，最後はどこでどのように過ごしていきたいのか，といった会話も行われています．それは，これまでの研究で，早期緩和ケア外来で行うべきとされていることと大差なく，本来は病院で行っていることをカフェで行っているに過ぎません[2]．私たちは暮らしの保健室で「緩和ケア」という言葉は一切用いていませんが，そこで行われている内容はまさに緩和ケアなのです．

■ おわりに

「緩和ケアという言葉を使わずに緩和ケアをする」をやってみよう

私たちは，この手段として暮らしの保健室を使っていますが，ほかにも実践方法は考えられます．特に，これまで家族を含めて長い間診療をしてきた家庭医であれば，クリニックのなかでも自然と本質的な緩和ケアが提供できるかもしれません．ここでのポイントは，その本質をどれだけ理解しているか，そして医療者─患者関係がどれだけフラットな構造になっているか客観的に評価できるかにかかっています．

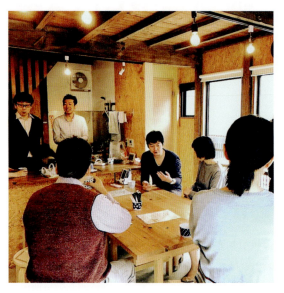

図◆ある日の「暮らしの保健室」の様子
患者・家族・医師・看護師・市民がごちゃまぜにテーブルについて，ざっくばらんに話ができる．よりプライベートな話を希望する場合は個室での相談も可能．

がん治療医と協働しながら，その患者・家族の死に向かっていく人生をサポートするため，「緩和ケアという言葉を使わずに緩和ケアをする」を実践してみてください．

◆ 文 献

1) Haun MW, et al：Early palliative care for adults with advanced cancer. Cochrane Database Syst Rev, 6：CD011129, 2017
2) Yoong J, et al：Early palliative care in advanced lung cancer: a qualitative study. JAMA Intern Med, 173：283-290, 2013

Profile
西　智弘　Tomohiro Nishi
川崎市立井田病院 かわさき総合ケアセンター 腫瘍内科／緩和ケア内科 医長
一般社団法人プラスケア代表理事
2005年北海道大学卒業．家庭医療・緩和ケア・腫瘍内科研修を受け2012年から現職．病院での診療の一方で，一般社団法人プラスケアを2017年に立ち上げ「暮らしの保健室」の運営を中心に，地域での活動に取り組む．日本臨床腫瘍学会がん薬物療法専門医．

索引

数字

2025年問題 207

欧文

A

ACP (advance care planning)
.... 27, 167, 218, 236
AD 28
advance directive 28
AHN 107
ALS 99

B

BODE index 78
BSC 178

C

cachexia 186
CAM 258
CFCC 138
Child-Pugh スコア 93
CLI 122
CMC 141
Co-Minkan 224
COPD 77

D

DEX 257
DNAR 29, 154, 218
DNR 219
DSM 258

E

EFFECT Heart Failure Mortality
    Prediction 70
E-FIELD 109
ELENEC-J 159
end-of-life 11
EOLd 180
ESAS 60

F

failure to thrive 149
FTT 149

G

good death 13, 30
GROW モデル 243

H

Heart Failure Risk Calculator ... 70
HEPT 159

I

iACP 51
illness trajectory 148
IP 78

M

MELD スコア 93
multidisciplinary care 104

N

NIPPV 102

O

ONS 187

P

PAD 122
PaP 132
PaP スコア 61
PEACE 48, 159
PiPs モデル 61
POLST 221
PPI 61, 132
PPS 60

R

RA 111

S

Seattle Heart Failure Model 70
SDM 15, 180
simple FRAIL scale 149
surprise question 172

T

Time-limited trial 173
TPPV 99
trajectory 54
trajectory curve 46, 69
trajectory line 14

和 文

あ行

悪液質	186
悪性リンパ腫	131
アドバンス・ケア・プランニング	96
アルツハイマー型認知症	106
意思決定支援	137, 224
意思決定プロセス	107
意思決定能力	163
維持透析	88
維持透析導入基準	85
遺族ケア	232, 234
医療依存度	183
医療者と家族のギャップ	228
医療者のケア	252
胃瘻	107, 188
陰性症状	117
うつ病	117, 238
栄養面での終末期	187
疫学的アプローチ	35
嚥下機能評価	108
嚥下不能	108
押印	213
オプションエイト	13

か

介護施設	207
家族ケア	199, 203, 228, 234
家族の負担	236
がん	177
がん悪液質	186
がん患者の終末期	47
肝硬変	92
間質性肺炎	77
がん終末期	60
感情労働	253
肝性脳症	92
関節リウマチ	111
感染症	113, 132
緩和ケア	55, 247, 281

緩和ケア認定医	47
緩和ケアの公衆衛生学的アプローチ	33
緩和腫瘍医	180

き

キーパーソン	31, 263
気管切開下人工呼吸器	99
希死念慮	238
気道感染症	113
気分障害	117
九州心不全緩和ケア深論プロジェクト	158
急性白血病	131
協働意思決定	146
筋萎縮性側索硬化症	99

く〜け

暮らしの保健室	282
グリーフケア	205
ケアマネジャー	203
経管栄養	107, 188
経管投与	112
経口栄養補助食品	187
血液疾患の終末期	130
倦怠感	72

こ

コアテン	13
口渇	190
高カロリー輸液	189
膠原病	111
公衆衛生学的アプローチ	34
抗リウマチ薬	112
高齢化	40
高齢者の意思決定プロセスに関するガイドライン	150
コーピングストラテジー	65
呼吸障害	102
骨髄異形成症候群	131

子どもの最善の利益	145
コミュニケーション	241
コミュニケーションスキル	241
コミュニケーションの難しさ	20
コルチコステロイド	257

さ

サイアザイド系利尿薬	116
サイアザイド系類似利尿薬	116
在宅医療	182, 202
在宅でのターミナルケア	202
在宅看取り	208
在宅看取り加算	214
在宅輸血	133
サ高住	208
差し控え	173
サプライ	35
サポート外来	179

し

死が迫っている徴候	200
自殺	238, 254
施設看取り	207
死体検案書	212
質問のスキル	230
死亡原因	41
死亡診断加算	214
死亡診断書	205, 212
死亡届	216
死亡場所	41
社会ニード	34
重症下肢虚血	122
終末期	10, 149
終末期医療の難しさ	19
小児がん	135
小児非がん疾患	141
神経難病の終末期	99
人工的水分・栄養補給法	107
人生の最終段階	150
心不全	69

索 引

心不全緩和ケア …………………… 158
心不全の終末期 ……………………… 68

す

ステロイドの使い方と副作用 ……… 259
ストレス ………………………………… 253

せ〜そ

精神疾患 ………………………………… 116
前悪液質 ………………………………… 186
全人的苦痛 ……………………………… 64
せん妄 …………………………… 73, 257
早期緩和ケア …………………………… 281
双極性障害 ……………………………… 117
ソーシャルワーカー …………………… 192

た行

代理意思決定 …………………………… 162
代理意思決定者 ………………………… 31
多職種カンファレンス ………………… 246
多職種チーム医療 ……………………… 158
多職種連携 ……………………………… 246
多職種連携ケア ………………………… 104
多発性骨髄腫 …………………………… 131
地域診断 ………………………………… 38
地域の緩和ケアニーズアセスメント
………………………………………… 33
地域のヘルスニーズアセスメント … 34
注射製剤 ………………………………… 113
治療中止 ………………………………… 173
デキサメタゾン ………………………… 257
デスカンファレンス …………………… 255
デマンド ………………………………… 34
統合失調症 ……………………………… 117
透析 ……………………………………… 88
疼痛マネージメント …………………… 96
トータルペイン ………………………… 64
特養 ……………………………………… 208

な行

ニード …………………………………… 34
二重関心モデル ………………………… 273
日本版 POLST …………………………… 221
認知症終末期 …………………………… 106

は行

バーンアウト …………………………… 252
バーンアウト症候群 …………………… 254
皮下輸液 ………………………………… 189
非がん疾患の緩和ケア ………………… 47
非がん疾患の終末期 …………………… 270
非侵襲的人工呼吸療法 ………………… 102
非代償性肝硬変 ………………………… 92
悲嘆 ……………………………………… 237
不可逆的悪液質 ………………………… 186
複雑性悲嘆 ……………………… 228, 237
不眠 ……………………………………… 238
フレイル ………………………………… 148
分子標的薬 ……………………………… 177
包括的ケア ……………………………… 12
包括的評価 ……………………………… 64
訪問診療 ………………………………… 202

ま行

末期腎不全 ……………………………… 84
末梢動脈疾患 …………………………… 122
末梢輸液 ………………………………… 189
慢性呼吸器疾患の終末期 ……………… 77
慢性閉塞性肺疾患 ……………………… 77
看取り …………………………………… 205
免疫チェックポイント阻害薬 ……… 177
免疫調節薬 ……………………………… 113
免疫抑制薬 ……………………………… 113
もしバナゲーム™ ……………… 24, 51
モルヒネ ………………………… 72, 103

や行

薬剤せん妄 ……………………………… 258

有老ホーム ……………………………… 208
輸液 ……………………………………… 189
輸血適応 ………………………………… 131
陽性症状 ………………………………… 117
抑うつ …………………………………… 238
予後予測 ………………………………… 198
予後予測告知 …………………………… 57
予後予測ツール ………………………… 70

ら行

リビング・ウィル ……………………… 28
臨床倫理4分割法 ……………… 48, 174
倫理的苦しみ …………………………… 270
倫理的問題 ……………………………… 145
老健 ……………………………………… 208
老衰 ……………………………… 147, 214

わ

悪い知らせを患者に伝えにくい原因
………………………………………… 21

執筆者一覧

■ 編者

岡村知直　飯塚病院 緩和ケア科

柏木秀行　飯塚病院 緩和ケア科／地域包括ケア推進本部

宮崎万友子　飯塚病院 看護部

■ 執筆 （掲載順）

樋口雅也　マサチューセッツ総合病院 緩和老年医療科

岡村知直　飯塚病院 緩和ケア科

相木佐代　独立行政法人国立病院機構 大阪医療センター 緩和ケア内科／名古屋市立大学大学院医学研究科 精神腫瘍学講座

大石 愛　エジンバラ大学

柏木秀行　飯塚病院 緩和ケア科／地域包括ケア推進本部

宇井睦人　東千葉メディカルセンター 総合診療科／順天堂大学 緩和医療学研究室／東京医科歯科大学大学院 医療管理政策学

原澤慶太郎　一般社団法人iACP 共同代表／はな医院

蔵本浩一　一般社団法人iACP 共同代表／亀田総合病院 疼痛・緩和ケア科

大川 薫　一般社団法人iACP 理事／亀田総合病院 在宅診療科

木村衣里　飯塚病院 緩和ケア科

神谷浩平　山形県立中央病院 緩和医療科

大森崇史　飯塚病院 緩和ケア科・ハートサポートチーム

鈴木隆太　亀田総合病院 総合内科

吉田尚子　亀田総合病院 総合内科

坂井正弘　東京ベイ・浦安市川医療センター 腎臓・内分泌・糖尿病内科

官澤洋平　社会医療法人 愛仁会 明石医療センター 総合内科

立石貴久　JCHO 九州病院 神経内科

山口健也　小竹町立病院 内科

六反田 諒　聖路加国際病院 リウマチ膠原病センター

中澤太郎　独立行政法人国立病院機構 九州医療センター 精神神経科

井上健太郎　国際医療福祉大学病院 血管外科

牧山純也　東京大学医科学研究所附属病院 血液腫瘍内科

森 尚子　公立阿伎留医療センター 緩和治療科／赤羽在宅クリニック

雨宮 馨　さいわい子どもクリニック 在宅診療部

河口謙二郎　独立行政法人国立病院機構 東京医療センター 総合内科

関口健二　信州大学医学部附属病院 総合診療科／市立大町総合病院 総合診療科

熊城伶己　飯塚病院 救急部

柴田龍宏　久留米大学医学部 内科学講座 心臓・血管内科部門／久留米大学 心不全支援チーム

田中雅之　東北大学大学院医学系研究科 医療倫理学分野／独立行政法人国立病院機構 東京医療センター 総合内科

小杉俊介　飯塚病院 総合診療科

宮本信吾　日本赤十字社医療センター 化学療法科

橋本法修　飯塚病院 緩和ケア科

大屋清文　飯塚病院 緩和ケア科

吉武順一　飯塚病院 医療福祉室

松本弥一郎　飯塚病院 緩和ケア科

藤谷直明　大分大学医学部附属病院 総合診療・総合内科学講座／宮崎医院

工藤仁隆　飯塚病院 総合診療科

名越康晴　札幌南徳洲会病院 緩和ケア内科

森川 暢　東京城東病院 総合診療科

横山太郎　医療法人社団 晃徳会 横山医院

宮崎万友子　飯塚病院 看護部

小杉和博　国立がん研究センター東病院 緩和医療科

濱口大輔　府中みどりクリニック

湊 真弥　練馬光が丘病院 総合診療科

舛田能生子　飯塚病院 看護部

平塚裕介　東北大学大学院医学系研究科 緩和医療学分野

田上恵太　東北大学大学院医学系研究科 緩和医療学分野

松坂 俊　手稲渓仁会病院 総合内科／感染症科

小田浩之　飯塚病院 総合診療科

齋藤亜由美　亀田総合病院 腫瘍内科

西 智弘　川崎市立井田病院 かわさき総合ケアセンター 腫瘍内科／緩和ケア内科

編者プロフィール

岡村知直 Tomonao Okamura

飯塚病院 緩和ケア科
本誌を編集していて，救急外来で眠たい目をこすりながら月10回以上当直したことも，ICUに泊まり込みで集中治療したことも，雪深い地域で僻地医療をしたことも，訪問診療に携わったことも，慢性期病院で勤務したことも，緩和ケア病棟で勤務してきたことも，経営大学院に通学したことも，すべて包括的に人を診る総合診療として自分を構成していると振り返ることができました．今まで出会った皆様に感謝します．

柏木秀行 Hideyuki Kashiwagi

飯塚病院 緩和ケア科 部長／地域包括ケア推進本部
「過ごしたい場所で，過ごしたい過ごし方のできる地域づくりに貢献する」を理念に掲げ，既存の枠組みにとらわれない緩和ケア作りにチャレンジしています．
緩和医療専門医，総合内科専門医，社会福祉士，経営学修士．

宮崎万友子 Mayuko Miyazaki

飯塚病院 緩和ケアチーム専従 緩和ケア認定看護師
"どこでも緩和ケア！誰でも緩和ケア！いつでも緩和ケア！"をモットーに，飯塚の地で多くの治療医の先生方や緩和ケアの仲間たちと楽しく緩和ケアをやっています！私自身もまだまだ勉強中です．ぜひ一緒に楽しく緩和ケアを学んでみませんか！?

Gノート　Vol.5　No.6（増刊）

終末期を考える　今、わかっていること&医師ができること

すべての終末期患者と家族に必要な医療・ケア

編集／岡村知直，柏木秀行，宮崎万友子

Gノート 増刊

Vol. 5　No. 6　2018〔通巻33号〕
2018年9月1日発行　第5巻　第6号
ISBN978-4-7581-2332-7
定価　本体4,800円＋税（送料実費別途）

年間購読料
　15,000円＋税(通常号6冊，送料弊社負担)
　24,600円＋税(通常号6冊，増刊2冊，送料弊社負担)
郵便振替　00130-3-38674

© YODOSHA CO., LTD. 2018
Printed in Japan

発行人	一戸裕子
発行所	株式会社 羊 土 社
	〒101-0052
	東京都千代田区神田小川町2-5-1
	TEL　03（5282）1211
	FAX　03（5282）1212
	E-mail　eigyo@yodosha.co.jp
	URL　www.yodosha.co.jp/
装　幀	Malpu Design（陳　湘婷）
表紙イラスト	高橋三千男
印刷所	三報社印刷株式会社
広告申込	羊土社営業部までお問い合わせ下さい．

本誌に掲載する著作物の複製権・上映権・譲渡権・公衆送信権（送信可能化権を含む）は（株）羊土社が保有します．
本誌を無断で複製する行為（コピー，スキャン，デジタルデータ化など）は，著作権法上での限られた例外（「私的使用のための複製」など）を除き禁じられています．研究活動，診療を含み業務上使用する目的で上記の行為を行うことは大学，病院，企業などにおける内部的な利用であっても，私的使用には該当せず，違法です．また私的使用のためであっても，代行業者等の第三者に依頼して上記の行為を行うことは違法となります．

JCOPY ＜（社）出版者著作権管理機構　委託出版物＞
本誌の無断複写は著作権法上での例外を除き禁じられています．複写される場合は，そのつど事前に，（社）出版者著作権管理機構（TEL 03-3513-6969，FAX 03-3513-6979，e-mail：info@jcopy.or.jp）の許諾を得てください．

患者を診る　地域を診る　まるごと診る

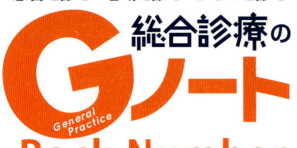

総合診療のGノート
General Practice
Back Number

毎号,総合診療で必要なあらゆるテーマをとりあげています！

通常号も好評発売中

- 隔月刊（偶数月1日発行）
- B5判
- 定価（本体 2,500円+税）

2018年8月号 (Vol.5 No.5)

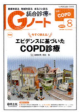

**今すぐ使える！
エビデンスに基づいた
COPD診療**

南郷栄秀，岡田 悟／編

ISBN 978-4-7581-2331-0

エビデンスから診断，患者に合わせた治療，リハ，栄養療法，禁煙など，これ1冊でCOPDの上手な診かたが丸ごとわかる！具体的で細やかな充実した解説で，あなたの診療を全力フォロー！雑誌とは思えない満足度です！

2018年6月号 (Vol.5 No.4)

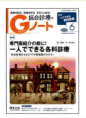

**専門医紹介の前に！
一人でできる各科診療**
"総合診療あるある" の守備範囲がわかる！

齋藤 学，本村和久／編

ISBN 978-4-7581-2330-3

耳が痛い，目にゴミが入った，顔を怪我した，膝が痛い…あなたは一人でどこまで診られますか？各科紹介前にやっておきたい診断，対応のコツを解説．紹介後のフォローまで現場目線でわかります．守備範囲を広げよう！

2018年4月号 (Vol.5 No.3)

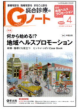

**何から始める!?
地域ヘルスプロモーション**
研修・指導にも役立つ
ヒントいっぱいCase Book

井階友貴／編

新連載：赤ふん坊やの「拝啓　首長さんに会ってきました☆」
みんなでシェア！総合診療Tips

ISBN 978-4-7581-2329-7

「地域ヘルスプロモーションって実際何をどうすればいいの？」そんなお悩みをおもちの方必見！本特集では具体的なCaseから，実践の工夫やヒントが理論と共に学べます．研修や指導，ポートフォリオ作成にも最適！

2018年2月号 (Vol.5 No.1)

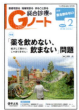

「薬を飲めない、飲まない」問題
処方して終わり、じゃありません！

矢吹 拓／編

ISBN 978-4-7581-2327-3

処方薬を飲んでいない患者さんは意外と多い！「種類が多く複雑」「抗がん剤の副作用で他の薬が飲めない」「剤形・味が苦手」「処方の目的を理解できていない」等，飲まない理由の考え方と対応のコツを具体的に解説！

発行　羊土社 YODOSHA
〒101-0052　東京都千代田区神田小川町2-5-1
E-mail：eigyo@yodosha.co.jp
URL：www.yodosha.co.jp/
TEL 03(5282)1211　FAX 03(5282)1212

ご注文は最寄りの書店，または小社営業部まで